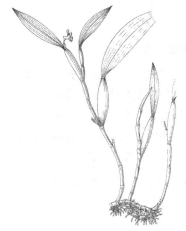

浙江道地药材古代炮制研究

主　编　江凌圳　黄飞华

上海科学技术出版社

图书在版编目(CIP)数据

浙江道地药材古代炮制研究 / 江凌圳,黄飞华主编.
—上海:上海科学技术出版社,2019.9
ISBN 978-7-5478-4517-2

Ⅰ.①浙… Ⅱ.①江… ②黄… Ⅲ.①中药材—炮制
—研究—浙江—古代 Ⅳ.①R283

中国版本图书馆 CIP 数据核字(2019)第 141914 号

浙江道地药材古代炮制研究
主编 江凌圳 黄飞华

上海世纪出版(集团)有限公司
上海科学技术出版社 出版、发行
(上海钦州南路 71 号 邮政编码 200235 www.sstp.cn)
浙江新华印刷技术有限公司印刷
开本 787×1092 1/16 印张 16.25
字数 320 千字
2019 年 9 月第 1 版 2019 年 9 月第 1 次印刷
ISBN 978-7-5478-4517-2/R·1881
定价:78.00 元

内容提要

　　根据国家中医药管理局中药炮制技术传承基地建设需要,本书对浙江省道地药材和主产药材的古代炮制方法及临床应用进行了梳理和研究。

　　本书选择白术、白芍、延胡索、玄参、麦冬、郁金、浙贝母、杭白菊、山茱萸、厚朴、前胡、白芷、半夏、陈皮、杜仲、茯苓、葛根、瓜蒌、乌梅、乌药、铁皮石斛、蜈蚣、薏苡仁、覆盆子、灵芝、佛手等浙江道地药材和主产药材,从代表性的《神农本草经》《本草经集注》《本草纲目》等本草专著,《备急千金要方》《太平圣惠方》等方书,以及《儒门事亲》《证治准绳》《卫生宝鉴》等综合性医籍中,精当摘录有关此药的产地、功用主治和临方炮制,特别是炮制方法的原文,并加以点评,系统地整理历代文献对浙江道地药材和主产药材的古代炮制方法及临床应用,古为今用,抢救和挖掘传统古代炮制方法。

　　本书主要适合于从事中药行业的科研、教学人员阅读,也可供中药企业开发利用浙江道地药材和主产药材借鉴参考。

浙江道地药材古代炮制研究

编委会名单

顾　问

盛增秀

主　编

江凌圳　黄飞华

副主编

张家建　安　欢　孙舒雯

编　委（按姓氏笔划排序）

丁立维　王　英　王子川　朱婉萍

竹剑平　庄爱文　江凌圳　安　欢

孙舒雯　寿　旦　李　健　李晓寅

李延华　余　平　余　凯　张家建

郑慧杰　高晶晶　浦锦宝　黄飞华

前　言

　　浙江地处东海之滨,气候宜人,山川俊秀,素以"山海之利、鱼米之乡、丝绸之府、文物之邦"而名扬天下。浙江中药生产历史悠久、资源丰富,中药资源、海洋资源为全国之冠,浙江地产药材因其质量好而闻名于世,其中最为驰名的如"浙八味"。早在汉代张仲景的《伤寒杂病论》中就有多处运用浙江地产药材。北京同仁堂、上海雷允上、杭州胡庆余堂等一些名老药店,都经常选购浙江地产药材作配方使用。此外,根据历代本草记载,浙江有名的地产药材除"浙八味"外还有前胡、茯苓、厚朴、乌药、蜈蚣、乌梅、佛手等100多种,为历代中医学家所推崇。2018年3月,浙江省公布了新"浙八味"中药材培育品种名单,确定铁皮石斛、衢枳壳、乌药、三叶青、覆盆子、前胡、灵芝、西红花为新"浙八味"中药材培育品种。白术、白芍、延胡索、玄参、麦冬、温郁金、浙贝母、杭白菊这些老"浙八味"中,浙贝母、杭白菊这样的道地药材已是家喻户晓。2017年,浙江省中药材种植面积453平方千米,其中,"浙八味"种植面积142平方千米,占全省中药材种植面积近1/3。铁皮石斛等一批新兴特色药材的优势产区也已经基本形成,目前全省西红花种植面积约4平方千米,产值2.5亿元,约占全国的50%。新"浙八味"中很多品种的产量都是全国冠军。

古代由于生产技术落后,中药炮制技术以修拣、洁净、切制、粉碎等为主,随着科学技术的发展,中药炮制技术有了很大的改变,古代的㕮咀、斩、燔、炼、熬、炙等已被现代的饮片切制、煅、炒等所替代,饮片加工企业使用各种炮制机械进行饮片加工炮制。因此一些传统的中药炮制技术出现技术和文化传承上的断层,有的甚至已经失传,是中医药文化的重大损失,需要抢救、保护和挖掘利用。

中药炮制历史悠久,现存最早的中药学著作《神农本草经》就有药物炮制方法的内容,如"桑螵蛸,蒸之""露蜂房,火熬之良"等。汉代的《伤寒杂病论》认为"药物有须烧、炼、炮、炙,生熟有定",提出了药物生熟异用等炮制方法。南北朝时期雷敩《雷公炮炙论》是我国第一部炮制专著,书中记述了各种炮制方法,有净制、切制、干燥、水火共制及辅料制等内容,使得各种辅料广泛应用于炮制药物中,尤其是还详细介绍了药物炮制后的作用,这对后世中药炮制的发展有较大的影响,至今仍有指导意义。唐代的《新修本草》《千金翼方》、宋代的《证类本草》《太平惠民和剂局方》等收载的炮制方法更为丰富,大多数方法沿用至今。

金元时期,许多名医流派都非常重视药物炮制前后的应用及炮制辅料对药物的作用。朱丹溪《本草衍义补遗》常根据自己的临床经验,提出一些毒性药物的炮制方法,如附子"每以童便煮而浸之,以杀其毒,且可助下行之力,入盐尤捷"。

药物炮制至明代经过进一步系统的整理,炮制理论逐渐完善,已经形成了一门专业学科。李时珍《本草纲目》载药 1 892 种,其中有 330 种药有"修治"专目,在综述了前人的炮制经验的同时,还有作者本人的炮制经验和见解。"升者引之以咸寒,则沉而直达下焦,沉者引之以酒,则浮而上至巅顶。"缪希雍《炮炙大法》为我国第二部炮制专著,收载了 439 种药物的炮制方法。他将前人的炮制方法归纳为 17 种方法,即称为"雷公炮炙十七法"。

清代在明代的炮制理论基础上,扩大应用炮制技术,增加炮制品品种,较有影响的著作有张仲岩《修事指南》,为我国第三部炮制专著,收录药物 232 种,比较系统地叙述了各种炮制方法。张氏在前人的基础上,做了进一步的整理和归纳,指出"炮制不明,药性不确,则汤方无准而病症无验也",并提出了一些新的炮制理论,如"吴茱萸汁炙抑苦寒而扶胃气,猪胆汁制泻胆火而达木郁……炙者取中和之性,炒者取芳香之性,煅者去坚性,蒸者取味足"。

有鉴于此,我们拟系统地对浙江道地药材和主产药材的古代炮制方法和临床应用进行梳理和研究,编写成书,以期挖掘、抢救、继承我们古代传统的炮制方法,更好地传承创新,古为今用,弘扬中医药文化。

本书共收录包括老"浙八味"和部分新"浙八味"(三叶青、衢枳壳、西红花除外)在内的 25 种浙江道地药材和主产药材,凡《中华人民共和国药典》(2015 版)(简称《药典》)收录的,药名以《药典》为依据。每味药分概述、炮制研究和小结三部分内容。

第一部分概述,介绍该药的性味、功用主治、产地等内容,其中性味、功用主治等主要参考《药典》。

第二部分炮制研究,为本书的重点,内容包括《神农本草经》在内的历代本草和方书、综合类医书收录的该药不同炮制方法和炮制理论,以药为纲,以书为目,按成书年代的顺序全面系统地反映不同炮制方法和炮制作用机制的演变。其中临方炮制单独成方,只收录有该药炮制方法的临床应用,未涉及炮制方法的不收录。以该方出现最早的文献为原则。这部分收录的古籍范围为本草、重要方书以及药物出现在历代不同著作中的相关记载。但药物的不同炮制方法和理论散在历代文献中,难免会有遗漏,只能尽量收集代表性著作。

第三部分小结,针对该药不同的炮制方法和炮制理论,分别从净制、水制、火制和水火共制的方法和理论进行分类归纳,并梳理有特色、可传承的炮制古法。

由于种种原因,书中难免会有疏漏之处,敬请读者不吝批评指正,以促进中药炮制技术和理论的继承和发扬。

编写者

2019 年 5 月

目　录

白芍

25

麦 冬

59

厚 朴
95

杜 仲
142

覆盆子
218

上篇

总　论

中药炮制是根据中医药理论,依照辨证施治用药的需要和药物自身性质,以及调剂、制剂的不同要求所采取的制药技术。

中药炮制历史悠久,由于中医方剂用药皆要"依法炮制",因此可以说,中药炮制的发展史伴随着中医方剂的发展而逐渐形成。现存最早的医方书、战国时期的《五十二病方》中,已经出现了净制、切制、粉碎、干燥、水制、火制、辅料制等众多炮制技术的零散记载。《神农本草经》载"药有毒、无毒,阴干、暴干,采造时月、生熟、土地所出真伪陈新,并各有法。若有毒宜制,可用相畏相杀,不尔合用也"。两晋南北朝已有第一部炮制专著《雷公炮炙论》,系南北朝刘宋时期的雷敩所作,称"炮制"为"炮炙""修治""修事""炮制"等,提出了净选、粉碎切制、干燥、水火制、加辅料制等炮制方法。其后明代久居浙江长兴的医家缪希雍的《炮炙大法》记载炮炙十七法,并收载了一些具体品种的炮制方法,如"麦门冬产杭州苋桥,细白而皱者良,水洗,去心,大抵一斤须减去五六两。凡入汤液,或以水润,去心,或以瓦焙,乘热去心。若入丸散,须瓦焙熟即于风中吹冷,如此三四次即易燥,且不损药力,或以汤浸,捣膏和药亦可,滋补药则以酒浸擂之",等等。清代医家张仲岩的《修事指南》,书中专论各种炮制方法及功能,"煅者去坚性,煨者取燥性,炒者取芳香之性,泡者去辛辣之性,蒸者取味足"。

传统的药房采用"前店后坊"的经营模式,从事中医治病和药材炮制,即临街的店堂作为医生坐堂应诊、饮片配方的地方,而店堂后面则是加工炮制饮片的作坊。比如杭州的胡庆余堂主体建筑是三进式结构:第一进是营业厅,第二、第三进分别是药材加工场和库房。胡庆余堂历来讲究遵古炮制,凡学徒入行前3年,必先经过学炮制这一关。如麻黄要去节、莲子要去心、肉桂要刮皮、五倍子要去毛等,已列为制作规矩。

炮制方法主要有净制、水制、火制或水火共制等多种方法。净制就是纯净、粉碎、切制等,水制就是润、漂、水飞等,火制就是炙、烫、煅、煨等,水火共制就是煮、蒸、炖等。还涉及多种辅料,液体辅料和固体辅料,液体辅料包括酒、醋、蜜汁、盐水、姜汁、甘草汁、皂角汁、米泔水等;固体辅料就有糙米、麦麸、白矾、豆腐、灶心土、滑石粉、红糖等。

中药材来源于自然界的植物、动物、矿物等,这些天然药物,或质地坚硬、个体粗大,或含有杂质、泥沙,或具有较大的毒副作用等,一般不可直接使用,都要经过特定的加工炮制处理,才能更符合临床治疗需求,充分发挥药效。所以坊间早有"炮制不严而药性不准"之说。

一是纯净药材,就是去除原始药材上夹带的沙石和其他非药用成分,比如茯苓去泥,防风去芦头,远志抽心等。俗话说"药抖千层灰",古时药材的抖择操作过程包括了20多种办法,就是为了除去灰尘、泥土、杂物、碎屑和非药用部分,现代炮制技术的净选加工方法就是传承于此。抖择不仅可去除杂质,更重要的是可使药材增值。药材经抖择之后,质量明显提高,因而价值成倍增长,故有"药无十倍不卖"之说,与现有的优质优价有异曲同工之妙。

二是切制饮片,便于制剂、煎服与贮藏,比如植物的根茎类、藤木类、果实类、全草类药材经炮制后,加工成一定规格的饮片,如切成片、丝、段、块状等,既方便调剂时分剂量和配方,也便于中成药制剂的投料。

三是干燥药材,防止药物霉变,或通过酒制、醋制等,利于药物贮藏。药物在加工炮制过程中,经过干燥处理后,可避免霉烂变质,便于贮存。昆虫类及动物类药物经过加热处理,如蒸、炒可杀虫卵,防止孵化,也便于贮存。植物的种子类经过加热处理,能终止种子发芽,防止变质而利于保存。

四是对一些特殊气味的药物进行麸炒、酒制、醋制后,以便于服用,比如动物、树脂类药物或其他有特殊不快气味的药物,难以口服或服后出现恶心呕吐、头晕、心烦等不适症状,不利于临床使用。常将此类药物采用酒制、醋制、麸炒、漂洗等处理,以达到矫臭矫味的效果,利于服用,如醋制五灵脂、醋制乳香、酒制乌蛇、麸炒僵蚕等。

五是降低或消除药材毒性、刺激性或副作用,最典型的如"远志去心",要求工人用碾子将药材外皮与中间木质部分(木心)分离后再入药。远志的皮和心具备完全相反的药效,如果不加修拣整体入药,会严重影响药效,甚至威胁患者健康。半夏,辛温有毒,生用能使人呕吐、咽喉肿痛,炮制能降低毒性并缓和药性,炮制方法不同,药效也有所区别。白矾制半夏擅长化痰,姜制半夏擅长止呕,甘草、石灰共制的法半夏擅长祛除寒痰。

六是提高药物疗效,比如动物的甲、骨要求砂烫后炙用,贝壳类要求火煅后捣碎用,角类要求挫成粉末用等。这些加工方法能使药材质地变疏松,体表面积增大,有效成分容易溶出,利于增强疗效。明代《医宗粹言》曰:"决明子、萝卜子、白芥子、苏子、韭子、青葙子,凡药用子者俱要炒过,入煎方得味出。"这就是"逢子必炒"的根据和用意。酒是常用的液体辅料,也是良好的有机溶媒,能增加生物碱、黄酮、蒽醌等活性成分的溶解度,酒制黄芩抑菌作用比生黄芩强,说明酒制后,黄芩活性成分溶出量增加。紫菀、款冬花等化痰止咳药经蜜炙后,增强了润肺止咳的作用,这是因为炼蜜具有甘缓益脾、润肺止咳之功,作为辅料与药物起协同作用,增强疗效。

七是改变或缓和药物性能,中药通常是经过炒、蜜炙等方法来缓和药物的性能,所以又有"甘能缓""麸炒以缓其药性"的说法。唐代孙思邈提到桂枝应生用,但在妇女怀孕的情况下,要求用"熬"(即"炒")法炮制后入药,防止"胎动"。又如麻黄生用辛散解表作用强,为发汗峻药,蜜炙后辛散解表的作用缓和,而止咳平喘作用增强,所以蜜炙麻黄适用于老年人或幼儿表证患者。干姜性燥,温中散寒的作用猛烈,适用于脾胃寒邪偏盛或夹湿邪的患者,而炮姜的作用则较缓和持久,适用于脾胃虚寒的患者。又如七宝美髯丹,功效为补肾固精,乌发壮骨,续嗣延年。主治肝肾不足,须发早白,齿牙动摇,梦遗滑精,崩漏带下,肾虚不育,腰膝酸软,在临床上使用广泛。方中的主药何首乌经过黑豆汁拌蒸后,味转甘厚而性转温,增强了补肝肾,益精血,乌须发,强筋骨的作用。

八是有些药物可以通过炮制起到引药入经、定向用药的作用,比如盐制入肾经,醋制入肝经。

下篇

各 论

白 术

白术为菊科植物白术 *Atractylodes macrocephala* Koidz.的干燥根茎。冬季下部叶枯黄、上部叶变脆时采挖,除去泥沙,烘干或晒干,再除去须根。

一、概述

白术始载于《神农本草经》[1]。白术的临床应用广泛,制剂中含白术者,超过黄芪、党参、人参等同类大宗药材,是高配方频度中药之一。

《药典》[2]载白术苦、甘,温,归脾、胃经。具有健脾益气,燥湿利水,止汗安胎等功效。用于脾虚食少,腹胀泄泻,痰饮眩悸,水肿,自汗,胎动不安。

杭白术的别名有於术、浙术、台白术、杭术、贡术、仙居术。白术,原名"术",包括苍术在内。药用最早见于战国时期《五十二病方》,以术等二味药煮水二斗成汤,药浴法治疗,对"炙疡"有治疗作用。《神农本草经》将术列为上品。梁代陶弘景曰:"术乃有两种,白术叶大有毛而作桠,赤术叶细无桠。"宋代《本草衍义》[3]载:"苍术长如大拇指,肥实,皮色褐,其气味辛烈。白术粗促,色微褐,其气亦微辛苦而不烈。"以后各本草将"术"分成"白术"和"苍术"两味药。如《本草纲目》[4]将"白术"和"苍术"分为两条,云:"术,白术也。浙术种平壤,颇肥力,因粪力也。人多取其根栽莳,一年即稠。嫩苗可茹,叶稍大而有毛。根如指大,状如鼓槌,亦有大如拳者。"所述与今用之白术相符。浙江产白术,自明代才开始有记载,并认为术与白术为同一种植物。清康熙年间由浙江於潜引入江西,18 世纪中叶传入湖南。

《名医别录》[5]云:"术生郑山山谷、汉中、南郑。"陶弘景《本草经集注》[6]云:"郑山,即南郑也。今处处有之,以蒋山、白山、茅山为胜。""郑山""汉中",即陕西南郑县东二里。"南郑"即陕西省西南部,汉江上游,邻近四川省。宋代《本草衍义》云:"只缘陶隐居言术有两种,自此人多贵白者。"《本草图经》曰:"术,今处处有之,以嵩山、茅山者为佳。今白术生杭、越、舒、宣州高山岗上。"李时珍《本草纲目》:"白术,桴蓟也,吴越有之。人多取其根栽莳,一年即稠。"《杭州府志》载:"白术以产于於潜者佳,称於术。"由此可知,浙产白术明代写明为道地药材。《新编中药志》称白术主产浙江磐安、新昌、嵊县(今嵊州)、东阳、仙居,安徽歙县、黄山、宁国和湖南平江、衡阳一带及湖北等 20 多个省(自治区)有栽培,少有野生。以浙江产量最大。

二、炮制研究

备急千金要方[7]

【原文摘录】 术膏酒 治脚弱风虚,五劳七伤,万病皆主之方。

生白术净洗,一石五斗,捣取汁三斗,煎取半　湿荆　青竹　生地黄　生五加根

上件白术等五种药,总计得汁九斗五升,好糯米一石五斗,上小麦曲八斤,曝干为末,以药汁六斗,渍曲五日,待曲起,第一投净淘米七斗,令得三十遍。下米置净席上,以生布拭之,勿令不净,然后炊之。

【原文摘录】　白术酒　补心志定气。治心虚寒,气性反常,心手不随,语声冒昧。其疾源疠风损心,具如前方所说无穷。

白术切　地骨皮　荆实各三升　菊花二斗

上四味,以水三石,煮取一石五斗,去滓澄清取汁,酿米二石,用曲如常法。酒熟随能饮之,常取半醉,勿令至吐。

千金翼方[8]

【原文摘录】　庆云散　主丈夫阳气不足,不能施化,施化无成方。

覆盆子　五味子各二升　菟丝子一升　白术熬,令色变　石斛各三两　天雄一两,炮去皮　天门冬九两,去心　紫石英二两　桑寄生四两

上九味,捣筛为散。先食酒服方寸匕,日三。

【原文摘录】　饵术方　取生术削去皮,炭火急炙令热。空肚饱食之,全无药气,可以当食。不假山粮,得饮水神仙。秘之勿传。

【原文摘录】　茵陈丸　主黑疸,身体黯黑,小便涩,体重方。

茵陈一两　甘遂一分　当归　蜀椒汗。各半两,去目闭口　杏仁去皮尖、双仁,熬　大黄　半夏洗。各三分　葶苈熬　茯苓　干姜各一两　枳实咬咀,熬黄　白术熬黄。各五分

上一十二味,捣筛为末,炼蜜和丸,如梧子大。空腹以饮服三丸,日三。

【原文摘录】　茯苓丸　主患黄疸,心下纵横结坚,小便赤,是酒疸方。

茯苓　茵陈　干姜各一两　半夏洗　杏仁去皮尖、双仁。熬,各三分　商陆半两　甘遂一分　枳实五分,炙　蜀椒二合,汗,去目闭口　白术五分,切,熬,令变色

上一十味捣筛为末,炼蜜和丸,如蜱豆,三丸以枣汤下之。夫患黄疸,常须服此。

外台秘要[9]

【原文摘录】　《千金翼》茵陈丸　主黑疸,身体暗黑,小便涩,体重方。

茯苓四分　茵陈一两　枳实五分,炒黄　白术五分,土炒　半夏三两,洗　甘遂一分　杏仁三分,去尖皮　蜀椒二升,汗　当归二分　葶苈子四分,熬　大黄三分,熬,勿令焦　干姜四分

上十二味捣筛,蜜和丸如梧子。空肚饮服三丸,日三服。忌羊肉、饧、酢、桃、李、雀肉等。

太平圣惠方[10]

【原文摘录】　治脾脏冷气,壅滞胀闷,腹内鸣转,不思饮食,宜服白术丸方。

白术三两,生姜二两,同捣令烂,慢火炒,令黄色　桂心半两　槟榔一两　高良姜一两,锉　木香半两　人参一两,去芦头　阿魏一分,面裹,煨令面熟为度　吴茱萸半两,汤浸七遍,焙干,微炒　陈橘皮三分,汤浸去白瓤,焙

上件药,捣罗为末,煎醋浸蒸饼,和捣一二百杵,丸如梧桐子大。每服食前,以生姜橘皮汤嚼下十丸。

【原文摘录】　治久冷下痢后,脾胃尚虚,不能饮食,四肢少力,白术散方。

白术一两,锉,微炒　干姜一两,炮裂,锉　木香半两　甘草半两,炙微赤,锉　厚朴一两,去粗皮,涂生姜汁,炙令香熟　阿胶一两,捣碎,炒令黄燥　神曲一两,炒令微黄　当归一两,锉,微炒　诃黎勒一两,煨,用皮

上件药,捣细罗为散,每服不计时候。煮枣粥饮调下二钱。

【原文摘录】　治妇人中风口噤,言语不得,白术酒方。

白术三两,捣碎　黑豆三两,炒令熟

上件药,以酒四升,煎至二升,去滓。分温四服,拗开口灌之。

【原文摘录】　治小儿疳痢,腹胀疼痛,日夜三二十行,宜服白术散方。

白术一两,微炒　当归半两,锉,微炒　地榆半两,微炙,锉　木香半两　赤芍药半两　甘草半两,炙微赤,锉

上件药,捣粗罗为散,每服一钱,以水一小盏,煎至五分,去滓。不计时候,量儿大小,分减温服。

博济方[11]

【原文摘录】　人参散　治伤寒,和气温中,安神魂五日内服。

人参　茯苓去皮　白术米泔浸一宿　陈橘皮各一两

上四味,杵为末,每服二钱,水一钟,生姜二片,煎至六分。温服之,每日三服。

【原文摘录】　橘香散　调顺三焦,平和胃气,顺气。

白术四两,米泔浸一宿,洗净　陈皮二两,去白　茯苓二两,去皮　甘草二两,炙　附子一两,炮　干姜半两,炮

上为末,每服二钱,水一中盏,姜二片,枣一枚,同煎至七分。温服,如觉伤寒,入荆芥煎服。

【原文摘录】　草豆蔻散　治脾胃气不和,霍乱不止,酒食所伤,兼患脾泄,能和一切冷气。

厚朴二两,去皮,用生姜三两,取汁浸炙,汁尽为度　草豆蔻和皮,一两　干姜一两,炮　白术一两,炮,黄色　诃子一两,炮,去瓤,细切,炒,二两

上为末,每服二钱。霍乱,冷米饮下,或酒调下。脾痛不可忍者,炒生姜酒下三钱。余即如汤煎服。

【原文摘录】　香苏散　治肝亢风盛,刑于脾胃,致多飧泄,调顺中脘,平和胃气。

紫苏叶一分,拣择净,焙干　肉豆蔻一分,去壳　天雄一分,锉碎,以盐一分,同炒令黄色住　青皮去白,一分　蛮姜半分,炮　白术半两,细锉,微炒黄色　缩砂仁一分　川芎　甘草各一分,炙

上九味为细末,每服二钱,水一盏,生姜三片同煎五分。温服,日进三服。

【原文摘录】　丁沉香丸　治一切气不和,心腹痃闷,气胀胸膈,噎塞不利,及积冷气,或时攻冲脾胃气逆,不思饮食,霍乱不止,脏腑滑泄,酒食所伤,醋心不消,冷痰并多,大效。

甘草炒　官桂去皮　沉香　丁香　木香　槟榔　诃子炮,去核。各半两　人参一两半　白术四两,锉碎,炒黄　白豆蔻去皮,半两　肉豆蔻半两,去皮　青皮半两,去瓤

上十二味,同为细末,炼蜜为丸如小弹子大。每服一丸,生姜汤嚼下。

【原文摘录】　槟榔散　治胸膈注闷,噎塞不快,不思饮食,大治脾胃一切病,并肾膈气,醒酒化气。

槟榔　木香　人参　甘草炙　荆三棱擘破,煨　干姜炮　官桂去皮　青皮去白　厚朴去皮,用姜汤炙,令香黄色。以上等分　神曲炒　白术米泔浸一宿,焙干。以上等分

上十一味,杵为末,每服点半钱,入盐少许。

【原文摘录】　大圣散　治妇人产前、产后一切疾患。大能安胎和气,或子死腹中,志刺疼痛,产后血晕、血癖、血滞、血崩、劳血入四肢,应是血脏患者,并胎衣不下,及伤寒呕吐,遍身生疮,经候不

调,赤白带下,乳生恶气,咳嗽寒热,气撮四肢,室女红脉不调,并宜服之。如或子脏虚冷,频频堕胎,及孕娠后,乖违将摄,因依成疾,并可服之。若能常服,和悦颜色,血海安宁,饮食进美,举止康强。丈夫服之,亦疗五劳七伤。《苏沈良方》名泽兰散

兰九分,使嫩者,不用根　白术三分,米泔浸,切作片子,以麸炒,令黄色　白芷三分,湿纸裹,煨过　人参三分　川椒一两,只取三分红皮用　厚朴一两,去皮,姜汁炙　藁本二分　桔梗一两　白芜荑七分,拣择,只用仁子　阿胶半两,研,炒,令虚别杵　细辛一两　丹参三分　肉桂五分,去皮,不见火　生地干黄一两半　吴茱萸四分,洗炒　黄芪三分　川乌头三分,炮,去皮脐　卷柏四分,不用根　白茯苓一两　甘草七分,炙　石膏二两,研细,水飞过　五味子三分　柏子仁一两,生用　防风一两　当归七分　芍药七分　川芎七分,微炒　干姜三分,炮　白薇二分,去土

上二十九味,并拣择令净,分两为末,每日空心,以热酒调下一钱。如妇人一切疾病,但请服之,神妙。《苏沈良方》云:予家妇人女子,赢弱多疾者,服此药悉瘥,往往有子。

圣济总录[12]

【原文摘录】　丹参酒　治久患大腹病。其状四肢细瘦,腹大有劳苦则胫肿满食则气急,此病服下利药不差,宜用此酒,以散除风湿,利小水。

丹参　鬼箭羽　白术土炒,两半

共为粗末,以白酒五升,浸五日。每服一钟,日三。

【原文摘录】　次服防风独活汤方。

防风去叉　独活去芦头　秦艽去苗土　黄芪　芍药　人参　茯神去木　白术锉,炒　芎劳　山茱萸　薯蓣　桂去粗皮　天门冬去心焙　麦门冬去心焙。各一两　厚朴去粗皮,生姜汁炙　羚羊角镑　升麻　甘草炙　丹参　牛膝去苗,酒浸,切,焙　五加皮　石斛去根　地骨皮　远志去心。各四两　附子炮裂,去皮脐　陈橘皮汤浸去白,焙　麻黄去根节,先煎,掠去沫,焙。各三两　甘菊花半开者,微炒　薏苡仁各一升　石膏碎　熟干地黄焙。各六两

上三十一味,锉如麻豆,每服五钱匕,水一盏半,入生姜半分,切,煎至八分。去滓空心,日午、夜卧各温服。

【原文摘录】　治脾中风,四肢不举,志意昏浊,言语謇涩,丹砂散方。

丹砂研,二两　天麻　威灵仙去土　人参　乌头炮裂,去皮脐　白术炮　当归切,炮　干姜炮。各一两　羊踯躅去心,酒蒸,半两

上九味,捣罗为散,每服一钱匕,食后酒调下,渐加至二钱。日三服。

【原文摘录】　治脾脏中风,身体怠惰,四肢缓弱,恶风头疼,舌本强直,言语謇涩,皮肤脚膝疠痹,天麻丸方。

天麻锉,焙　独活去芦头　附子炮裂,去皮脐　麻黄去节,焙　桂去粗皮　乌蛇肉酥炙黄。各一两　人参　防风去叉　细辛去苗叶　当归切,焙　白术锉,焙　羚羊角屑　薏苡仁炒　干蝎去土,微炒　牛膝酒浸,切,焙　芎劳　茯神去木　天南星炮　白僵蚕炒。各三分　牛黄研　龙脑研　麝香研。各一分　丹砂细研,半两

上二十三味,捣罗为末,炼蜜和丸,如梧桐子大。每服十丸至十五丸,不拘时候温酒下。

【原文摘录】　治中风手足不遂,涎涕胶黏,青龙丸方。

附子炮裂,去皮脐　芎劳　白术米泔浸三日,每日换泔,取出,焙干　独活去芦。各一两　蒲黄用纸衬,炒,一两　藁本去苗土,一分　牛黄研,一分　麻黄去根节,百沸汤中急煮过,焙,三分　丹砂研　龙脑研。各一分　麝

香研,半钱　龙胆一分,滴水一两,点令化入药内

上一十二味,研杵为细末,别用水银三两,以蒸枣五十枚,去皮核,同研,水银星尽为度,次入诸药,更入少许熟蜜,和丸如鸡头大。每服半丸或一丸,临卧以熟水化下。

【原文摘录】 治风腰脚不遂,挛急疼痛,牛膝丸方。

牛膝酒浸,切,焙,四两　白术炒　草薢炒。各八两　丹参炒,二两　乌头炮裂,去皮脐,一两

上五味,捣罗为末,炼蜜丸如梧桐子大。每服十丸至十五、二十丸,温酒或盐汤下,早、晚食前各一。

【原文摘录】 治风热,皮肤瘙痒,瘾疹生疮,如水疥,或如粟粒,天门冬丸方。

天门冬去心,焙,二两　枳壳去瓤,麸炒,三两　白术锉　人参各一两半　独活去芦头　苦参各一两一分

上六味,捣罗为末,炼蜜丸如梧桐子大。每食后米饮下三十丸,日二服。

【原文摘录】 治恶风,无问新久,四肢不仁,一身尽痛,头目眩倒,口面㖞僻,白术散方。

白术微炒　人参　秦艽去苗土　当归切,焙　天雄炮裂,去皮脐。各三分　附子炮裂,去皮脐　乌头炮裂,去皮脐。各二两　干姜炮裂,一两　蜀椒去目及闭口者,炒出汗,一两　防风去叉　桂去粗皮　防己锉　草薢炒　白蔹　桔梗去芦头,炒　黄芪细锉。各二两　山茱萸　麻黄去根节,先煮掠去沫,焙干用　茵芋去粗茎　甘草炙。各三分　细辛去苗叶,半两

上二十一味,捣罗为散,每服二钱匕,温酒调下,空心、午时各一服,未效渐加服之。

【原文摘录】 治大风癞,并痛疽疥癞,骨肉疽败,百节烦痛,眉须凋落,身体苦痒,眦烂耳聋,风疳龋齿,茵芋散方。

茵芋去粗茎　附子炮裂,去皮脐　天雄炮裂,去皮脐　踯躅花炒微黄色　细辛去苗叶,轻炒　乌头炮裂,去皮脐　石南酒酒微炒　干姜炮。各半两　独活去芦头,一两半　白术灰炒　防风去叉　菖蒲九节者,用米泔浸后,切,焙干　蜀椒去目及闭者,炒出汗。各一两

上一十三味,捣罗为散,每用温酒,调一钱匕,日二夜一。

【原文摘录】 治伤寒表里未解,营卫气逆,手足厥冷。

白术米泔浸,细锉,焙干,微炒　天台　乌药细锉,微炒。各二两　人参　青橘皮去白,炒　甘草炙,锉　白芷各一两　白茯苓去黑皮,半两

上七味,粗捣筛,每服三钱匕,水一盏,生姜三片,枣二枚,同煎至七分,去滓温服。如吐逆,入藿香少许。

【原文摘录】 治伤寒,辟毒气疫病,七物赤散方。

丹砂别研　乌头炮裂,去皮脐。各二两　细辛去苗叶　羊踯躅　干姜炮裂　白术切,炒。各一两　栝蒌一两半

上七味,捣罗为散,每服半钱匕,温酒调服,汗出解,不解增至一钱匕。

【原文摘录】 治脾胃气虚弱,四肢少力,肌体羸瘦,不欲饮食,黄芪汤方。

黄芪锉,三分　甘草炙,锉,半两　厚朴去粗皮,生姜汁炙,二两　干姜炮,三分　桂去粗皮　白术熟干　地黄焙　人参　白茯苓去黑皮　当归切,焙　附子炮裂,去皮脐　陈橘皮汤浸去白。各一两

上一十二味,粗捣筛,每服五钱匕,水一盏半,入生姜三片,枣二枚劈破,同煎至八分。不计时候,去滓温服。

【原文摘录】 治肾气虚损,骨痿体瘦无力,两耳鸣,甚即成聋,短气不足,石斛饮方。

石斛去根　当归切,焙　人参　肉苁蓉酒浸一宿,切,焙　附子炮裂,去皮脐　芎劳　桂去粗皮。各半两　白茯苓去黑皮　熟干地黄焙　白术米泔浸一宿,锉,炒令黄　桑螵蛸切破,炙黄　磁石火煅,醋淬二七遍。各一两

羊肾一对,批去筋膜,炙令黄

上一十三味,咬咀如麻豆,每服三钱匕,水一盏,煎至七分。去滓温服,不拘时候。

【原文摘录】 治三焦俱虚,脾胃气不和,心腹疠痛,不思饮食,沉香丸方。

沉香一两 厚朴去粗皮,生姜汁炙,一两半 桂去粗皮,一两 附子炮裂,去皮脐,半两 益智去皮炒,一两 青橘皮汤浸,去白,细切,焙干取一两 干姜炮裂,半两 桔梗锉,炒,一两 白术锉,麸炒,一两 五味子微炒,三分 甘草炙,锉,半两 沉香一两

上一十一味,锉如麻豆,每服三钱匕,水一盏,入生姜半分切,同煎至七分。去滓稍热,食前服。

【原文摘录】 治洞泄,不拘冷热注下不止,如神散方。

附子炮裂,去皮脐 白术椎碎,用浆水煮半日,焙干。各一两 干姜炮 甘草炙,锉。各半两

上四味,捣罗为散,每服一钱匕,空心温米饮调下。如热泻,新水调下。

【原文摘录】 治虚劳心腹痞满,不思饮食,柴胡饮方。

柴胡去苗 枳壳去瓤,麸炒 白茯苓去黑皮 京三棱煨,锉 厚朴去粗皮,生姜汁炙。各一两 白术炒令黄色,半两

上六味,细锉,如麻豆大,每服五钱匕,以水一盏半,入生姜一分拍碎,煎至八分。去滓温服。

【原文摘录】 治骨蒸传尸劳瘦,鬼气复连,杀鬼麝香丸方。

麝香三分,研 犀角镑 鬼箭羽 木香 白术微煨。各一两

上一十味,捣研为末和匀,炼蜜丸如梧桐子大。每服十丸,食前醋汤下,日二。凡温疫病,亦可带之。

【原文摘录】 治风毒疥癣,加减八风散方。

独活去芦头 防风去叉 黄芪锉 甘草炙令赤色,锉。各一两一分 玄参 苦参 芎藭 秦艽去苗土。各一两 白术炒令紫色 松脂各一两一分 蛇床子三分 黄连去须 芥子 天门冬去心,焙,一两半 丹参 人参 防己 芍药 白蔹 细辛去苗叶 桂去粗皮 蒴藋各一两 蒺藜子炒,杵,去尖 枫香脂各一两一分 麻黄去根节 杏仁去皮尖双仁,炒 木通锉 甘菊花 白芷各一两 山茱萸一两一分 生干地黄焙,二两 地骨皮 菖蒲各一两一分 磁石三两,以火烧通赤,入酒中,淬十遍 远志去心,一两

上三十五味,捣罗为散,每服二钱匕。空心用生姜蜜汤调下,晚再服,渐加至三服。

【原文摘录】 治肠风痔瘘,脱肛泻血,面色萎黄,积年不瘥,香术丸方。

白术一斤,糯米泔浸三日

上一味细锉,以慢火炒焦为末,取干地黄半斤净洗,用碗盛,如梧桐子大,焙干。每服十五丸,空心粥饮下,加至二十丸。

【原文摘录】 治血风冷气,月候不调,琥珀丸方。

琥珀研 白芷 芎藭醋浸一宿,炒 当归酒浸一宿,炒。各一两半 阿魏入蜜研细 木香 白术醋浸一宿,炒 桂去粗皮 附子炮裂,去皮脐 陈橘皮汤浸去白,醋浸一宿,炒。各一两 杏仁去皮尖,双仁,炒令黄 吴茱萸醋浸一宿,炒。各半两

上一十二味,捣罗为末,炼蜜和丸,如梧桐子大。每服三十丸,空心温酒下。

【原文摘录】 治产后血气不利,心腹急痛,上下攻冲,气逆烦闷,黄芪汤方。

黄芪锉碎 白术锉,炮 当归切,炒 甘草炙,锉 人参各一两 白羊肉一斤,去脂膜,切碎,每服用三两

上六味,除羊肉外,捣为粗末,每服三钱匕,先以羊肉三两切,用水三盏,煮取一盏,澄清去滓沫,入前药,并生姜三片,同煎七分。去滓通口服,不拘时候。

【原文摘录】 治乳石发动,烦热,身体微肿,不能食饮,小便不利,茯苓饮方。

赤茯苓_{去黑皮,二两}　白术_{炒令香}　甘草_{炙令赤}　栝蒌根_{锉碎}　人参　桂_{去粗皮。各一两}　黄芩_{去黑}_{心,二两}　枳壳_{去瓤,麸炒令黄,一两半}

上八味,粗捣筛,每服五钱匕,水三盏,煎至一盏半。去滓,分温二服,空心日、晚食前各一。

扁鹊心书[13]

【原文摘录】　术附汤　治六七月中湿,头疼,发热恶寒,自汗,遍身疼痛。

附子_{炮,一两}　白术_{土炒,二两}　甘草_{炒,五钱}

共为末,每服五钱,姜七片,水煎热服。

太平惠民和剂局方[14]

【原文摘录】　白术　凡使,须锉,焙干,方入药用。

【原文摘录】　乌犀丸　治丈夫、妇人猝中诸风,牙关紧急,膈上多痰,或语言謇涩,口眼㖞斜。用薄荷汁与酒各少许,化三丸服之,良久再服,立有大效。又治瘫痪,暗风痫病,手足潮搐,心神不安,遍身烦麻,肠风痔瘘,肾脏风毒,上攻下注。妇人血风,头旋吐逆,皮肤肿痒,遍身疼痛。

白术_{米泔浸一宿,切,焙干,微炒}　白芷　干姜_炮　枳壳_{去瓤,麸炒}　天竺黄_{细研}　虎骨_{酒醋涂,炙令黄}厚朴_{去粗皮,姜汁涂,炙令熟}　何首乌_{米泔浸一宿,煮过,切,焙}　败龟_{酒醋涂,炙令黄}　桑螵蛸_{微炒}　缩砂仁蔓荆子_{去白皮}　丁香　晚蚕蛾_{微炒。各三分}　草薢_{微炙}　细辛_{去苗}　藁本_{去土}　槐胶　阿胶_{杵碎,炒}　陈皮_{去白,微炒}　天南星_{浸洗,生姜自然汁煮软,切,焙干炒黄}　羌活_{去芦}　麝香_{别研}　天麻_{酒洗,切,焙}　半夏_{汤洗}_{七次,姜汁浸三日,炒}　茯苓_{去皮}　独活_{去苗}　人参_{去芦}　羚羊角_镑　藿香叶_{去土}　槟榔　川乌_{烧令通赤,留}_{烟少许,入坑内,以盏覆,新土围,食顷出}　肉桂_{去粗皮}　沉香　麻黄_{去根、节}　白僵蚕_{去丝、嘴,微炒}　白附子_炮干蝎_{微炙}　防风_{去芦}　白花蛇_{酒浸一宿,炙熟,用肉}　乌蛇_{酒浸一宿,炙,去皮、骨,令熟,用肉}　木香_{各一两}　石斛_{去根}　水银　蝉壳_{去土微炒}　川芎　肉豆蔻_{去壳,微炮}　硫黄_{末,用瓷盏盛,慢火养成汁,入前水银,急炒如青}_{泥,细研}　附子_{水浸后,炮,去皮、脐}　龙脑_{别研}　朱砂_{研飞}　雄黄_{研飞}　牛黄_{别研,各半两}　狐肝_{三具,腊月采}_{取,同乌鸦一只,入新瓦罐内,以瓦盆子盖头,用泥固济,用炭火一称,烧令通赤,待烟尽取出,候冷,研令极细用}　乌鸦_一_{只,腊月采取,去嘴、翅、足}　腻粉_{别研,一分}　当归_{去芦酒浸,焙,炒}　乌犀_{镑。各二两}

上五十八味,并须如法修事,捣研令细,炼白蜜合和,入酥,再捣五千下,丸如梧子大。常服一丸,不计时,薄荷汤或茶嚼下。

【原文摘录】　辰砂五苓散　治伤寒表里未解,头痛发热,心胸郁闷,唇口干焦,神思昏沉,狂言谵语,如见神鬼,及治瘴疟烦闷未省者。

辰砂_研　白术_{去芦}　木猪苓_{去黑皮}　泽泻_{洗,锉}　赤茯苓_{去皮。各十二两}　肉桂_{去粗皮,八两}

上为细末。每服二钱,沸汤点服,不拘时。如中暑发渴,小便赤涩,用新汲水调下;小儿五心烦热,焦躁多哭,咬牙上撺,欲为惊状,每服半钱,温熟水调下。

【原文摘录】　丁沉丸　治一切冷气攻心腹、胁肋,胀满刺痛,胸膈噎塞,痰逆恶心,噫气吞酸,不思饮食,胃中冷逆,呕吐不止,及翻胃隔气,宿食留饮,心痛霍乱;妇人血气心腹痛,并皆治之。

甘草_炙　青皮_{去瓤,锉,炒}　丁香　白豆蔻仁　沉香　木香　槟榔　肉豆蔻仁_{各五两}　白术_{锉,微}_{炒,四十两}　人参_{去芦}　茯苓_{去皮}　诃黎勒_{煨取皮。各十两}　肉桂_{去粗皮}　干姜_{炮裂。各二两半}　麝香_{别研,}_{一两}

上为细末,入麝香令匀,炼蜜和丸,如酸枣大。每服一丸,细嚼,炒生姜盐汤下;温酒亦得,空心食前服。

【原文摘录】 还睛丸 治男子、女人风毒上攻,眼目赤肿,怕日羞明,多饶眵泪,隐涩难开,眶痒赤痛,睑眦红烂,瘀肉侵睛,或患暴赤眼,睛疼不可忍者,并服立效。又治偏、正头痛,一切头风,头目眩晕,皆治之。

白术生用 菟丝子酒浸,别研 白蒺藜炒,去刺 木贼去节 羌活去苗 青葙子去土 密蒙花 防风去芦 甘草炙。各等分

上各等分,为细末,炼蜜为丸,如弹子大。每服一丸,细嚼,白汤吞下,空心,食前,日三服。

三因极一病证方论[15]

【原文摘录】 麻黄左经汤 治风寒暑湿流注足太阳经,手足挛痹,行步艰难,憎寒发热,无汗恶寒,或自汗恶风,头疼眩晕,腰重,关节痛。

麻黄去节 干葛 细辛 白术切,米泔浸 茯苓 防己 桂心不见火 羌活 防风 甘草炙。各等分

上为粗末。每服四钱,水二盏,姜三片,枣一个,煎七分,去滓,空腹服。自汗,去麻黄,加桂、芍药;重着,加术、橘皮;无汗,减桂,加杏仁、泽泻。所加并等分。

证类本草[16]

【原文摘录】 术 味苦、甘,温,无毒。主风寒湿痹、死肌、痉、疸,止汗、除热、消食。主大风在身面,风眩头痛,目泪出,消痰水,逐皮间风水结肿,除心下急满,及霍乱吐下不止,利腰脐间血,益津液,暖胃,消谷,嗜食。作煎饵。久服轻身延年、不饥。一名山蓟,一名山姜,一名山连。生郑山山谷、汉中、南郑。二月、三月、八月、九月采根,暴干。防风、地榆为之使。

陶隐居云:郑山即南郑也,今处处有,以蒋山、白山、茅山者为胜。十一月、十二月、正月、二月采好,多脂膏而甘。《仙经》云:亦能除恶气,弭灾疹。丸散煎饵并有法。其苗又可作饮,甚香美,去水。术乃有两种:白术,叶大有毛而作桠,根甜而少膏,可作丸散用。赤术,叶细无桠,根小苦而多膏,可作煎用。昔刘涓子撄取其精而丸之,名守中金丸,可以长生。东境术大而无气烈不任用。今市人卖者,皆以米粉涂令白,非自然,用时宜刮去之。臣禹锡等谨按:《吴氏本草》云:术,一名山芥,一名天苏。《尔雅》云:术,山蓟。注:今术似蓟而生山中。《疏》云:生平地者即名蓟,生山中者名术。《抱朴子》云:术,一名山精,故《神农药经》曰必欲长生,常服山精。《药性论》云:白术,君,忌桃、李、雀肉、菘菜、青鱼。味甘、辛,无毒。能主大风顽痹,多年气痢,心腹胀痛,破消宿食,开胃,去痰涎,除寒热,止下泄,主面光悦,驻颜去䵟,治水肿胀满,止呕逆,腹内冷痛,吐泻不住及胃气虚,冷痢。《日华子》云:术,治一切风疾,五劳七伤,冷气腹胀,补腰膝,消痰,治水气,利小便,止反胃呕逆及筋骨弱软,痃癖气块,妇人冷,癥瘕,温疾,山岚瘴气,除烦,长肌。用米泔浸一宿,入药如常用,又名吃力伽。苍者去皮。

《图经》曰:术,生郑山山谷、汉中、南郑,今处处有之,以嵩山、茅山者为佳。春生苗,青色无桠。一名山蓟,以其叶似蓟也。茎作蒿干状,青赤色,长三二尺已来。夏开花,紫碧色,亦似刺蓟花,或有黄白花者。入伏后结子,至秋而苗枯。根似姜而傍有细根,皮黑,心黄白色,中有膏液紫色。二月、三月、八月、九月采,暴干。干湿并通用,今八月采之。服食家多单饵之,或合白茯苓,或合石菖蒲,并捣末,旦日水调服,晚再进,久久弥佳。又断取生术,去土,水浸再三,煎如饴糖,酒调饮之更善,今茅山所制术煎,是此法也。

陶隐居云:昔者刘涓子撄取其精而丸之,名守中金丸。今传其法乃是膏煎,恐非真尔。谨按:术有二种,《尔雅》云术,山蓟、杨抱(音孚)。释曰此辨蓟生山中及平地者名也,生平地者名蓟,生山中者名术。陶注《本草》云:白术叶大而有毛,甜而少膏,赤术细苦而多膏是也。其生平地而肥大于众者,名杨抱蓟,今呼之马蓟,然则杨抱即白术也。今白术生杭、越、舒、宣州高山岗上,叶叶相对,上有毛,方茎,茎端生花,淡紫碧红数色,根作桠生。二月、三月、八月、九月采根,暴干。以大块紫花者为胜,又名乞力伽。凡古方云术者,乃白术也。非谓今之术矣。唐本云:利小便,及用苦酒渍之;用拭面黑黯,极效。《圣惠方》:治雀目,不计时月。和苍术二两,捣罗为散,每服一钱,不计时候。以好羊子肝一个,用竹刀子批破,掺药在内,麻绳缠定。以粟米泔一大盏,煮熟为度,患人先熏眼药,气绝即吃之。《简要济众》亦治小儿雀目。《外台秘要》:疗

忽头眩晕,经久不差,四体渐羸,食无味,好食黄土。术三斤,曲三斤,捣筛,酒和,并丸如梧桐子大,曝干。饮服二十丸,忌桃、李、雀、蛤,日三服。《千金方》:治中风口噤不知人。术四两,酒三升,煮取一升,顿服。又方疗烦闷。白术末,水调服方寸匕。《经验方》:乌髭鬓,驻颜色,壮筋骨,明耳目,除风气,润肌肤。久服令人轻健。苍术不计多少,用米泔水浸三两日,逐日换水,候满日取出,刮去黑皮,切作片子,暴干,用慢火炒令黄色,细捣末,每一斤末,用蒸过茯苓半斤,炼蜜为丸,如梧桐子大。空心、卧时温熟水下十五丸。别用术末六两,甘草末一两,拌和匀,作汤点之,下术丸妙。忌桃、李、雀、蛤及三白。《梅师方》:治心下有水。白术三两,泽泻五两,锉,以水三升,煎取一升半分服。《集验方》:治毒气攻疰,足胫久疮不差。白术为细末,盐浆水洗疮,干贴二日一换。可以负重涉险。凶年与老少代粮,人不能别之,谓之米脯。《产宝》:产后中风寒,遍身冷直,口噤不识人方:白术四两,以酒三升,煎取一升顿服。荀子注《列仙传》:刘涓子齐人,隐于岩山,饵术,能致风雨。《抱朴子》:《内篇》曰:南阳文氏,值乱逃壶山中,饥困欲死,有一人教之食术,遂不饥,数十年乃还乡里,颜色更少,气力转胜,故术一名山精。《神农药经》曰:必欲长生,常服山精。异术:术草者,山之精也,结阴阳之精气。服之令人长生,绝谷致神仙。梁庚肩吾:答陶隐居赉术启曰,味重金浆,芳逾玉液,足使坐身延生,伏深铭感。

《衍义》曰:苍术,其长如大小指,肥实,皮色褐,气味辛烈,须米泔浸洗,再换泔,浸二日,去上粗皮。白术粗促,色微褐,气味亦微辛、苦而不烈。古方及《本经》止言术,未见分其苍、白二种也。只缘陶隐居言术有两种,自此人多贵白者。今人但贵其难得,惟用白者,往往将苍术置而不用。如古方平胃散之类,苍术为最要药,功尤速。殊不详本草元无白术之名,近世多用,亦宜两审。嵇康曰:闻道人遗言,饵术、黄精,令人久寿,亦无白字。

卫生宝鉴[17]

【原文摘录】 白术气温,味甘 能除湿益燥,和中益气,利腰膝间血,除胃中热。捣碎,纱罗子罗过用。

丹溪心法[18]

【原文摘录】 盗汗 盗汗属血虚、阴虚,小儿不须治。忌用生姜。东垣有方,用当归六黄汤甚效。但药性寒,人虚者只用黄芪六一汤。盗汗发热,因阴虚,用四物汤加黄柏,兼气虚,加人参、黄芪、白术。

附方 白术四两,分作四分,一分用黄芪同炒,一分用石斛同炒,一分用牡蛎同炒,一分用麸皮同炒

上各微炒黄色,去余药,只用白术,研细,每服三钱,粟米汤调下,尽四两妙。

本草品汇精要[19]

【原文摘录】 草之草:白术无毒 植生。

白术出《神农本经》主风寒湿痹、死肌、痉、疸,止汗、除热、消食,作煎饵。久服轻身延年,不饥以上朱字《神农本经》。主大风在身面,风眩头痛,目泪出,消痰,水逐皮间,风水结肿,除心下急满及霍乱,吐下不止,利腰脐间血,益津液,暖胃,消谷嗜食以上黑字《名医》所录。地《图经》曰宣州、舒州及郑山山谷、汉中、南郑,今处处有之。道地:杭州於潜佳。制:去芦,刮皮。

外科理例[20]

【原文摘录】 小儿头疮。

川芎 片芩 酒炒白芍 陈皮各半两 酒归 酒白术各半两 天麻酒洗 苍术 苍耳各七钱半 酒柏 酒粉草各四钱 防风三钱

为末,水荡起,煎服,日四五次。服后睡片时。

本草蒙筌[21]

【原文摘录】 白术 味苦、甘、辛,气温。味厚气薄,可升可降,阳中阴也。无毒。浙术俗呼云头术,种平壤,颇肥大,由粪力滋溉;歙术俗呼狗头术,产深谷,虽瘦小,得土气充盈宁国、池州、昌化产者,并与歙类,境界相邻故也。采根秋月俱同,制度烘曝却异。浙者大块旋曝,每润滞油多;歙者薄片顿烘,竟干燥白甚。凡用惟白为胜,仍觅歙者尤优。哎咀后人乳汁润之,制其性也,润过陈壁土和炒,窃彼气焉取向东陈年壁土研细,和炒褐色,筛去土用之。此因脾土受伤,故窃真土气以补助尔。若非脾病不必拘此制。入心、脾、胃、三焦四经,须侠防风、地榆引使。除湿益燥,缓脾生津。驱胃脘食积痰涎,消脐腹水肿胀满,止呕逆霍乱,补劳倦内伤。手足懒举贪眠,多服益善;饮食怕进发热,倍用正宜。间发痎音皆疟①殊功两日发者,卒暴注泻立效水泻不禁者。或四制研散敛汗出东垣方,或单味粥丸调脾出丹溪方。奔豚积忌煎,因常闭气;痈疽毒禁用,为多生脓。治皮毛间风,利腰脐间血。故止而皮毛,中而心胸,下而腰脐。在气主气,在血主血。又无汗则发,有汗则止,与黄耆同功。同枳实为消痞方,助黄芩乃安胎剂。哮喘误服,壅室难当。又种色苍,乃名苍术。出茅山属直隶,句容县,第一,择洁实尤良。刮净粗皮,泔渍炒燥米泔渍一伏时,咀片炒燥。亦防风、地榆使引,入足经阳明、太阴。消痰结窠囊,去胸中窄狭。治身面大风,风眩头痛甚捷;辟山岚瘴气,瘟疫时气尤灵。暖胃安胎,宽中进食。驱痃癖气块,止心腹胀疼。因气辛烈窜冲,发汗除上焦湿,其功最优。若补中焦除湿,而力甚不及于白也。仍与黄蘖同煎即二妙散,健行下焦湿热。《神农经》曰:必欲长生,当服山精,即此是矣。二术所忌,雀、蛤、李、桃。谟按:术虽二种,补脾燥湿,功用皆同。但白者补性多,且有敛汗之效;苍者治性多,惟专发汗之能。凡入剂中,不可代用。然白术既燥,《本经》又谓生津何也? 盖脾恶湿,脾湿既胜,则气不得施化,津何由生? 故曰膀胱津液之府,气化出焉。今用白术以燥其湿,则气得周流,而津液亦随气化而生矣。他如茯苓亦系渗湿之药,谓之能生津者,义与此同。

本草纲目

【原文摘录】 枳术丸 消痞强胃,久服令人食自不停也。

白术一两,黄壁土炒过,去土 枳实麸炒,去麸,一两

为末,荷叶包饭烧熟,捣和丸梧子大。每服五十丸,白汤下。

【原文摘录】 白术膏。

服食滋补,止久泄痢:上好白术十斤,切片,入瓦锅内,水淹过二寸,文、武火煎至一半,倾汁入器内,以渣再煎,如此三次,乃取前后汁同熬成膏,入器中一夜,倾去上面清水,收之。每服二三匙,蜜汤调下。(《千金良方》)

湿气作痛:白术切片,煎汁熬膏,白汤点服。(《集简方》)

久泻滑肠:白术炒、茯苓各一两,糯米炒二两,为末,枣肉拌食,或丸服之。(《简便方》)

老小滑泻:白术半斤,黄土炒过,山药四两,炒,为末,饭丸。量人大小,米汤服。或加人参三钱。(《濒湖集简方》)

老人常泻:白术二两,黄土拌蒸,焙干,去土,苍术五钱,泔浸,炒,茯苓一两,为末,米糊丸梧子大,每米汤下七八十丸。(《简便方》)

---

① 痎(jiē 皆)疟:二日一发的疟疾。

小儿久泻,脾虚,米谷不化,不进饮食:温白丸,用白术炒二钱半,半夏曲二钱半,丁香半钱,为末,姜汁面糊丸黍米大,每米饮随大小服之。(《全幼心鉴》)

泻血萎黄,风痔漏,脱肛泻血,面色萎黄,积年不瘥者:白术一斤,黄土炒过,研末,干地黄半斤,饭上蒸熟,捣和,干则入少酒,丸梧子大。每服十五丸,米饮下,日三服。(《普济方》)

证治准绳[22]

【原文摘录】 大内伤丸 治血瘀。

白术黄土炒 枳壳麸炒 黄芩酒炒,各六钱 厚朴姜汁炒 香附童便炒 苍术米泔水洗,葱汁炒 草果炒 木瓜 赤曲炒 三棱蜜炙。各五钱 蓬术蜜水炒,七钱 青皮麸炒 川芎 白芍药酒炒 神曲炒 枳实麸炒 石菖蒲各一两 小茴香炒 肉桂 甘草炙 乳香出汗。各一两

前药二十一味,共为细末,神曲糊丸,如弹子大,朱砂一两为衣。汤、酒任下,多不过二丸。

【原文摘录】 白术散治盗汗。

白术不拘多少,锉作小块或稍大 浮麦一升

上用水煮干,如术尚硬,又加水一二升,煮软取出,去麦不用,切作片,焙干,研为细末。每服二三钱,不拘时,另用浮麦煎汤调服。

寿世保元[23]

【原文摘录】 当归活血润膈汤翻胃。

当归酒洗,一钱半 桃仁去皮尖,一钱 广陈皮青色者,八分 厚朴姜炒,一钱 黄连吴茱萸煎汤炒,一钱 大腹皮甘草汤洗,一钱 片白术盐水炒,一钱 红花七分 炙甘草三分

善饮酒者,加葛根。上锉一剂,水煎,温服。

雷公炮制药性解[24]

【原文摘录】 白术 味苦、甘,性温,无毒,入脾经。除湿利水道,进食强脾胃。佐黄芩以安胎,君枳实而消痞。止泄泻,定呕吐,有汗则止,无汗则发。土炒用。防风、地榆为使,忌桃、李、雀肉、青鱼、菘菜。

按:白术甘而除湿,所以为脾家要药,胎动痞满吐泻,皆脾弱也。用以助脾,诸疾自去。有汗因脾虚,故能止之;无汗因土不能生金,金受火克,皮毛焦热,既得其补脾,又藉其甘温,而汗可发矣。伤寒门有动气者,不宜用之。

炮炙大法[25]

【原文摘录】 白术 米泔浸去油者,山黄土裹,蒸晒九次,洗净,去皮,切片,晒干。防风、地榆为之使,忌桃、李、雀肉、菘菜、青鱼。

本草汇言[26]

【原文摘录】 白术 味苦、甘、辛,气温,无毒。味厚气薄,阳中阴也。可升可降。入手太阳、少阴,足太阴、阳明、少阴、厥阴六经。陶隐居曰:白术生吴越、舒、宣州郡,高岗上、石齿间。取根栽莳,一年即茂。独浙杭以潜县天目山产者更佳。廷采曰:浙术俗名云头术,种平壤,颇肥大,由粪力也。歙术俗名狗头术,虽瘦小,亦得土气充也,甚燥白,胜于浙术。宁国、昌化、池州者,并同歙术,境相邻也。如修治切片,以人乳汁润之,制其性也。脾病以陈壁土炒

过,窃土气以助脾也。二术俱用杭米糠衣拌炒,则不染湿作霉矣。

【原文摘录】 集方已下一十一方俱出方龙潭《本草切要》。

治胃虚不纳,脾虚不运,饮食不甘,四体困倦,此中气不足之证。用於白术土拌炒一两,白蒺藜、黄耆、茯苓、广陈皮、白豆仁、砂仁各一两五钱,厚朴二两,姜汁炒,人参六钱,共为末,每早、晚各食前服三钱,白汤调下。

治虚寒瘤冷,泄泻下利,滑脱不禁,饮食不思,腿酸头晕,此脾阳衰陷之证。用於白术土拌炒二两,黄耆、补骨脂各三两,吴茱萸、附子童便制、甘草、木香、人参各五钱,共为末,饧糖为丸如绿豆大,每早、晚各食前服三钱,酒下。

治久疟经年不愈。用於白术土拌炒一两,附子童便制一钱,肉桂、牛膝、黄耆、人参各二钱,白薇酒洗一钱五分,水三大碗,煎一碗,食前服,渣再煎,十帖愈。

治久痢屡月不除。用於白术土拌炒,六钱,茯苓、甘草、川黄连、白芍药、当归身,俱酒拌炒,白豆仁、砂仁、木香、人参各一钱二分,水三大碗,煎七分,不拘时服。渣再煎,十帖愈。

治痰涎上攻,呕吐眩晕。用於白术土拌炒一两,天麻、半夏、南星,俱姜制,广陈皮、茯苓各三钱,水三大碗,煎一碗,食后服。

治腹满四肢肿,面色痿黄。用於白术、苍术俱土拌炒,各一两,猪苓、泽泻、肉桂、茯苓、茵陈、干姜各三钱,葶苈子一两二钱,炒,共为极细末,每早、午、晚各食前服二钱,白汤调下。

治妇人血崩血漏不止。用於白术土拌炒五钱,当归身、牡丹皮、丹参、白芍药,俱酒洗炒,香附、乌药俱醋浸一宿炒,各三钱,五灵脂水飞,去砂石净一两,共为末,每早、晚各食前服三钱,白汤调下。

治老人脾虚,脚弱无力。用於白术土拌炒一两,杜仲、木瓜各五钱,水煎服。

【原文摘录】 续补集方。

《保命方》治胸腹痞满,饮食不消,勉食作胀。用於白术土拌炒四两,枳实麸拌炒三两,川黄连、干姜各五钱,木香三钱,共为末,水发丸如黍米大,每早、午、晚各食后服二钱,白汤下。

《和剂局方》治五饮酒癖:一留饮,水停心下;二癖饮,水在两胁;三痰饮,水在胃中;四溢饮,水在五藏;五流饮,水在肠间。五者皆因饮食胃寒,或饮茶酒,或食生冷肥甘过多所致。用於白术、苍术,俱土拌炒,各四两,干姜、肉桂微焙、半夏姜制、吴萸、草果俱酒炒,各一两,共为末,水发丸如绿豆大,每早、午、晚各食前服三钱,白汤下。

孙用和方治产后中寒遍身冷,僵直口噤,不知人事。用於白术土拌炒、干姜各一两,甘草炙三钱,水三碗,煎一碗,徐徐服。

《三因方》治中湿遍身骨节痛。用於白术土拌炒一两,秦艽五钱,羌活四钱,水煎服。

杨齿屏方治小儿肌热,蒸蒸羸瘦,不能饮食。方同上,各药分两减三之二。

《普济方》治肠风泻血不止,面色痿黄,积年不瘥,并脱肛者。用於白术土拌炒,磨为末,一斤,怀熟地八两,酒浸,饭锅上蒸烂,共捣为丸如梧子大,早、晚各服四钱,白汤下。

本草乘雅半偈[27]

【原文摘录】 术《本经》上品 [气味]苦,温,无毒。[主治]主风寒湿痹,死肌痉疸,止汗,除热消食,作煎饵。久服轻身,延年不饥。[覈①]曰:出嵩山、茅山者良。杭、越、舒、宣诸州亦有。惟湖州、津山者最佳,多生高冈上。修治白术,人乳润之,制其性也。亦取易入阳明,阳明燥金,从乎中治太

---

① 覈(hé):检验、查核。

阴之湿化故也。若疗脾疾，先用米泔浸透，次以山黄土拌蒸九次，晒九次，窃土气以助脾，及宣胃府酝酿敷布之用耳。

本草征要[28]

【原文摘录】 白术　味苦、甘，温，无毒，入脾、胃二经。防风为使，忌桃、李、青鱼。产於潜者佳。米泔水浸半日，土蒸切片，蜜水拌匀，炒令褐色。

本草述[29]

【原文摘录】 修治，嘉谟曰：咀后人乳汁润之，制其性也。脾病，以陈壁土炒过，窃土气以助脾也。去油者，去皮切片，米泔水浸透，晒干，陈壁土裹，蒸晒九次，洗净，仍晒干用。《医毂》曰：脾虚而气滞者，枳实煎水渍炒，或香附煎水渍炒。《医略》云：枳术丸用白术，须以紫苏、薄荷、黄芩、肉桂汤煮过。

本草择要纲目[30]

【原文摘录】 白术　［气味］甘，温，无毒，可升可降，阳中阴也，入手太阳、少阴，足太阴、阳明、少阴、厥阴六经。用乳汁润之，以制其性。脾病以陈壁土炒过，窃土气以助脾也。

本草备要[31]

【原文摘录】 白术　肥白者出浙地，名云头术；燥白者出宣歙，名狗头术，差胜于浙。用糯米泔浸借谷气以和脾，陈壁土炒借土气以助脾，或蜜水炒，人乳拌用润以制其燥。《千金方》曰：有人病牙齿长出口，艰于饮食者，名髓溢，单用白术愈。

本草易读[32]

【原文摘录】 白术　陈壁土炒用。甘，温，苦，平，无毒，入脾、胃二经。燥湿补脾，温中和胃，生津止渴，已呕住泻。进饮食，祛劳倦，消痰水，除肌热。君黄芩而安胎，佐枳实以消痞。血燥无湿者禁用，疮疡溃后忌之，以能生脓作痛也。处处有之，以茅山、嵩山、蒋山、白山者为良。今生杭、越、舒、宣诸州山岗上。叶叶相对，上有毛，方茎，茎端有花，淡紫碧红数色，根作桠生。大块紫花，根如云头者佳。盖古方所用，皆白术也。又古方苍白不分是也。今市人多以米粉涂令白，非自然矣，宜刮去之。齿牙日长，名髓溢。水煎漱服，用生的。

本经逢原[33]

【原文摘录】 白术一名山姜　甘，温，无毒。云术肥大气壅，台术条细力薄，宁国狗头术皮赤稍大，然皆栽灌而成，故其气浊，不若於潜野生者气清，无壅滞之患。入诸补气药，饭上蒸数次用；入肺胃久嗽药，蜜水拌蒸；入脾胃痰湿药，姜汁拌晒；入健脾药，土炒；入泻痢虚脱药，炒存性用；入风痹痰湿利水破血药，俱生用，然非於潜产者，不可生用也。

修事指南[34]

【原文摘录】 制白术　嘉谟曰：凡使白术，须咀后人乳汁润之，制其性也，脾病以陈壁土炒过，窃土气以助脾也。

本草从新[35]

【原文摘录】 野白术　产於潜者最佳,今甚难得。即浙江诸山出者,俱可用,俗称为天生术,有鹤颈甚长,内有朱砂点。术上有须者尤佳,以其得土气厚,须乃其余气也。其次出宣歙者,名狗头术。冬月采者佳。

用糯米泔浸借谷气以和脾,陈壁土炒借土气以助脾,或蜜水炒,人乳拌用润以制其燥。凡炒白术,止宜炒黄,若炒焦则气味全失。熬膏良。

得配本草[36]

【原文摘录】 冬白术　燥脾胃,陈壁土拌炒;和胃,米泔浸炒;补气,蜜水拌炒;理气,枳壳汁炒;恐其性燥,乳拌蒸熟;去滞,姜汁炒;除胀,麸皮拌炒;去水,苍术拌炒;治泻痢,炒黑存性。白术膏补土不伤于水,治脾虚久痢甚效,下焦阴气不脱,而上焦阳气骤脱者,大有起死回生之功。制膏法:用於术十斤,切片,米饮浸一昼夜,煎浓汁,去渣,再煎至滴水成珠,入白蜜四两,煎数百滚,取起,置之瓷盆,候凝裂片,焙燥听用。

本草纲目拾遗[37]

【原文摘录】 於术　即野术之产於潜者,出县治后鹤山者为第一,今难得,价论八换。其形有鹤颈鹤头,羽翼足俱全,皮细带黄,切开有朱砂点,其次出北乡,皮色带黑不黄。茅翼云:产徽州者皆种术,俗称粪术,乃粪力浇灌大者,肥而无鹤颈。野生者名天生术,形小,有鹤颈甚长,内有朱砂点,术上有须者尤佳,以得土气厚也。於术亦野生,出於潜产县治龙脉土上者,其内点真似朱砂,猩红如洒血。鹤颈肉芦干之清香,产他处,内或无点纯白,或有黄点,总不及龙脉上产者为上品。冬月采取,形味方全。一种江西术,其形甚小,与野术相似,虽有鹤颈而甚短,其体坚实,其味苦劣,不可用。万历《杭州府志》:白术以产於潜者佳,称於术。《清异录》:潜山产善术,以其盘结丑怪,有兽之形,因号为狮子术。西吴里语:孝丰天目山有仙丈峰,产吴术,名鸡腿术,入药最佳。《百草镜》云:白术一茎直上,高不过尺,其叶长尖,旁有针刺纹,花如小蓟,冬采者名冬术。汁归本根,滋润而不枯燥,却易油,不能止泻。春采夏采者,藏久虽不易油,却枯燥不润,肉亦不饱满。凡收术须阴干勿晒,晒则烂。野术形小,芦梗细硬,皮细,若芦软而粗,即种术矣。又有象术,系台术中捡出如野术者,但切开有晕纹。台术虽种而不用粪,故不肥大,服之不胀。倘野术难得,此为稳。安徽宣城歙县亦有野生术,名狗头术,亦佳。又一种系取野术种,灌以粪,形虽大,皮却细紧,出樟村,较徽省种术稍好。今人论野术云:黑土者真,不知土色各处不同,不可执一而论。又云:小者真,然老山货年久亦有大者。又云:有朱砂斑者真,不知於术亦有无朱砂斑者。据土人言:产县后山脉,及黄塘至辽东桥一带,西流水四十里地之术,方有朱砂点,他处则无。但野术入口,甜味虽重,气极清香,自不同也。总以白为佳,以润为妙。叶天士本草云:浸刮,饭锅上蒸晒如枣黑,黄土炒,为中宫和气补脾之药。《本经逢原》云:云术肥大气壅,台术条细力薄,宁国狗头术皮赤稍大,然皆栽灌而成,故其气浊,不若於潜野生者气清,无壅滞之患。入风痹痰湿利水破血药,俱生用。然非於潜产者,不可生用也。张觐斋云:今有一种野术,深山处必有,形如於术,切开有朱砂斑,香而不甜,细考其味,亲见其苗,乃天生之苍术也。因久无人采,故大而宛如於术。大凡术以火焙干者,味必苦。生晒者,味必甜。台术以及各处种术,皆於术所种而变者,功虽不如於术,服亦有验。今於术绝少,市中皆以仙居所产野术充於术,功亦相等。辛亥五月,有客自青田县来,带有天生术,大小如一,约重两许,俱生者,未经日晒干焙,若干之,可三钱许。其术形俨如仙鹤,翅足皆具,亦有长颈,颈皆左顾,一一相似,无作磊块形者。询之云:此术不生于土,所生之地,系青田边境,有一山,山有石壁,壁上每年生此术二三十斤,不能多有。吾杭西北山近留下小和山一带地方,及南高峰翁家山等处,皆产野术,气味香甜,生啖一二枚,终日不饥。生津溢齿,解渴醒脾,功力最捷。切开无朱砂点,肤里腻细,而白如雪色,名曰玉术,又呼雪术。亦不易得,入药功效,与於术等。较他产野术尤力倍也。甘补脾,温和中,补气生血,无汗能发,有汗能止,开胃补脾,则能进饮食。去劳倦,止肌热,化癥癖,和中能已呕吐。定痛安胎,燥湿,利小便,生津液,止泄泻,化胃经痰水,理心下急满,利腰脐血结,去周身湿痹。凡下焦阴气不脱,上焦阳气骤脱者,无力用参,重用野术,大能起死回生。用糯米泔浸,陈壁土炒,或蜜水炒,人乳拌用,炒黄不宜焦,焦则无力矣。熬膏更良,禁忌同白术。

代参膏杨春涯《验方》:於术十斤,白米泔水浸三昼夜,洗净浮皮,蒸晒十次,有脂沾手为度。切片熬膏,一火收成,滴纸不化,用白茯苓十斤,春末水飞,去浮,只取沉者,蒸晒十次,沾手如胶,与术膏搅匀,每服两许,米汤送下。

治虚弱枯瘦,食而不化:用於术酒浸,九蒸九晒一斤,菟丝子酒煮吐丝晒干一斤,共为末,蜜丸梧子大,每服二三钱。

四制仙术散:治盗汗不止,此药如神,於术四两,分四制,一两黄芪煎汁炒,一两牡蛎粉炒,一两麸皮汤炒,一两石斛汤炒,只取术为末,服三钱,粟米汤下。

本草求真[38]

【原文摘录】 白术山草[批]补脾气,燥脾湿。 白术专入脾缘何专补脾气,盖以脾苦湿,急食苦以燥之,脾欲缓,急食甘以缓之《内经》。白术味苦而甘,既能燥湿实脾,复能缓脾生津燥则脾实,脾缓则津生,且其性最温,服则能以健食消谷,为脾脏补气第一要药也。五脏各有阴阳,白术专补脾阳,故曰补气。书言无汗能发,有汗能收,通溺止泄,消痰治肿,止热化癖,安胎胎气系于脾,脾虚则蒂无所附,故易落。止呕,声物俱有为呕,有物无声为吐。东垣云:生姜、半夏,皆可以治表实气壅,若虚呕谷气不行,当以参、术补胃,推扬谷气而已,功效甚多,总因脾湿则汗不止,脾健则汗易发。凡水湿诸邪,靡不因其脾健而自除,吐泻及胎不安胃之上口曰贲门,水谷于此而入,胃之下口曰幽门,水谷之渣秽,自此而入小肠,又自小肠下一十六曲,水谷始下小肠下口阑门,水谷自此泌别,凡秽为浊,入于大肠,水之清,入于膀胱。如水谷不分,清浊不别,则皆入于大肠而成。李士材云:脾土强者,自能胜湿,无湿则不泄,湿多成于五泄。若土虚不能制湿,则风寒与热,皆得干而为病,亦靡不因其脾健而悉平矣。故同枳实,则能治痞;同黄芩,则能安胎;同泽泻,则能利水;同干姜、桂心,则能消饮祛癖;同地黄为丸,则能以治血泻蒌黄;同半夏、丁香、姜汁,则可以治小儿久泻;同牡蛎、石斛、麦麸,则可以治脾虚盗汗。然血燥无湿,肾间动气筑筑,燥渴便闭者忌服,谓其燥肾闭气,则其气益筑。刘涓子云:痈疽忌白术,以其燥肾而闭气,故反生脓作痛也。凡脏皆属阴,世人但知白术能健脾,宁知脾虚而无湿邪者,用之反燥脾家津液,是损脾阴也,何补之有。此最易误,故特表而出之。又寒湿过甚,水满中宫者亦忌,谓其水气未决,苦不胜水,甘徒滋壅,必待肾阳培补,水气渐消,肾气安位,术始可投犹洪水冲堤,必待水退,方可培土御水,此又不得不稍变换于其中也凡土亏水泛,必俟水势稍退,方进理中等药。盖补脾药不一,白术专补脾阳仲淳曰:白术禀纯阳之土气,除邪之功畅,而益阴之效亏,故病属阴虚,血少精不足,内热骨蒸,口干唇燥,咳嗽吐痰,吐血、鼻衄齿,便秘滞下者,法咸忌之,生则较熟性更鲜补不滞腻,能治风寒湿痹,及散腰脐间血,并冲脉为病,逆气里急之功,非若山药止补脾脏之阴,甘草止缓脾中之气,而不散于上下,俾血不生,燥证全无。苍术气味过烈,散多于补。人参一味冲和,燥气悉化,补脾而更补肺,所当分别而异视者也。出浙江於潜地者为於潜术,最佳。米泔浸借谷气和脾,壁土拌炒借土气助脾,入清燥药,蜜水炒借润制燥,入滋阴药,人乳拌用借乳入血制燥,入清胀药,麸皮拌炒用借麸入中。

神农本草经读[39]

【原文摘录】 白术 气味甘,温,无毒。主风寒湿痹,死肌、痉、疸,止汗,除热,消食。作煎饵,久服轻身,延年不饥。仲景有赤术,即苍术也。功用略同,偏长于消导。汗多者大忌之。陈修园曰:此为脾之正药。其曰:风寒湿痹者,以风、寒、湿三气合而为痹也。三气杂至,以湿气为主。死肌者,湿浸肌肉也;痉者,湿流关节也;疸者,湿郁而为热,热则发黄也;湿与热交蒸,则自汗而发热也;脾受湿则失其健运之常,斯食不能消也;白术功在除湿,所以主之。"作煎饵"三字另提。先圣大费苦心,以白术之功用在燥,而所以妙处,在于多脂。张隐庵①云:土有湿气,始能灌溉四旁,如地得雨露,始能发生万物。今以生术削去皮,急火炙令熟,则味甘温而质滋润,久服有延年不饥之效。可见今人炒燥、炒黑、土蒸、水漂等制,大失经旨。

本草述钩元[40]

【原文摘录】 洁古枳术丸 消痞强胃,久服令人食自不停。

白术黄壁土炒,一两 枳实麸炒,一两

为末,荷叶包饭,烧熟捣和丸梧子大,每白汤下五十丸。气滞,加橘皮一两;有火,加黄连一两;有痰,加半夏一两;有寒,加干姜五钱,木香三钱;有食,加神曲、麦芽各五钱。用白术方,不能备录,今但摘其治泻,有所因不同而所和之味亦异者,即类推之,可以善术之用也。

脾虚泄泻,白术五钱,白芍一两,冬月加肉豆蔻煨,为末,米饮丸梧子大,每米饮下五十丸,日二服。

湿泻暑泻,白术、车前子等分,炒为末,白汤下二三钱。

久泻滑肠,白术、炒茯苓各一两,糯米炒二两,为末,枣肉拌食,或丸服之。

老小滑泻,白术半斤,黄土炒过,山药四两,炒为末,饭丸,量人大小,米汤服,或加人参三钱。

老人常泻,白术二两,黄土拌蒸,焙干,去土,苍术五钱,泔浸炒,茯苓一两,为末,米糊丸,梧子大,每米汤下七八十丸。

泻血萎黄,肠风痔漏,脱肛,积年不瘥者,白术一斤,黄土炒过,研末,干地黄半斤,饭上蒸熟,捣和,干则少入酒,丸梧子大,每用米饮下五十丸,日三服。

修治:弗用油者,去皮切片,米泔水浸透,晒干,陈壁土裹,蒸晒九次,洗净,仍晒干,用此法窃土气以助脾。人乳汁润之,制其性也;脾病则陈壁土炒;其脾虚而气滞者,枳实煎水渍炒,或香附煎水渍炒。枳术丸用白术,须以紫苏、薄荷、黄芩、肉桂汤煮过。

本草害利[41]

【原文摘录】 修治,野术、於潜术、仙居术为胜。台产术力薄,只可调理常病,若生死关头,断难恃以为治。江西术,与浙江野术相似,苦劣不堪用。陈壁土炒,或人乳拌蒸,糯米泔浸。

本草便读[42]

【原文摘录】 白术 白术产浙江、安徽等处,以於潜野生者为佳,土人皆用种法种之。冬采者

---

① 张隐庵:张志聪,字隐庵,浙江钱塘人。清代著名医家。著有《黄帝内经素问集注》《黄帝内经灵枢集注》《伤寒绪论》《伤寒缵论》《诊宗三昧》《侣山堂类辨》《针灸秘传》《本草崇原》等。

为冬术,以冬令则精华汇聚于根也,为补脾之正药。脾喜温燥,白术之性气温而燥,能补脾而资其健运,脾健则运化有权,诸病皆愈耳。白术虽燥,中有膏汁,虽日晒后即复还软,刚中有柔,故脾阴不足者,亦可蜜炙用之。白术之补脾燥湿,当与陈皮、茯苓同用,否则恐有滞性,以其中含津液。是以能闭气,故又宜土炒用之。

本草撮要[43]

【原文摘录】 白术 味辛、甘,入足太阴经,功专除湿益气。得枳实能涤饮消痞,得条芩能安胎。无湿者禁用,溃疡亦忌,以能生脓作痛也。和脾糯米泔浸,助脾土炒,或蜜水炒人乳拌以制燥。《千金方》齿长出口,名曰髓溢,单用白术愈。

三、小结

白术常用的炮制方法记载最早源于唐代孙思邈的《备急千金要方》和《千金翼方》。此后,生白术、炒白术、焦白术、土炒白术、麸炒白术、醋白术、米泔白术等20多种炮制方法纷纷出现于各种古代文献中,其炮制方法之多,品种之众,体现了历代医家对白术临床应用之广和对炮制的重视。

(一) 不同炮制方法

白术始载于《神农本草经》,不分苍术、白术,白术炮制的记载首见于唐代《备急千金要方》,为简单的净洗、切制。《千金翼方》中首次出现了熬、炭火急炙等火制的记载,并首先提出了"熬黄""令色变"等炮制标准。《外台秘要》中首先出现了土炒白术,这是最早提出添加辅料炮制的文献记载,该制法是应用最广,沿用最久的白术炮制方法之一。宋元时期药性理论开始发展,白术炮制方法也由简到繁,广泛运用米泔、麦麸等辅料,出现了水制、水火共制的方法,如《博济方》载"米泔浸"、《圣济总录》载"浆水煮",并对炮制要求及炮制工序提出了更明确的标准,如《太平圣惠方》载"令黄色"、《圣济总录》载米泔浸须"每日换泔"。明清时期炮制药性理论已系统成形,白术炮制在沿用前代传统方法的同时,也更趋多样化、规范化:一方面提出了更加细致明确的加工方式及标准,以炒制为例,仅清炒便有炒黄、炒褐色、炒紫色等不同方法;另一方面体现于辅料的运用,出现了乳汁、蜜、枳实水、香附水等多种辅料。

综观白术的历代炮制方法,涵盖了净制、水制、火制、水火共制等大类,包括净洗、切、熬、炭火急炙、米泔浸、酒浸、人乳拌蒸以及炒制等50余种,其中浸用及炒用为多,且时间早,沿用历史长,配合使用的辅料品种也最为多样,炒法中又以清炒、土炒及麸炒最为普遍。白术炮制工艺随着中药炮制药性理论的发展,呈现由简到繁的衍变规律:从早期单一的净制、水制、火制,到出现水火共制以及多种制法并用;从早期不添加辅料的简单炮制,到应用米泔、陈壁土、麦麸等20余种辅料,以配合辨证用药,发挥更好的疗效。值得一提的是,历代对于白术炮制都有加工标准或质量要求,可见前人对白术炮制的重视。

随着中药炮制药性理论的发展,古代医家认识到中药经辅料制后,在性味、功效、作用趋向归经和毒副作用方面都会发生某些变化,从而最大限度地发挥疗效,故而我们选择从辅料的角度入手,对历代白术的炮制方法进一步细分。白术不添加辅料的炮制方法主要包括:捣、切、净制、熬、炙、炒、炮、焙、熟、煨等,这类简单的净制、火制方法,工艺相对简单,多见于唐代及宋元时期。

唐代《外台秘要》土炒白术为添加辅料炮制的最早文献记载。之后宋元时期沿用土炒的同时,出现了姜炒(《太平圣惠方》)、米泔浸(《博济方》)、麸炒(《博济方》)等炮制方法。明清时期,随着炮制药性理论系统的形成,为配合辨证,更好发挥疗效,该时期白术炮制中添加辅料已十分普遍,在浸用、炒制、蒸煮等炮制工艺中均可使用,辅料包括乳汁、陈壁土、盐水、麸皮、黄芪、石斛、牡蛎、枳壳、香附、姜汁、蜜水等20余种,并且根据不同的功效及炮制工艺需求,出现了添加单一辅料及多种辅料的不同制法。

由此可见,白术炮制方法衍变过程中,辅料的应用随着中药药性理论的发展,也呈现从无到有、由简至繁的趋势。早期文献中仅提及制法而未论及辅料的功效理论,至明清时期医家对于添加辅料炮制提出了许多精辟独到的论述,我们将在下文中予以归纳并简要分析。

(二)炮制理论

白术炮制药性理论的文献始载于明代,该时期中药炮制理论已系统成形。白术的炮制药性理论记载,主要见于浸拌、焙炒、蒸煮等方法中,明清时期医家运用多种辅料,提出了很多新的炮制方法,并对炮制的作用与目的做了很多精辟论述。

在白术浸用或拌用炮制中,最常使用的辅料为人乳和米泔,人乳浸法的理论记载最早见于明代《本草蒙筌》,乃借其润以制白术燥性;米泔浸法首见于宋代《博济方》,但未论及炮制功效,明代指出此法为借米泔之谷气以奏和脾之功。以上两种制法在明清时期文献中记载较多,功效认识也比较统一。此外,清代《本经逢原》有姜汁拌用的记载,用于入脾胃痰湿药。

白术炒制为最常用的炮制方法,至今仍普遍使用,历代炒法有添加辅料与不添加辅料之分。不加辅料清炒白术的记载始于唐宋,但炮制理论文献均见于清代,根据炒制程度的不同,药性也有区分,《本经逢原》《得配本草》认为炒黑存性可治泻痢,《本草从新》对白术炒焦持不同观点,认为"凡炒白术,止宜炒黄,若炒焦则气味全失"。添加辅料的炒制方法中,最常用的是土炒和麸炒,这两种方法提出时间早,沿用历史长,历代医家对其炮制要求和作用目的的认识也比较一致:土炒借土气可助脾,麸炒可除胀。此外,还有加枳实、香附、姜汁炒以理气去滞,加苍术炒以去水,加蜜炒以制燥、补气、补脾阴的文献记载。上述炮制方法均是从提高白术疗效入手论述炮制目的,而明代《本草汇言》提出的"杭米糠衣拌炒,则不染湿作霉矣",则从药物贮藏保持药效的角度论述,值得注意。

白术蒸煮制法的炮制理论记载出现于清代,方法包括水煮、饭上蒸煮及添加蜜水、乳汁等辅料拌蒸,功效为制其燥性及补脾益气。

综观明清两代白术炮制药效理论的文献记载,可知白术炮制目的以和缓药性和提高疗效为主,亦有利于贮藏的记载。炮制方法以清炒、土炒、麸炒、米泔浸及乳汁浸的相关文献记载最多,沿用最久,对炮制功效的观点也较为一致。白术的炮制药性理论与辅料关系密切,各医家对常用辅料功效的认识也比较统一,除极少数作为加热介质使用外,绝大多数是按照药性理论使用,用于调整药性或提高药效,如乳、蜜制燥,土、麸、米泔助脾,姜汁、枳实、香附去滞等。而对于白术炮制是否可炒焦,古代医家持有不同观点,值得注意。

白　芍

白芍为毛茛科植物芍药 *Paeonia lactiflora* Pall.的干燥根。夏、秋二季采挖,洗净,除去头尾和细根,置沸水中煮后除去外皮或去皮后再煮,晒干。

一、概述

芍药一词,最早见载于《诗经·郑风》:"维士与女,伊其相谑,赠之以芍药。"而最早记载芍药入药的文献是长沙马王堆汉墓出土的《五十二病方》。应该说,在魏晋以前没有白芍之称,如《神农本草经》《伤寒杂病论》《名医别录》均统称芍药,使后世医家对此时期芍药的品种多有争议。至南朝梁代陶弘景《本草经集注》,从产地角度来区别赤芍、白芍"今出白山、蒋山、茅山最好,白而长尺许,余处亦有而多赤",并提到赤芍与白芍的功效不同。以后医家才开始将赤、白芍分用,如《开宝本草》云:"此有两种,赤者利小便下气,白者止痛散血。其花亦有红、白两色。"《太平圣惠方》所载方中,多以赤芍药、白芍药分书,且祛邪多用赤芍、补虚多用白芍。金代成无己《注解伤寒论》芍药甘草汤方后注云,"白补而赤泻,白收而赤散",是对宋金以前临床应用芍药的总结,对后世影响较大,赤、白芍分用已渐为公认。明代《滇南本草》《本草品汇精要》以及《医学入门》均将赤、白芍分条记述,《本草蒙筌》亦明确指出芍药有赤、白两种,并分述各自的性能及临床应用。赤、白芍分用遂沿袭至今。

《名医别录》云:"芍药生中岳川谷及丘陵。""中岳"即嵩山,在河北登封县北。陶弘景称"芍药今出白山、蒋山、茅山最好,白而长尺许,余处亦有而多赤,赤者小利"。"白山"即长白山,江苏宁县东15千米,浙江於潜南29千米,浙江临海县东南125千米亦有白山。"蒋山"即南京钟山。"茅山"即江苏省西南部句容茅山。明代李时珍《本草纲目》曰:"今药中所用,亦多取扬州者。"《本草品汇精要》首将赤、白芍分别功用,专条记述,并以泽州、白山、蒋山、茅山、淮南、海盐、杭越为道地。可见明代浙产者已被认定为道地药材。《新编中药志》称白芍主产浙江杭州、安徽亳州、山东菏泽、四川和贵州等地,此外,河南、陕西等地也有栽培。

白芍性味苦、酸,微寒。养血调经,敛阴止汗,柔肝止痛,平抑肝阳。用于血虚萎黄,月经不调,自汗,盗汗,胁痛,腹痛,四肢挛痛,头痛眩晕。古今除采用生品外,也多用炮制品。

二、炮制研究

雷公炮炙论[44]

【原文摘录】 芍药 凡采得后,于日中晒干,以竹刀刮上粗皮,并头土了,锉之,将蜜水拌,蒸,从巳至未,晒干用之。

备急千金要方

【原文摘录】 治产后下血不尽,烦闷腹痛方。

羚羊角烧成炭,刮取,三两　芍药二两,熬令黄　枳实一两,熬令黄

上三味,治下筛,煮水作汤,服方寸匕,日再夜一,稍加至二匕。

外台秘要

【原文摘录】 广济疗下冷腰胯,肋下结气刺痛方。

当归六分　鳖甲八分,炙　桑耳八分,炙　禹余粮八分,研　白石脂八分　芍药八分,炙　厚朴六分,炙
吴茱萸六分　茯苓六分　橘皮六分　槟榔仁六分　人参六分

上十二味捣筛,蜜和丸如梧子,空腹以饮服二十丸,日再。加至三十丸,忌苋菜、酢物。

经效产宝[45]

【原文摘录】 治妊娠遍身痛或冲心欲死,不能饮食。

白术五两　黄芩二两　芍药四两,炙令黄

上以水六升煮二升,为三服,缘胎有水致痛兼易产。

太平圣惠方

【原文摘录】 治金疮血不止诸方。

又方:上取白芍药,锉,炒令黄,捣细罗为末,敷疮上极效。

博济方

【原文摘录】 丁香散　暖脾助胃,止心腹痛,进食,定呕逆,治泻痢。

肉豆蔻去皮　人参各半两　白茯苓去皮　苍术三分　青木香半两　吴茱萸　丁香各一分　厚朴去
皮,姜汁炙令香,半两　荆三棱炮,半两　干姜炮锉,半两　芍药半两,炙　甘草一分

上十二味,同杵细末,每日空心食前,米饮调下二钱。

本草图经[46]

【原文摘录】 芍药　生中岳川谷及丘陵,今处处有之,淮南者胜。若欲服饵,采得净,刮去皮,
以东流水煮百沸出,阴干,停三日。又于木甑①内蒸之,上覆以净黄土,一日夜熟出,阴干。捣末,以
麦饮,或酒服三钱匕,日三。满三百日,可以登岭,绝谷不饥。《正元广利方》:治妇女赤白下,年月
深久不差者,取白芍药三大两,并干姜半大两,细锉,熬令黄,捣下筛,空肚和饮汁,服二钱匕,日再,
佳。又金创血不止而痛者,亦单捣白芍药,末傅上,即止,良验。

金匮玉函经[47]

【原文摘录】 方药炮制　凡野葛不入汤,入汤则杀人,不谓今葛根也。凡半夏不㕮咀,以汤洗

---

① 甑(zèng):古代蒸饭的一种瓦器。底部有许多透蒸气的孔格,用于蒸煮。

十数度,令水清滑尽,洗不熟有毒也。茱萸、椒之类,不哎咀。生姜一斤,出汁三合半,生姜皆薄切之,乃捣绞取汁,汤成乃熟煮,如升数,无生者,用干者一两当二两。附子、大黄之类,皆破解,不哎咀,或炮或生,皆去黑皮,刀刮取里白者,故曰中白。用木芍药刮去皮。大枣擘去核。厚朴即斜削如脯法。

证类本草

【原文摘录】 芍药 味苦、酸,平、微寒,有小毒。主邪气腹痛,除血痹,破坚积,寒热疝瘕,止痛,利小便,益气,通顺血脉,缓中,散恶血,逐贼血,去水气,利膀胱、大小肠,消痈肿,时行寒热,中恶,腹痛、腰痛。一名白术,一名余容,一名犁食,一名解仓,一名铤。生中岳川谷及丘陵。二月、八月采根,暴干。须丸为之使。臣禹锡等谨按别本作雷丸,恶石斛、芒硝,畏硝石、鳖甲、小蓟,反藜芦。

陶隐居云:今出白山、蒋山、茅山最好,白而长大。余处亦有而多赤,赤者小利,俗方以止痛,乃不减当归。道家亦服食之,又煮石用之。今按别本注云:此有两种,赤者利小便下气,白者止痛散血。其花亦有红、白二色。臣禹锡等谨按吴氏云:芍药,神农,苦。桐君,甘,无毒。岐伯,咸。季氏,小寒。雷公,酸。《药性论》云:芍药,臣。能治肺邪气,腹中疞痛,血气积聚,通宣脏腑拥气,治邪痛败血,主时疾骨热,强五脏,补肾气,治心腹坚胀,妇人血闭不通,消瘀血,能蚀脓。《日华子》云:治风补劳,主女人一切病,并产前后诸疾,通月水,退热除烦,益气,天行热疾,瘟瘴惊狂,妇人血运,及肠风泻血,痔瘘,发背疮疥,头痛,明目,目赤努肉。赤色者多补气,白者治血,此便芍药花根也。海盐、杭越俱好。

《图经》曰:芍药,生中岳川谷及丘陵,今处处有之,淮南者胜。春生红芽作丛,茎上三枝五叶,似牡丹而狭长,高一二尺。夏开花,有红、白、紫数种,子似牡丹子而小。秋时采根,根亦有赤、白二色。崔豹《古今注》云:芍药有二种,有草芍药、木芍药。木者花大而色深,俗呼为牡丹,非也。又云牛亨问曰:将离相别,赠以芍药,何也? 答曰:芍药一名何离,故相赠;犹相招召,赠以文无,文无一名当归;欲忘人之忧,则赠以丹棘,丹棘一名忘忧,使忘忧也;欲蠲①人之忿,则赠以青裳,青裳一名合欢,赠之使忘忿也。张仲景治伤寒,汤多用芍药,以其主寒热,利小便故也。古人亦有单服食者。安期生②服炼法云:芍药二种,一者金芍药;二者木芍药。救病用金芍药,色白多脂肉;木芍药色紫,瘦多脉。若取,审看勿令差错。若欲服饵,采得净刮去皮,以东流水煮百沸,出阴干。停三日,又于木甑内蒸之,上覆以净黄土,一日夜熟,出阴干,捣末。以麦饮或酒服三钱匕,日三。满三百日,可以登岭。绝谷不饥。《正元广利方》治妇女赤白下,年月深久不瘥者,取白芍药三大两,并干姜半大两,细锉,熬令黄,捣下筛,空肚和饮汁服二钱匕,日再,佳。又金创血不止而痛者,亦单捣白芍药末,傅上即止,良验。唐本注:益好血。

雷公云:凡采得后,于日中晒干,以竹刀刮上粗皮并头土了,锉之,将蜜水拌蒸,从巳至未,晒干用之。

《广利方》:治金疮血不止,痛。白芍药一两,熬令黄,杵令细为散。酒或米饮下二钱并得,初三服,渐加。

圣济总录

【原文摘录】 治产后头面浮肿,两胁痛,枳壳丸方。

枳壳去瓤,麸炒,一两一分 诃黎勒煨,去核,二两 当归切,焙 大黄锉,炒 防己 芍药微炒。各三分 郁李仁酒浸,去皮,一两 木香 芎䓖 甘草炙,锉。各半两 牵牛子一两,炒,捣取半两用

上一十一味,捣罗为末,炼蜜和丸,梧桐子大。每服二十丸,煎桑白皮枣汤下。

类证活人书[48]

【原文摘录】 五积散 治阴经伤冷,脾胃不和,及感寒邪。

枳壳五两,麸炒,令色黄熟 官桂去皮,二两 厚朴三两,去皮,净 人参二两 吴白芷四两,洗净,焙干 白

---

① 蠲(juān):除去,免除。
② 安期生:亦称安期、安其生。人称千岁翁,安丘先生。琅琊人阜乡人。师从河上公,黄老道家哲学传人,方仙道的创始人。

茯苓三两　芍药三两,洗净　当归三两,洗　麻黄去节,三两　半夏三两,汤洗七遍　川芎二两　陈橘皮八两,洗,不去穰　甘草二两半　干姜三两　苍术二十四两,新者净洗,焙干　桔梗十二两。紧实白者,洗净,焙干

上件除枳壳、肉桂外,其余并一处,生捣为粗末,分作六分。于大镬①内用文、武火炒,令黄熟,不得焦。用纸摊于板床,候冷。入前件枳壳、官桂末一处和匀。入瓷合盛,每服二钱,水一盏,生姜三片,同煎至七分,去滓服。

普济本事方[49]

【原文摘录】 排风汤。

白鲜皮去心,洗,焙,秤　芍药洗,焙　桂去皮,不见火　防风去钗股　当归洗,焙　川芎洗,焙　甘草炙　杏仁浸汤去皮尖及双仁者,麸炒令黄　白术各二两　茯神去皮,木　麻黄去根节　独活去芦,洗,焙,称。各一两

上件同为末。每服三钱,水一盏半,姜三片,煎至八分,去滓,非时温服。

注解伤寒论[50]

【原文摘录】 辨太阳病脉证并治法第六。

太阳病,项背强几几,无汗,恶风,葛根汤主之。太阳病,项背强几几,汗出恶风者,中风表虚也;项背强几几,无汗恶风者,中风表实也。表虚宜解肌,表实宜发汗,是以葛根汤发之也。

葛根汤方:葛根四两　麻黄三两,去节　桂二两,去皮　芍药二两,切　甘草二两,炙　生姜三两,切　大枣十二枚,擘

扁鹊心书

【原文摘录】 救生汤　治一切痈疽发背,三十六种疔,二十种肿毒。若初起憎寒壮热,一服即热退身凉,重者减半,轻者痊愈。女人乳痈、乳岩初起,姜、葱发汗立愈。又治手足痰块,红肿疼痛,一服即消。久年阴寒冷漏病,一切疮毒,服之神效。

芍药酒炒　当归酒洗　木香忌火　丁香各五钱　川附炮,二两

共为细末,每服五钱,加生姜十片,水二盏煎半,和渣服。随病上下,食前后服。

太平惠民和剂局方

【原文摘录】 论炮炙三品药石类例。

芍药　凡使,须锉碎,焙干,方可入药用。

小儿卫生总微论方[51]

【原文摘录】 胜金散　治小儿潮热温壮。

雄黄一钱,水飞　白附子半钱　甘草半两,炙　芍药半两,水煮十沸,焙干　南星半两,炮　荆芥穗一分

上为末,每服半钱,水一小盏,入薄荷三叶,煎至五分盏,去滓温服,无时。

三因极一病证方论

【原文摘录】 苦散　治脾受湿气,泄利不止,米谷不化。

---

① 镬(huò):古代的大锅。

黄连去须,锉如豆　吴茱萸　白芍药锉如豆。各二两,同炒令赤色

上为末。每服二钱,水一盏,煎至七分,温服。

卫生宝鉴

【原文摘录】　白芍药气微寒,味酸　补中焦之药,得炙甘草为辅,治腹中痛。如夏月腹痛,少加黄芩;若恶寒腹痛,加肉桂一分,白芍药三钱,炙甘草一钱半,此仲景神品药也;如冬月大寒腹中痛,加桂一钱半,水二盏,煎一盏,去渣。铡碎锉,桶锉,竹筛齐,用。

汤液本草[52]

【原文摘录】　芍药　《珍》云:白补、赤散,泻肝、补脾胃。酒浸,行经,止中部腹痛。

本草衍义补遗[53]

【原文摘录】　白芍药　酒浸,炒,与白术同用则能补脾,与川芎同用则泻肝,与人参、白术同用则补气。治腹中痛而下痢者,必炒,后重不炒。又云:白芍惟治血虚腹痛,诸腹痛皆不可治。芍药,白补,赤泻。又云:赤者利小便下气,白者止痛散血。又云:血虚寒人,禁此一物。古人有言曰:减芍药以避中寒,诚不可忽。

医学纲目[54]

【原文摘录】　〔丹〕补益丸　治痿。

龟板酒炙,一两　锁阳酒浸,一两　生地酒浸,两半　归身酒浸,一两　陈皮一两　杜牛膝酒浸,一两　白术二两　干姜七钱半　黄柏炒,半两　虎胫骨酒炙,半两　五味子二钱　茯苓半两　白芍药酒浸,一两　甘草炙,一钱　菟丝子酒蒸熟,研如糊,入余药末,晒干

诸药为末,紫河车为丸。如无紫河车,猪脑骨髓亦得。

【原文摘录】　〔垣〕治老人奉养太过,饮食伤脾,常时脾泄。

白术炒,二两　白芍药酒炒,一两　神曲炒,一两半　山楂二两　半夏制,一两　黄芩炒,半两

上为末,青荷叶烧饭丸。

丹溪心法[55]

【原文摘录】　白芍药须用酒浸晒干。

【原文摘录】　一老人奉养太过,饮食伤脾,常常水泻,亦是脾泄。

黄芩炒,半两　白术炒,二两　白芍酒拌炒　半夏各一两。炮　神曲炒　山楂炒。各一两半

上为末,青荷叶包饭烧熟,研,丸如梧子大,食前,白汤下。

【原文摘录】　梦遗四十五,附精滑。

戴云:因梦交而出精者,谓之梦遗;不因梦而自泄精者,谓之精滑。皆相火所动,久则有虚,而无寒也。

入方　良姜三钱　黄柏二钱　芍药二钱。并烧灰存性　樗根白皮一两半

上为末,糊丸,每服三十丸。

【原文摘录】　拾遗杂论九十九。

白芍药酒浸炒,与白术同用则补脾,与川芎同用则泻肝,与参术同用则补气,能治血虚腹痛,余

腹痛皆不可用。

普济方[56]

【原文摘录】 打扑损伤附论。

凡打扑损伤，或为他物所击，或乘高坠下，致伤手足腰背等处。轻者气血凝滞，随处疼痛，重则聚为瘀肿，痛甚不可忍，当察其内外轻重以治之。折伤者谓其有所伤于身体者也，或为刀斧所刃，或坠地打扑身体，皆能使出血不止，又恐瘀血停积于脏腑，结而不散，去之不早，恐有入腹攻心之患。治疗之法，须外用敷贴之药，散其血，止其痛。内则用花蕊石散之类，化其瘀血，然后旋旋调理生肌，或因折伤而停郁其气，又当顺之。方紫金皮丸。

紫金皮醋炒　刘寄奴　川当归煨,盐水炒　香白芷醋炒,加减　赤芍药　白芍药米泔炒,加减　黑牵牛　生地黄盐煨,浸炒　川芎米水浸　川牛膝茶水浸　乳香可加减　没药可加减　破故纸酒炒　木通去节　木香茶水炒　自然铜骨不碎折不用,临好时用　藿香　木贼　官桂可加减　羌活　独活　半夏三钱,水炒,无痰不用　骨碎补　草乌醋炒,孕妇不用　川乌火煨,孕妇则不用。各一两

【原文摘录】 黄芩汤　治妊娠不安，惊胎，胎动，时时转易。

黄芩去黑心　白术锉,炒　白芍药锉,炒。各半两　黄芪锉　人参　山芋各一两

上粗捣筛，每服五钱，以水一盏，糯米半合，葱白三寸，细切，煎至八分去滓，温服食前。

本草品汇精要

【原文摘录】 草之草：白芍药有小毒　丛生。

芍药出《神农本经》主邪气腹痛，除血痹，破坚积，寒热疝瘕，止痛，利小便，益气以上朱字《神农本经》。通顺血脉，缓中，散恶血，逐贼血，去水气，利膀胱、大小肠，消痈肿，时行寒热，中恶，腹痛，腰痛以上黑字《名医》所录。名白木、余容、犁食、解仓、铤。苗《图经》曰：春生红芽，作丛，茎上三枝五叶，似牡丹而狭长，高一二尺。夏开花，有红、白、紫色数种，子似牡丹子而小，秋时采根。《衍义》曰：芍药全用根，其品亦多，但千叶者则根虚，须用单叶、山中者为佳。地《图经》曰：生中岳川谷及丘陵，今处处有之。道地：泽州、白山、蒋山、茅山、淮南、海盐、杭越。时生：春生芽。采：二月、八月取根。收暴干。用根坚实者为好。质类马齿而细白。色白。味苦、酸。性平，微寒。气气薄味厚，阴中之阳。臭腥。主腹痛，健脾。行手太阴经、足太阴经。助雷丸为之使。反藜芦，畏硝石、鳖甲、小蓟，恶石斛、芒硝。制生用或炒用，酒浸行经。治疗：《药性论》云：主腹中疞痛，骨热。《日华子》云：治女人一切病，产前后诸疾，通月水，退热除烦，惊狂，妇人血晕，肠风，泻血，头痛，目赤及血虚腹痛。补：《药性论》云：强五脏，益肾气。《日华子》云：补劳益气。合治合白术，补脾。合川芎，补肝。合人参、白术，补气。禁血虚寒人，不可多服。

校注妇人良方[57]

【原文摘录】 地黄丸　治足三阴亏损，经行数日不止，或兼带下，无子。

熟地黄自制　山茱萸肉　芜荑仁各一两　干姜三钱,炮　白芍药微炒　代赭石各一两　白僵蚕炒　厚朴姜制,各三钱

上为末，蜜丸桐子大。每服五十丸，空心温酒下，日三服。许学士云：凡妇人有白带，多致不产育，宜速治之。故扁鹊过邯郸，闻妇人有此病，遂自鸣带下医以就治之。

【原文摘录】 黄芩芍药汤　治妇人内热，口燥咽干，腹满不食。

黄芩炒　芍药酒炒　白术　熟地黄自制。各一钱

上水煎，寒加生姜。

【原文摘录】 茯苓散 治产后心虚忪悸①，言语错乱，健忘少睡，或自汗盗汗。

人参 甘草炒 芍药炒黄 当归 生姜各八分 茯苓各一钱 桂心六分 麦门冬去心,五分 远志去心 大枣二枚

上水煎服。

【原文摘录】 当归建中汤 治产后腹痛拘急，痛连腰背，自汗少食。

当归 桂心各三两 白芍药六两,炒焦黄 甘草炙,一两

上每服五钱，姜、枣水煎，入饴糖一匙服，如未应，加之。

本草纲目

【原文摘录】 芍药芍音杓，又音勺。《本经》中品 [释名]将离《纲目》、犁食《别录》、白术《别录》、余容《别录》、铤《别录》，白者名金芍药《图经》，赤者名木芍药。时珍曰：芍药，犹婥约也。婥约，美好貌。此草花容婥约，故以此为名。罗愿《尔雅·翼言》：制食之毒，莫良于芍，故得药名，亦通。郑风诗云：伊其相谑，赠之以芍药。《韩诗外传》云：芍药，离草也。董子云：芍药一名将离，故将别赠之。俗呼其花之千叶者，为小牡丹；赤者为木芍药，与牡丹同名也。[集解]《别录》曰：芍药生中岳川谷及丘陵，二月、八月采根，曝干。弘景曰：今出白山、蒋山、茅山最好，白而长尺许。余处亦有而多赤，赤者小利。志曰：此有赤、白两种，其花亦有赤、白二色。颂曰：今处处有之，淮南者胜。春生红芽作丛，茎上三枝五叶，似牡丹而狭长，高一二尺。夏初开花，有红、白、紫数种，结子似牡丹子而小。秋时采根。崔豹《古今注》云：芍药有二种，有草芍药、木芍药。木者花大而色深，俗呼为牡丹，非矣。《安期生服炼法》：芍药有金芍药，色白多脂肉；木芍药，色紫瘦多脉。承曰：《本经》芍药生丘陵。今世多用人家种植者，乃欲其花叶肥大，必加粪壤。每岁八九月取根分剖，因利以为药。今淮南真阳尤多，根虽肥大而香味不佳，入药少效。时珍曰：昔人言洛阳牡丹、扬州芍药甲天下。今药中所用，亦多取扬州者。十月生芽，至春乃长，三月开花。其品凡三十余种，有千叶、单叶、楼子之异。入药宜单叶之根，气味全厚。根之赤白，随花之色也。根[修治]敩曰：凡采得，竹刀刮去皮并头土，锉细，以蜜水拌蒸，从巳至未，晒干用。时珍曰：今人多生用，惟避中寒者以酒炒，入女人血药以醋炒耳。[气味]苦，平，无毒。《别录》曰：酸，微寒，有小毒。普曰：神农，苦；桐君，甘，无毒；岐伯，咸；雷公，酸。李当之：小寒。元素曰：性寒，味酸，气厚味薄，升而微降，阳中阴也。杲曰：白芍药酸，平，有小毒，可升可降，阴也。好古曰：味酸而苦，气薄味厚，阴也，降也，为手、足太阴行经药，入肝脾血分。之才曰：须丸为之使，恶石斛、芒硝，畏硝石、鳖甲、小蓟，反藜芦。禹锡曰：别本须丸作雷丸。时珍：同白术补脾，同芎䓖泻肝，同人参补气，同当归补血，以酒炒补阴，同甘草止腹痛，同黄连止泻痢，同防风发痘疹，同姜、枣温经散湿。[主治]邪气腹痛，除血痹，破坚积，寒热疝瘕，止痛，利小便，益气《本经》。通顺血脉，缓中，散恶血，逐贼血，去水气，利膀胱、大小肠，消痈肿，时行寒热，中恶腹痛腰痛《别录》。治脏腑壅气，强五脏，补肾气，治时疾骨热，妇人血闭不通，能蚀脓甄权。女人一切病，胎前产后诸疾，治风补劳，退热除烦益气，惊狂头痛，目赤明目，肠风泻血痔瘘，发背疮疥大明。泻肝，安脾肺，收胃气，止泻痢，固腠理，和血脉，收阴气，敛逆气元素。理中气，治脾虚中满，心下痞，胁下痛，善噫，肺急胀逆喘咳，太阳衄衊目涩，肝血不足，阳维病苦寒热，带脉病苦腹痛满，腰溶溶如坐水中好古。止下痢腹痛后重时珍。[发明]志曰：赤者，利小便下气；白者，止痛散血。大明曰：赤者补气，白者补血。弘景曰：赤者小利，俗方以止痛不减当归。白者道家亦服食之，及煮石用。成无己曰：白补而赤泻，白收而赤散。酸以收之，甘以缓之，故酸甘相合，用补阴血，收逆气而除肺燥。又云：芍药之酸，敛津液而益营血，收阴气而泄邪热。元素曰：白补赤散，泻肝补脾胃。酒浸行经，止中部腹痛。与姜同用，温经散湿通塞，利腹中痛，胃气不通。白芍入脾经补中焦，乃下利必用之药。盖泻利皆太阴病，故不可缺也。得炙甘草为佐，治腹中痛，夏月少加黄芩，恶寒加桂，此仲景神方也。其用凡六：安脾经，一也；治腹痛，二也；收胃气，三也；止泻痢，四也；和血脉，五也；固腠理，六也。宗奭曰：芍药须用单叶红花者为佳，然血寒人禁之。古人云：减芍药以避中寒。诚不可忽。震亨曰：芍药泻脾火，性味酸寒，冬月必以酒炒。凡腹痛多是血脉凝涩，亦必酒炒用。然止能治血虚腹痛，余并不治。为其酸寒收敛，无温散之功也。下痢腹痛必炒

---

① 忪(zhōng)：指惊恐、心悸。

用,后重者不炒。产后不可用者,以其酸寒伐生发之气也。必不得已,亦酒炒用之。时珍曰:白芍药益脾,能于土中泻木。赤芍药散邪,能行血中之滞。《日华子》言:赤补气,白治血,欠审矣。产后肝血已虚,不可更泻,故禁之。酸寒之药多矣,何独避芍药耶? 以此颂曰:张仲景治伤寒多用芍药,以其主寒热、利小便故也。杲曰:或言古人以酸涩为收,《本经》何以言利小便? 曰:芍药能益阴滋湿而停津液,故小便自行,非因通利也。曰:又言缓中何也? 曰:损其肝者缓其中,即调血也,故四物汤用芍药。大抵酸涩者为收敛停湿之剂,故主手、足太阴经收敛之体,又能治血海而入于九地之下,后至厥阴经。白者色在西方,故补;赤者色在南方,故泻。

　　[附方]服食法:[颂曰]安期生服炼芍药法云,芍药有二种,救病用金芍药,色白多脂肉;其木芍药,色紫瘦多脉。若取审看,勿令差错。凡采得,净洗去皮,以东流水煮百沸,阴干。停三日,又于木甑内蒸之,上覆以净黄土,一日夜熟,出阴干,捣末。以麦饮或酒服三钱匕,日三。服满三百日,可以登岭绝谷不饥。(《图经本草》)

　　崩中下血,小腹痛甚者:芍药一两,炒黄色,柏叶六两,微炒。每服二两,水一升,煎六合,入酒五合,再煎七合,空心分为两服。亦可为末,酒服二钱。(《圣惠方》)

　　《广济方》:只用芍药炒黑,研末,酒服之。(《贞元广利方》)

　　金疮血出:白芍药一两,熬黄为末。酒或米饮服二钱,渐加之。仍以末敷疮上即止,良验。(《广利方》)

　　痘疮胀痛:白芍药为末,酒服半钱匕。(《痘疹方》)

　　鱼骨哽咽:白芍药嚼细咽汁。(《事林广记》)

医宗粹言[58]

【原文摘录】 药性篆:白芍药泻脾伐肝,疗血虚腹痛,下痢用炒,而敛汗生用。

宋氏女科撮要[59]

【原文摘录】 收带六合丸　治赤白带下,腹内疼痛,和脾胃,燥中宫之湿,提下陷之气,化痰清火。

炒白术　炒苍术　茯苓去皮　陈皮去白,盐水浸　当归酒洗　白芍药酒炒。各二两　熟地酒浸　漂半夏　椿树皮酒洗,焙干。各一两五钱　丹皮去木　酒炒黄柏各一两五钱　炙甘草一两　防风九钱　升麻八钱共为细末,醋糊为丸,每服一百丸,空心,米汤下,盐汤亦可。一方加香附、枳壳。

本草汇言

【原文摘录】 白芍药　味酸,性寒,无毒。可升可降。入手足太阴、厥阴经,乃肝脾血分药也。李时珍先生曰:芍药,犹婥约也。婥约,美好貌。此草花容婥约,故名。《郑风》诗云:伊其相谑,赠之以芍药。出中岳川谷丘陵,处处有之。出白山、蒋山、茅山者最好。今绍兴、金华亦有。昔称洛阳牡丹、广陵芍药,甲于天下。今药中惟取广陵者为胜。十月生芽,至春乃长茎,至二三尺许,三枝五叶。花叶子实,酷似牡丹。名有三十余件,第发芽在牡丹之前,作花在牡丹之后。夏初开花,有红、白、紫数种,又有单瓣、千瓣、楼子之别。白者名金芍药,赤者为木芍药。入药只取白花单瓣之根,气味全厚。然根之赤白,亦随花之赤白也。修用:先别赤白,白根固白,赤根亦白。每根切取一片,各以法记,烧酒润之,覆盖过宿,白根固白,赤根转赤矣,各以竹刀刮去皮用。今市肆一种赤芍药,不知何物草根,疡科多用消肿毒,人多不察。其为害也殊甚。又白芍药老根年久色紫,市人伪充赤芍药,亦非。倪朱谟曰:《本经》言赤、白芍药生山谷丘陵,后世多用人家种植者。乃欲其花叶肥大,必加粪壤。每岁八九月,取根分种。今淮南真阳尤多。根虽肥大而香味不佳,入药少效。

【原文摘录】 集方。

《保婴秘要》治痘疮虚寒作泻。用白芍药酒炒,甘草、白术土炒、肉桂、附子童便制、肉豆蔻。

沃子民《保命集》治久痢。用白芍药酒炒、於白术土炒、木香、川黄连、升麻、人参、扁豆。

治童男室女,身发潮热,咳嗽吐痰,夜出盗汗,饮食少进,四肢无力,渐至消瘦。用乌鸡丸,用白芍药、茯苓、生地黄、当归、黄耆、人参、白术、黄柏、知母、川贝母、地骨皮、秦艽、沙参、银柴胡、黄芩各二两,俱用酒拌炒,天门冬、麦门冬俱去心,各四两,酒煮捣膏,前十四味,俱研为细末,配入二冬膏,炼蜜和为丸,梧桐子大。每早、晚各食前服三四钱,白汤送下。

治肾气虚乏,精元不固。用木瓜五两,大怀熟地六两,酒煮,北五味子一两二钱,酸枣仁二两,炒,菟丝子二两四钱,白芍药醋炒,杜仲盐水炒,各三两,黄柏酒炒,一两。分作十剂,水煎服,名济阴汤。

济阴纲目[60]

【原文摘录】 艾附暖宫丸　治妇人经水不调,小腹时痛,赤白带下,子宫寒冷。

香附四制,一斤　艾叶醋浸炒,四两　当归　川芎　白芍药酒炒　生地黄姜汁炒　各一两　玄胡索炒,二两　甘草生用,八钱

上为细末,醋糊丸,如桐子大。每服七八十丸,米汤、酒任下。

【原文摘录】 金莲种子仙方一名梦熊丸,有小茴香二两,无熟地黄　女人服之有孕。

熟地黄酒洗　当归酒洗　白芍药酒炒黄　益母草　川芎酒洗　苍术米泔水浸一宿。各三两　蛇床子酒洗炒　条芩酒洗　覆盆子炒　玄胡索微炒　陈皮水洗去白　丹参水洗。各二两　砂仁去壳,一两五钱　山茱萸酒浸去核　香附四制。各五两

上为极细末,先用白毛乌骨雄鸡一只,预先喂养一月,勿令与雌鸡同处,临时将鸡缢死,不出血,干去毛,剖开去肠内污物,并嗉内宿食,肫内黄皮,用酒洗净一应时件,仍装入鸡肚内,不令见水,置坛内,入酒二斤封固,重汤煮烂,取出割下净肉,捣如泥;仍将鸡骨用酥油和原汁,或酒炙酥为末,入前药末内拌匀;再用醋煮米糊,同鸡肉木臼内捣极细为丸,如桐子大,每服四五十丸,渐至八九十丸,空心清米饮下此乌骨鸡丸之变方,他方多用参、芪、白术以补气,而此兼苍术、砂仁、益母以行气;他方又佐以艾、桂、椒、姜等热药以温经,此则以蛇床、山茱萸暖其下,而又以条芩佐之,则寒热平均,可无偏弊之害矣。服之当自有验。

炮炙大法

【原文摘录】 白芍药　以竹刀刮去粗皮,并头土了。锉之,将蜜水拌蒸,从巳至未,曝干用之。今人多以酒浸蒸切片,或用炒亦良。须丸。乌药、没药为之使,恶石斛、芒硝。

雷公炮制药性解

【原文摘录】 白芍药赤、白两种　白芍药,味酸苦,性微寒,有小毒,入肝经。主怒气伤肝,胸腹中积聚,腰脐间瘀血,腹痛下痢,目疾崩漏,调经安胎。赤者专主破血利小便,除热明眼目。雷丸、乌药、没药为使,恶石斛、芒硝,畏硝石、鳖甲、小蓟,反藜芦。

按:白芍酸走肝,故能泻水中之火,因怒受伤之证,得之皆愈。积聚腹痛,虽脾之病,然往往亢而承制,土及似木之象也。《经》曰:治病必求于本。今治之以肝,正其本也。目疾与妇人诸证,皆血之病得之,以伐肝邪,则血自生而病自已,故四物汤用之,亦以妇人多气也。今竟称其补血之效而忘其用,可耶?新产后宜酌用之,恐酸寒伐生生之气也,血虚者煨用,痛痢者炒用。

雷公云:凡采得后,于日中晒干,以竹刀刮去粗皮,将蜜水拌蒸,从巳至未,晒干用之。

本草征要

【原文摘录】 白芍药 味苦、酸、微寒,无毒,入肺、脾、肝三经。恶石斛、芒硝,畏鳖甲、小蓟及藜芦。煨热酒焙。敛肺而主胀逆喘咳,腠理不固;安脾而主中满腹痛,泻痢不和;制肝而主血热目疾,肋下作疼。赤者行恶血,兼利小肠。收敛下降,适合秋金,故气宁而汗止。专入脾经血分,能泻肝家火邪,故功能颇多。一言以蔽之,敛气凉血而已矣。按:芍药之性,未若芩、连之苦寒。而寇氏云:减芍药以避中寒。丹溪云:产后勿用芍药,恐酸寒伐生生之性。嗟乎! 药之寒者,行杀伐之气,违生长之机,虽微寒如芍药,古人犹谆谆告诫,况大苦大寒之药,其可肆用而莫之忌耶?

医宗必读[61]

【原文摘录】 补阴丸。

黄柏 知母俱盐酒拌炒 熟地黄 败龟板酥炙 白芍药煨 陈皮 牛膝酒浸。各二两半 虎胫骨酥炙 锁阳酒浸,酥炙 当归酒洗。各一两半 冬加干姜五钱

上为末,酒煮羊肉为丸,盐汤下。

【原文摘录】 补益丸。

白术二两 生地酒浸,一两半 龟板酒浸,炙 锁阳酒浸 归身酒浸 陈皮 杜仲 牛膝各一两 干姜七钱 黄柏炒 虎胫骨酒浸 茯苓各半两 五味子二钱 甘草炙,一钱 白芍药酒浸,煨 菟丝子酒蒸,研如糊,入余药末,晒干。各一两

上末,紫河车为丸,每服五钱。

审视瑶函[62]

【原文摘录】 四物补肝散 治妇人产后,午后至夜,昏花不明。

熟地黄焙干,二两 香附子酒制 川芎 白芍酒洗,炒 当归身酒洗,炒 夏枯草各八钱 甘草四分

上共为细末。每服二三钱,食后滚白汤送下。

【原文摘录】 莹星满目症,两目萤星乱散,六阳贼火上炎,要救神光不坠,清心滋肾当先。此症谓人自视目外有无数细细红星,如萤火飞缭乱也,甚则如灯光扫星矣。其人必耽酒嗜燥,劳心竭肾,痰火上升,目络涩滞,精汁为六贼之邪火熏蒸所损,故阳光散乱而飞伏,乃水不胜火之患。此病之最重者,久而不治,内障成矣。宜服:

滋阴降火汤 治阴虚火动,起于九泉,此补阴之剂也。

当归一钱 川芎五分 生地黄姜汁炒 熟地黄 黄柏蜜水炒 知母同上 麦冬肉各八分 白芍药薄荷汁炒 黄芩 柴胡各七分 甘草梢四分

上锉剂,白水二钟,煎至八分,去滓热服。

本草乘雅半偈

【原文摘录】 芍药《本经》中品 [气味]苦平,无毒。[主治]主邪气腹痛,除血痹,破坚积,寒热疝瘕,利小便,益气。[覈]曰:出中岳川谷,及丘陵。今出白山、蒋山、茅山者最好。处处亦有,人家种莳矣。昔称洛阳牡丹、广陵芍药甲天下。今药中亦取广陵者为胜。修治,先别赤、白,白根固白,赤根亦白,每根切取一片,各以法记,火酒润之,覆盖过宿,白根转白,赤根转赤矣。各以竹刀刮去皮,并头,锉细,蜜水拌蒸,从巳到未,晒干用。今市肆一种赤芍药,不知为何物草根,疡瘘儿医多用之,

此习矣而不察,其为害殊甚也。须丸为之使。恶石斛、芒硝,畏硝石、鳖甲、小蓟,反藜芦。

本草述

【原文摘录】 修治,之颐曰:先别赤、白,白根固白,赤根亦白,每根切取一片,各以法记,火酒润之,覆盖过宿,白根转白,赤根转赤矣。各以竹刀刮去皮并头,锉细,蜜水拌蒸,从巳至未,晒干用。今市肆一种赤芍药,不知为何物草根,疡瘰儿医多用之,此习矣而不察其为害殊甚也。时珍曰:今人多生用,惟避中寒者以酒炒,入女人血药以醋炒耳。洁古曰:酒浸行经。嵩曰:白芍本阴而降,然酒浸亦能升阴中之阳。白芍有拌川椒炒七次入药者,盖欲敛中土之湿而化以命门真阳之气也,是亦谓胜湿之剂。

本草备要

【原文摘录】 白补而收,赤散而泻。白益脾,能于土中泻木;赤散邪,能行血中之滞。产后俱忌用。赤、白各随花色,单瓣者入药。酒炒用,制其寒。妇人血分醋炒,下痢后重不炒。恶芒硝、石斛,畏鳖甲、小蓟,反藜芦。

本草易读

【原文摘录】 白芍 生用治痢,酒炒辟寒,醋炙入妇科血分。恶石斛、芒硝,畏硝石、鳖甲、小蓟,反藜芦。酸、寒、苦、平,无毒,性敛涩。入肝、胆、肺、脾诸经。补血泻肝,安脾宁肺,散瘀利水,除烦退热。固腠理而敛汗,和血脉而收气,解腹痛而平肝,除后重而止痢。心痞胁痛之疾,鼻衄目涩之痾,痈肿疝瘕之凝,痔漏疮疥之科。平肺胀之喘逆,伸足挛之拘急。妇科一切悉疗,产后诸症宜忌。按仲景产后诸症,不遗白芍,是产后不忌芍也。脉缓有汗者宜之。生中岳山谷,二八月采,今处处有之,以淮南者为胜。春生红芽作丛,三枝五叶;夏初开花,有红、白、紫、淡数种。

本经逢原

【原文摘录】 白芍药 酸、苦、平、微寒,无毒。入补脾药,酒炒;入止血药,醋炒;入和营药,及下利后重、血热痈毒药,并酒洗生用;入血虚、水肿、腹胀药,桂酒制用。反藜芦。《本经》主邪气腹痛,除血痹,利小便,益气。发明白芍药酸寒,敛津液而护营血,收阴气而泻邪热。盖泻肝之邪热,所以补脾之阴,即《本经》主邪气,腹痛,益气之谓。故仲景以为补营首药,入肝、脾血分。及阳维寒热、带脉腹痛,补中、下二焦,能于土中泻水。为血痢必用之药,然须兼桂用之,方得敛中寓散之义。建中汤之妙用,人所不知。盖泻痢皆太阴之病,建中专主太阴腹痛也。其治血痹,黄芪桂枝五物汤中用之,非深达《本经》妙理者不能也。又得炙甘草治腹中急痛,同白术补脾,同芎䓖泻肝,从人参补血虚,从黄连止泻痢,同姜、枣温经散湿,在用者各得其宜耳。凡人阳气虚衰,阴气散漫,患腹胀满急,于补中益气药中加白芍药一味以收阴,则阳虚不受阴制之胀,得阳药便消矣。然气虚内寒者不可用,古云:减芍药以避中寒,诚不可忽。产后不可用,以其酸寒泻肝伐生发之气也。小便不利者禁用,以膀胱得酸收敛愈秘也。而真武汤中又用于利小便者,深得《本经》之旨。盖真武汤本治少阴精伤,而证见虚寒,非太阳膀胱癃闭之候,以其能益阴滋血,培养津液,小便自行,非通利也。至于桂枝汤中,用以护营血,使邪不得内犯。建中汤中用以培土脏,而治阳邪内陷腹痛,此皆仲景用药之微妙,端不外《本经》之义。其除血痹,破坚积,治寒热疝瘕,止痛,利小便,皆指赤者而言,与白芍无预。因《本经》未分赤、白,故一贯例之。

修事指南

【原文摘录】 雷敩曰：凡使芍药，须用竹刀刮去皮并头土，锉细，以蜜水拌蒸，从巳至未，晒干用。李时珍曰：今人多生用，惟避中寒者以酒炒，入女人血药以醋炒耳。

本草经解[63]

【原文摘录】 白芍药　须丸—作雷丸、乌药、没药为之使。畏硝石、鳖甲、小蓟，恶石斛、芒硝，反藜芦。酸、苦、微甘，微寒，入手足太阴、足厥阴经血分。泻木中之火，土中之木，固腠理，和血脉，收阴气，退虚热，缓中止痛，除烦止渴。治脾热易饥，泻痢后重，血虚腹痛，胎热不安。得干姜，治年久赤白带下；得犀角，治衄血、咯血；配香附、熟艾，治经水不止；配川芎，泻肝；配姜、枣，温经；配川连、黄芩，治泻痢；配甘草，止腹痛并治消渴引饮肝火泻，胃热解也。君炒柏叶，治崩中下血；佐人参，补气，佐白术，补脾；用桂枝煎酒浸炒，治四肢痘疮痒脾虚也；研末酒服半钱，治痘胀痛，或地红血散。伐肝，生用；补肝，炒用；后重，生用；血溢，醋炒；补脾，酒炒；滋血，蜜炒；除寒，姜炒；多用，伐肝；少用，敛阴收少阴之精气。脾气虚寒，下痢纯血，产后恐伐生生之气。若少用，亦可敛阴，三者禁用。

医宗金鉴[64]

【原文摘录】 黄芪五物汤　治风痹身无痛，半身不遂，手足无力，不能动履者。久久服之，自见其功。

黄芪六钱，蜜炙　白芍药三钱，酒炒　桂枝三钱，嫩枝连皮　生姜三钱，外皮　大枣四枚，去核

水煎服。

本草求真

【原文摘录】 白芍芳草[批]入肝血分，敛气　白芍专入肝有白、有赤，白者味酸，微寒，无毒，功专入肝经血分，敛气。缘气属阳，血属阴，阳亢则阴衰，阴凝则阳伏，血盛于气则血凝而不行，气盛于血则血燥而益枯。血之盛者，必赖辛为之散，故川芎号为补肝之气；气之盛者，必赖酸为之收，故白芍号为敛肝之液，收肝之气，而令气不妄行也。至于书载功能益气除烦，敛汗安胎同桂枝则敛风汗，同黄芪、人参则敛虚汗，补痨退热，及治泻痢后重，痞胀胁痛胁为肝、胆二经之处，用此则能理中泻火，肺胀暧逆，痈肿疝瘕，鼻衄目涩用此益阴退火而自治，溺闭呆曰：白芍能益阴滋湿而停津液，故小便自利，非因通利也，何一不由肝气之过盛，而致阴液之不敛耳。杲曰：四物汤用芍药，大抵酸涩者为收敛停湿之剂，故主手、足太阴收敛之体。元素曰：白芍入脾经，补中焦，乃下痢必用之药。盖泻痢皆太阴病，故不可缺此。得炙甘草为佐，治腹中疼痛；夏月少加黄芩，恶寒加桂，此仲景方也。其用凡六，安脾经，一也；治腹痛，二也；收胃气，三也；止泻痢，四也；和血脉，五也；固腠理，六也。是以书言能理脾、肺者，因其肝气既收，则木不克土，土安则金亦得所养，故脾、肺自尔安和之意。杲曰：《经》曰损其肝者缓其中，即调血也。产后不宜妄用者，以其气血既虚，芍药恐伐生气之意也。冯兆张曰：产后芍药佐以姜、桂，制以酒炒，合宜而用，有何方之可执哉。倘腹痛非因血虚者，不可误用，盖诸腹痛宜辛散，而芍药酸收故耳。又曰：今人用芍药，则株守前人一定之言，每于产后冬月，兢兢畏惧，及其芩、连、栀子，视为平常要药，凡遇发热，不论虚实辄投，致令虚阳浮越，惜哉。然用之得宜，亦又何忌。同白术则补脾，同参、芪则补气，同归、地则补血，同芎则泻肝，同甘草止腹痛，同黄连止泻痢，同防风发痘疹，同姜、枣温经散湿。如仲景黑神散、芍药汤，非皆产后要药耶，惟在相证明确耳。出杭州佳，酒炒用。恶芒硝、石斛，畏鳖甲、小蓟，反藜芦、赤芍，其义另详。

本草述钩元

【原文摘录】 白芍 修治,冬月必以酒炒,下痢腹痛必炒用,惟后重者不炒,产后欲用,亦须以酒炒之。丹溪酒浸行经。洁古亦能升阴中之阳。嵩更有拌川椒炒七次入药者,盖欲敛中土之湿,而化以命门真阳之气也,是亦为胜湿之剂。

本草害利

【原文摘录】 修治,八九月取根晒干,用竹刀刮去皮并头,锉切细,蜜水拌蒸。今多生用单瓣花者入药。用酒炒制寒,醋炒行血。下痢后重不炒用。多服则损人目。汗多人服之,亦损元气,夭人,为其淡而渗也。中寒者勿服。

时病论[65]

【原文摘录】 拟用诸法 培中泻木法,治伏气飧泄、洞泄及风痢。

白术二钱,土炒 白芍一钱,土炒 陈广皮一钱 软防风一钱 白茯苓三钱 粉甘草五分 炮姜炭八分 吴萸八分,泡

加新荷叶一钱,煎服。

【原文摘录】 拟用诸法 清痢荡积法,治热痢夹食,脉滑数,烦渴溺赤。

广木香六分,煨 黄连六分,吴萸炒 生军三钱,酒浸 枳壳一钱五分,麸炒 黄芩一钱,酒炒 白芍一钱五分,酒炒 粉甘草五分 葛根五分,煨

加鲜荷叶三钱,煎服。

【原文摘录】 拟用诸法 苦温平燥法,治燥气侵表,头微痛,畏寒无汗,鼻塞咳嗽。

杏仁三钱,去皮尖,研 陈橘皮一钱五分 紫苏叶一钱 荆芥穗一钱五分 桂枝一钱,蜜水炒 白芍一钱,酒炒微焦 前胡一钱五分 桔梗一钱五分

水煎,温服。

三、小结

(一) 不同炮制方法

白芍炮制历史悠久,早在《神农本草经》中,已有芍药性味功效的记载,但未见有炮制方面的记述。在《金匮玉函经》中首见有"刮去皮",而在《注解伤寒论》中载有"切"的描述。

1. 净制 《雷公炮炙论》《证类本草》《本草纲目》"凡使芍药,须用竹刀刮上粗皮并头土了,锉细,将蜜水拌蒸,从巳至未,晒干用。苏颂曰:安期生服炼芍药法云,采得洗净,去皮,以东流水煮至百沸,阴干。停三日,又于木甑内蒸之,上覆黄土一日夜,阴干,末服"。《类证活人书》"洗净",《本草图经》"单捣白芍药,末",《金匮玉函经》"刮去皮",《注解伤寒论》"切",《三因极一病证方论》"锉如豆",《卫生宝鉴》"铡碎锉,桶锉,竹筛齐,用"。

2. 火制 《外台秘要》《博济方》"炙",《备急千金要方》"熬令黄",《经效产宝》"炙令黄",《太平圣惠方》"锉,炒令黄,捣细罗为末",《本草图经》"细锉,熬令黄,捣下筛",《证类本草》"熬令黄,杵令细为散",《圣济总录》"微炒",《太平惠民和剂局方》"须锉碎,焙干",《丹溪心法》"并烧灰存性",《普济方》"锉,炒",《校注妇人良方》"微炒""炒黄""炒焦黄",《本草纲目》"炒黄色""锉,熬令黄,捣末",

《本草纲目》"炒黑,研末",《本草纲目》"熬黄为末",《医宗必读》"煨"。

3. 水火共制　《普济本事方》"洗,焙",《小儿卫生总微论方》"水煮十沸,焙干"。

4. 不同辅料　酒、米泔、薄荷汁、土等。

(1) 酒炒:《扁鹊心书》"芍药酒炒",《校注妇人良方》《宋氏女科撮要》《本草汇言》《医学纲目》均有酒炒,《医宗金鉴》"酒炒",《本草求真》"酒炒用",《济阴纲目》"酒炒黄",《丹溪心法》"酒拌炒",《时病论》"酒炒""酒炒微焦",《审视瑶函》"酒洗,炒"。

(2) 酒浸:《汤液本草》"酒浸,行经,止中部腹痛",《医学纲目》"酒浸",《本草衍义补遗》"白芍药酒浸,炒,与白术同用则能补脾,与川芎同用则泻肝,与人参、白术同用则补气。治腹中痛而下痢者,必炒,后重,不炒",《医宗必读》"酒浸,煨",《本草品汇精要》"制:生用或炒用,酒浸行经"。

(3) 米泔炒:《普济方》"米泔炒"。

(4) 蜜水拌:《炮炙大法》《雷公炮制药性解》《本草乘雅半偈》"锉之,将蜜水拌蒸,从巳至未,曝干用之。今人多以酒浸蒸切片,或用炒亦良"。

(5) 其他:《审视瑶函》"薄荷汁炒",《时病论》"土炒",《本草汇言》"醋炒"。

(二) 炮制理论

《本草纲目》:"时珍曰:今人多生用,惟避中寒者以酒炒,入女人血药以醋炒耳。"《医宗粹言》:"白芍药泻脾伐肝,疗血虚腹痛,下痢用炒,而敛汗生用。"《本草述》:"时珍曰:今人多生用,惟避中寒者以酒炒,入女人血药以醋炒耳。洁古曰:酒浸行经。嵩曰:白芍本阴而降,然酒浸亦能升阴中之阳。白芍有拌川椒炒七次入药者,盖欲敛中土之湿而化以命门真阳之气也,是亦谓胜湿之剂。"《本草备要》:"酒炒用,制其寒。妇人血分,醋炒,下痢后重,不炒。"《本草易读》:"生用治痢,酒炒辟寒,醋炙入妇科血分。"《本经逢原》:"入补脾药酒炒;入止血药醋炒;入和营药,及下利后重、血热痛毒药并酒洗生用;入血虚、水肿、腹胀药桂酒制用。"《修事指南》:"雷敩曰:凡使芍药,须用竹刀刮去皮并头土了,锉细,以蜜水拌蒸,从巳至未,晒干用。李时珍曰:今人多生用,惟避中寒者以酒炒,入女人血药以醋炒耳。"《本草经解》:"伐肝,生用;补肝,炒用;后重,生用;血溢,醋炒;补脾,酒炒;滋血,蜜炒;除寒,姜炒。"《本草述钩元》:"修治,冬月必以酒炒,下痢腹痛必炒用,惟后重者不炒,产后欲用,亦须以酒炒之丹溪。酒浸行经洁古。亦能升阴中之阳嵩。更有拌川椒炒七次入药者,盖欲敛中土之湿,而化以命门真阳之气也,是亦为胜湿之剂。"《本草害利》:"修治,八九月取根晒干,用竹刀刮去皮并头,锉切细,蜜水拌蒸。今多生用单瓣花者入药。用酒炒制寒,醋炒行血。下痢后重不炒用。"

延胡索

延胡索为罂粟科多年生草本植物 *Corydalis yanhusuo* W.T. Wang 的干燥块茎。夏初茎叶枯萎时采挖,除去须根,洗净,置沸水中煮至恰无白心时,取出,晒干。

一、概述

延胡索是浙江道地药材"浙八味"之一。主产于磐安、东阳、永康、缙云等地。

延胡索在历史上经历了数次的"改名换姓"。早在南北朝时期该药已开始入药,名为"玄胡",唐代始有"玄胡索"之名(见陈藏器《本草拾遗》),元代名医王好古曰:"本名玄胡索,避宋真宗讳,改玄为延也。"该药因此而得名"延胡索"。明代贾所学在《药品化义》中称其为"元胡索",现常简称为"元胡"。

延胡索的最早记载,出于唐代陈藏器的《本草拾遗》(739年),至宋《开宝本草》作为新增药,记有"生奚国(宋时奚族所建之国,今河北省东北部青龙、卢龙、宽城、平泉一带),根如半夏,色黄"。明代移至江苏。《本草纲目》谓:"奚乃东北夷也,今二茅山西上龙洞种之。"《本草品汇精要》:"道地镇江。"至明代后期延胡索的种植开始从江苏扩展至浙江。明代刘若金《本草述》曰:"今茅山上龙洞、仁和、笕桥亦种之。""仁和"即杭州,"笕桥"在其东北郊。康熙《重修东阳县志》云:"延胡索生田中,虽平原亦种。"东阳在浙江中部。以上明代文献少有记载安东来的延胡索,可见南方产的延胡索在明代时逐渐成为道地,其栽培区主要在浙江。《本草乘雅半偈》记有"今茅山上龙洞,仁和(杭州的旧称)览桥亦种之。立春后生苗,高三四寸,延蔓布地,叶必三之,宛如竹叶,片片成个,细小嫩绿,边色微红,作花黄色亦有紫色者,根丛生,乐蔓延,状似半夏,但黄色耳。"《本草害利》记载:"今多出浙江笕桥。"说明到了清代中期,浙江栽培的延胡索品种已在全国处于主导地位。《新编中药志》称延胡索主产浙江东阳、磐安一带,湖北、湖南、江苏有大面积栽培,全国其他地区亦有引种,而浙江面积大,产量多。

二、炮制研究

博济方

【原文摘录】 延胡索　锉碎,醋炒,治一切气攻刺痛。

【原文摘录】 胜金丹　治妇人血海虚冷,脐腹冷疼,肌肉黄瘦,饮食进退,时多困倦,四肢发烦,产前产后诸疾,但依法服食,大效。

大黄三两,用米醋浸两宿,以竹刀子细切,于甑上蒸九度,研为糊　　地龙去土,醋内炒,过半两　　芫花一分,醋炒令黄色,于银器内炒,不得犯铁器　　蓬莪术半两,炮　　川芎半两　　当归半两　　蒲黄　　延胡索半两,于银器内炒　　杜牛膝半两　　官桂去皮　　赤芍药各半两　　干地黄半两,以醋微炒　　刘寄奴一分,略炒

上十二味并同为末,倾入大黄膏内,溲和为丸,如鸡豆大。每日早晨临卧,用温酒化下一丸。

证类本草

【原文摘录】 延胡索　味辛,温,无毒。主破血,产后诸病因血所为者,妇人月经不调,腹中结块,崩中淋露,产后血运,暴血冲上,因损下血,或酒摩及煮服。生奚国。根如半夏,色黄。今附臣禹锡等谨按《日华子》云:除风治气,暖腰膝,破癥癖,扑损瘀血,落胎,及暴腰痛。

《海药》云:生奚国,从安东道来。味苦、甘,无毒。主肾气,破产后恶露及儿枕。与三棱、鳖甲、大黄为散,能散气通经络,蛀蛐成末者,使之惟良。偏主产后病也。《圣惠方》:治产后秽污不尽腹满方:延胡索末,和酒服一钱,立止。又方治堕落车马,筋骨疼痛不止。用延胡索一两,捣罗为散,不计时候,以豆淋酒调下二钱匕。《胜金方》:治膜外气及气块方:延胡索不限多少为末,猪胰一具,切作块子,炙熟蘸药末食之。《产书》:治产后心闷,手脚烦热,气力欲绝,血晕连心头硬,及寒热不禁。延胡索,熬,捣为末,酒服一钱匕。《拾遗序》云:延胡索,止心痛。酒服。

圣济总录

【原文摘录】 治中诸风毒,冷痹偏枯不随,骨节疼痛,手足挛踠,虎骨散方。

虎骨酥炙黄　　败龟酥炙黄。各一两　　何首乌酒蘸,去黑皮　　羌活去芦头。各半两　　当归细切,焙干　　芎劳　　牛膝去苗,酒浸,切,焙　　秦艽去苗土。各三分　　附子炮裂,去皮脐,半两　　威灵仙洗,焙　　原蚕沙炒。各三分　　延胡索与糯米同炒,米赤为度,半两　　皂荚去黑皮并子,炙黄,一两　　槟榔煨,三分　　生干地黄焙,一两

上一十五味,捣罗为散。每服温酒调下三钱匕,不拘时。

【原文摘录】 治五积六聚,血瘕气块,聚散不定,及一切气疾,京三棱煎丸方。

京三棱煨,锉　　蓬莪术煨,锉　　芫花醋炒焦　　半夏汤洗七遍,焙　　青橘皮去白,焙。各一两　　硇砂去石,研附子炮裂,去皮脐　　桂去粗皮　　延胡索醋炒　　大戟腻粉调,酒炙　　干漆炒烟出　　猪牙皂荚去皮子,炙　　五灵脂醋炒。各半两

上一十三味,捣研为末。用好醋三升,入药二停,熬成膏。再入一停,和丸如绿豆大,每服五丸,食后生姜汤下。

【原文摘录】 治风毒脚气吐逆,蓬莪术散方。

蓬莪术煨锉,一两半　　延胡索炮,一两　　蛤粉三两　　陈橘皮汤浸去白,焙,一两

上四味,捣罗为散。每服炒黑豆五十粒,生姜三片,以水一盏,同煎至六分,去滓调药一钱匕,温服,不拘时候。

【原文摘录】 治妇人血脏久冷,血积气攻,心腹脐下疼痛,呕逆痰涎,不思饮食,延胡索丸方。

延胡索米醋炒黄,三分　　当归切焙　　沉香锉。各半两　　木香　　白术　　芎劳　　青橘皮汤浸去白,焙　　附子炮裂,去皮脐　　吴茱萸汤洗,焙干炒　　桂去粗皮　　京三棱湿纸裹煨,别捣为末。各一两半　　蓬莪术锉炒,一两

上一十二味,捣罗为末,以酒煮面糊和丸,如梧桐子大。每服二十丸,煎生姜醋汤下,日进三服,不计时。

【原文摘录】 治产后蓐劳,寒热羸瘦,骨节酸痛,茯苓丸方。

白茯苓去黑皮　　肉苁蓉酒浸,切,焙　　熟干地黄焙。各一两半　　羚羊角屑　　当归切炒　　枳壳去瓤,麸炒桑寄生锉,炒　　延胡索粳米炒,米熟用。各一两

上八味,捣罗为末,炼蜜为丸,梧桐子大。每服二十丸,温酒或米饮下,不拘时服。

太平惠民和剂局方

【原文摘录】 延胡索 并微炒过,方入药用。

洪氏集验方[66]

【原文摘录】 妙应丸 治妇人血经不调,月事湛浊,加之惊忧,遂发痎疟,后汗出过多,损耗气血。常服滋暖子宫,调血养气。池州徐学谕传。

当归去芦头,二两　延胡索去土,一两　泽兰取叶,一两半　白芍药雪白者,一两　肉桂去粗皮,一两,不见火　牡丹皮去骨,一两　川芎一两　木香半两,不见火　石斛去苗,一两　川姜一两,炮　熟干地黄净洗,薄切,焙干秤,二两

上件修制了,焙干捣罗为末,醋煮,面糊和丸,如梧桐子大。每服二十粒,用温酒或米饮吞下,空心及晚饥服之。

【原文摘录】 万灵丸 治妇人月水湛浊不通,久无嗣息,血癖气痛,四肢浮肿,呕逆心疼,虚烦劳闷,面色痿黄,崩漏带下,寒热蒸劳,头疼齿痛,血下无度,淋沥诸疾,产前安胎,临产催生,产后胎结痛,伤寒,烦渴,泻痢,血劳,血运,筋挛,痰盛头疼,败血上冲,血刺,泄泻,咳嗽喘急,嗽血,血块起伏,气痞,气膈,血作腰痛,小便不禁,子死腹中,失盖汗不出,血风,脚手痹顽,凡产后诸疾,皆治。

牡丹皮洗　川藁本洗　川当归切开,裹面赤黑色者佳,洗　白茯苓去皮　赤石脂别研　香白芷　官桂去皮,不见火　白薇洗　京芎洗　玄胡索去皮　白芍药　白术米泔浸一宿。以上各一两　甘草炙　沉香不见火　没药别研。以上各半两

上件药材,皆用温水洗净,杵罗为末,炼蜜丸弹子大。每服一粒或半粒,空心温酒化下。

三因极一病证方论

【原文摘录】 交感地黄煎丸 治妇人产前产后,眼见黑花,或即发狂,如见鬼状,胞衣不下,失音不语,心腹胀满,水谷不化,口干烦渴,寒热往来,口内生疮,咽中肿痛,心虚松悸,夜不得眠,产后中风,角弓反张,面赤,牙关紧急,崩中下血,如豚肝状,脐腹疞痛,血多血少,结为瘕痕,恍惚昏迷,四肢肿满,产前胎不安,产后血刺痛。

生地黄二斤,研,以布裂取汁,留滓　当归一两　延胡索糯米内炒赤色,去米,一两　生姜二斤,洗研如上法,以生姜汁炒地黄滓,地黄汁炒生姜滓,各至干,堪为末则止　蒲黄四两,炒香　南番琥珀二两,别研

上为末,蜜为丸,弹子大。当归汤化下一丸,食前服。

妇人大全良方[67]

【原文摘录】 辨识修制药物法度,延胡索去根皮。

【原文摘录】 交加散 治荣卫不和,月经湛浊。大能滋养血络,逐散恶血。脐腹撮痛,腰腿重坠,血经诸疾,并皆治之。

生姜十二两　生地黄一斤,取二味制度如前法　白芍药　延胡索醋纸裹煨令熟,用布揉去皮　当归　桂心各一两　红花炒,无恶血不用　没药别研。各半两　蒲黄一两,隔纸炒

上为细末,每服二钱,温酒调下。如月经不依常,苏木煎酒调下。若腰疼,用糖球子煎酒调下,无时候。

仁斋直指方论[68]

【原文摘录】 续断饮 治血分如前。

延胡索微炒 当归 川芎 牛膝 川续断 赤芍药 辣桂 白芷 五灵脂炒 羌活各一分 赤茯苓 牵牛炒,取末 半夏制 甘草炙。各一分半

上锉散。每服三钱,姜四片,食前煎服。

【原文摘录】 全蝎延胡散 治小肠气痛最良。

延胡索用盐炒,一两 全蝎晒干,生用,一分

上细末。每服一钱,食前温酒调下,亦治心痛不饥饱,醋汤调下。

【原文摘录】 复元通气散 便毒初发用此方。

穿山甲酒浸,炙焦,二两 天花粉酒浸一宿,焙 白芷 舶上茴香炒 白牵牛末炒 延胡索擦去皮 南木香 当归 甘草炙。各一两 青木香半两

上为细末。每服二钱,温酒调,食前服,不饮酒,南木香煎汤下。

重订严氏济生方[69]

【原文摘录】 加味七气汤 治喜、怒、忧、思、悲、恐、惊七气为病,发则心腹刺痛不可忍,时发时止,发则欲死。及外感风寒湿气作痛,亦宜服之。

半夏汤泡七次,三两 桂心不见火 玄胡索炒,去皮。各一两 人参 甘草炙。各半两 乳香三钱

上咬咀,每服四钱,水一盏半,生姜七片,枣一枚,煎至七分,去滓,食前温服。

【原文摘录】 立应散 治妇人血刺心痛。

玄胡索不拘多少,去皮,炒令转色,不可焦

上为细末,每服二钱,酒一盏,煎至七分服,不拘时候。不能饮者,以陈米饮调下,酒调亦得,二者不若酒煮快。

【原文摘录】 三神丸 治室女血气相搏,腹中刺痛,痛引心端,经行涩少,或经事不调,以致疼痛。

橘红二两 玄胡索去皮,醋煮,一两 当归去芦,酒浸锉,略炒,一两

上为细末,酒煮米糊为丸,如梧桐子大。每服七十丸,加至一百丸,空心,艾汤送下,米饮亦得。

卫生宝鉴

【原文摘录】 玄胡气温,味辛 破血,治气。妇人月水不调,小腹痛,温暖腰膝,破散癥瘕。捣细用。

世医得效方[70]

【原文摘录】 聚香饮子 治七情所伤,遂成七疝,心腹胀痛,痛引腰胁连背,不可俯仰。

檀香 木香 乳香 沉香 丁香并不见火 藿香叶去土。各一两 玄胡索炒,去皮 片子姜黄洗 川乌炮,去皮尖 桔梗去芦,锉,炒 桂心不见火 甘草炙。各半两

上锉散。每服四钱,水一盏半,生姜七片,红枣一枚,煎至七分,去滓温服,不拘时候。

【原文摘录】 治小肠疝气。

玄胡索不以多少,盐炒过,入全蝎半钱为末。每服一钱,温酒调下,立效。

【原文摘录】 治痢无问赤白。延胡索不以多少,新瓦上炒过,为末。每服二钱,米饮调下。只一服取效。

【原文摘录】 炼阴丹 治阴器下坠,肿胀,卵核偏大,坚如石,痛不可忍。

延胡索微炒,去壳 海藻洗 昆布洗 青皮去穰 茴香炒 川楝去核 马蔺花各一两 木香半两 大戟酒浸三宿,切片,焙干,一分

上为末,别将硇砂、阿魏、安息香各一分,用酒、醋各一升,淘去沙石,熬成膏,入麝香一钱,没药一分,入前药和丸如绿豆大。用绵灰酒下十丸至十五丸,空心服。

【原文摘录】 玄胡索汤 治妇人、室女七情伤感,遂使血与气并,心腹作痛,或连腰胁,或引背膂,上下攻刺,甚作揪搦,经候不匀,但是一切血气疼痛,并可服之。

当归去芦,酒浸,锉,炒 延胡索炒去毛 蒲黄炒 赤芍药 官桂不见火。各半两 片子姜黄洗 乳香 没药 木香不见火。各三钱 甘草炙,二钱半

上锉散。每服四钱,水一盏半,生姜七片煎,食前温服。吐逆,加半夏、橘红各半两。

【原文摘录】 三神丸 治室女血气相搏,腹中刺痛,痛引心端,经行涩少,或经事不调,以致疼痛。

橘红二两 延胡索去皮,醋煮 当归去芦,酒浸,锉,略炒。各一两

上为末,酒煮米糊为丸,梧桐子大。每服七十丸,加至一百丸,空心,艾汤或米饮送下。

医学纲目

【原文摘录】 醋纸包煨熟,用布擦去皮。

普济方

【原文摘录】 阿魏丸御药院方 治男子妇人,一切气攻刺痛,呼吸不得,及滑泄。

阿魏一两半 当归细切,醋炒 吴茱萸醋炒 川芎锉,醋炒 陈皮汤浸去白,醋炒 吴白芷 附子炮去脐 桂去粗皮 肉豆蔻 朱砂另研。各半两 白及 木香 延胡索锉碎,醋炒。各七钱半 干姜炮 蓬莪术各一两

上除阿魏、朱砂外,同捣为末,以头醋半升,浸阿魏经宿,用生姜生绢袋取汁,煮糊为丸,如梧子大,以朱砂为衣,每服五丸。温酒下,橘皮汤亦可,妇人醋汤下,不拘时候。

【原文摘录】 全蝎元胡散 治小肠气痛,最良。

延胡索用盐炒,一两 全蝎晒干,生用,一分

上为末,每服一钱,食前温酒调下。亦治心痛不知饥饱,醋汤下。

【原文摘录】 延胡索丸 治妇人血脏久冷,虚积气攻,心腹脐下疼痛,呕逆痰涎,不思饮食。

延胡索米醋炙黄,三分 当归切,焙 沉香锉。各半两 木香 白术 芎芎 青橘皮汤浸去白瓤,焙 附子炮裂,去皮脐 吴茱萸汤浸,焙干,炒 桂去粗皮 京三棱湿纸裹煨,别捣为末。各一两半 篷莪术锉,炒,一两

上为末,以酒煮面糊丸如梧桐子大。每服二十丸,煎生姜醋汤下,日进三服,不计时候。

本草品汇精要

【原文摘录】 草之草:延胡索无毒 蔓生。

延胡索主破血,产后诸病因血所为者,妇人月经不调,腹中结块,崩中淋露,产后血晕,暴血冲

上,因损下血,或酒磨及煮服《名医》所录。苗《图经》曰:春生苗,作蔓延被,郊野或园圃间多有之,其根如半夏而色黄,至秋采之,为产家之圣药也。地《海药》云:生奚国,从安东道来。道地:镇江为佳。时生:春生苗。采秋取根。收暴干。用根,蛀虫成末者为好。质类半夏而坚小。色黄。味辛。性温,散。气气之厚者,阳也。臭香。主破血,调气。行手太阴经、足太阴经。治疗:《日华子》云:除风,治气,暖腰膝,破癥癖,扑损瘀血,落胎及暴腰痛。《海药》云:主肾气,破产后恶露及儿枕。《汤液本草》云:止心气痛,小腹痛。合治合三棱、鳖甲、大黄为散,能散气,通经络。以一两,捣罗为散,不计时候用豆淋酒调下二钱匕,疗堕落车马,筋骨疼痛不止。为末,合酒调服一钱匕,疗产后心闷,手脚烦热,气力欲绝,血晕,连心头硬及寒热不禁。为末,合猪胰一具,切作块子,炙熟,蘸药末食之,疗膜外气及气块。禁妊娠不可服。

本草蒙筌

【原文摘录】 延胡索即玄胡索　味辛、苦,气温,无毒。来自安东县名,属南直隶,生从奚国。因避宋讳,改玄为延。形类半夏色黄,用须炒过咀片。专入太阴脾肺,一云又走肝经。调月水气滞血凝,止产后血冲备晕。跌扑下血,淋露崩中,心腹卒疼,小腹胀痛,并治之而即效也。

本草纲目

【原文摘录】 宋《开宝》[释名]玄胡索好古曰:本名玄胡索,避宋真宗讳,改玄为延也。[集解]藏器曰:延胡索生于奚,从安东道来,根如半夏,色黄。时珍曰:奚乃东北夷也。今二茅山上上龙洞种之。每年寒露后栽,立春后生苗,叶如竹叶样,三月长三寸高,根丛生如芋卵样,立夏掘起。根[气味]辛,温,无毒珣曰:苦,甘。杲曰:甘、辛,温,可升可降,阴中阳也。好古曰:苦、辛,温,纯阳,浮也,入手、足太阴经。[主治]破血,妇人月经不调,腹中结块,崩中淋露,产后诸血病,血运,暴血冲上,因损下血。煮酒或酒磨服《开宝》。除风治气,暖腰膝,止暴腰痛,破癥癖,扑损瘀血,落胎大明。治心气小腹痛,有神好古。散气,治肾气,通经络李珣。活血利气,止痛,通小便时珍。[发明]珣曰:主肾气,及破产后恶露或儿枕。与三棱、鳖甲、大黄为散,甚良,虫蛀成末者,尤良。时珍曰:玄胡索,味苦,微辛,气温,入手足太阴、厥阴四经,能行血中气滞,气中血滞,故专治一身上下诸痛,用之中的,妙不可言。荆穆王妃胡氏,因食荞麦面着怒,遂病胃脘当心痛,不可忍。医用吐下行气化滞诸药,皆入口即吐,不能奏功。大便三日不通。因思《雷公炮炙论》云:心痛欲死,速觅延胡。乃以玄胡索末三钱,温酒调下,即纳入,少顷大便行而痛遂止。又华老年五十余,病下痢腹痛垂死,已备棺木。予用此药三钱,米饮服之,痛即减十之五,调理而安。按《方勺泊宅编》云一人病遍体作痛,殆不可忍。都下医或云中风,或云中湿,或云脚气,药悉不效。周离亨言:是气血凝滞所致。用玄胡索、当归、桂心等分,为末,温酒服三四钱,随量频进,以止为度,遂痛止。盖玄胡索能活血化气,第一品药也。其后赵待制霆因导引失节,肢体拘挛,亦用此数服而愈。

[附方]

鼻出衄血:玄胡索末,绵裹塞耳内,左衄塞右,右衄塞左。(《普济方》)

小便不通:捻头散,治小儿小便不通。用玄胡索、川苦楝子等分,为末。每服半钱或一钱,白汤滴油数点调下。(钱仲阳《小儿直诀》)

膜外气疼,及气块:玄胡索不限多少,为末。猪胰一具,切作块子,炙熟蘸末,频食之。(《胜金方》)

热厥心痛,或发或止,久不愈,身热足寒者:用玄胡索去皮、金铃子肉等分,为末,每温酒或白汤下二钱。(《圣惠方》)

妇女血气,腹中刺痛,经候不调:用玄胡索去皮,醋炒,当归酒浸炒,各一两,橘红二两。为末,酒煮米糊丸梧子大。每服一百丸,空心艾醋汤下。(《济生方》)

产后诸病,凡产后,秽污不尽,腹满,及产后血运,心头硬,或寒热不禁,或心闷、手足烦热、气力欲绝诸病:并用玄胡索炒,研,酒服一钱,甚效。(《圣惠方》)

小儿盘肠，气痛：玄胡索、茴香等分，炒，研，空心米饮量儿大小与服。(《卫生易简方》)

疝气危急：玄胡索盐炒、全蝎去毒，生用，等分，为末。每服半钱，空心盐酒下。(《直指方》)

坠落车马，筋骨痛不止：玄胡索末，豆淋酒服二钱，日二服。(《圣惠方》)

雷公炮制药性解

【原文摘录】 一切因血作痛并治。酒炒行血，醋炒止血，生用破血，炒用调血。

本草汇言

【原文摘录】 味苦、辛，气温，无毒。可升可降，阴中阳也。入手足太阴、厥阴经，行血中气滞，气中血滞之药。李时珍先生曰：生东北夷方。今二茅山土龙洞及仁和笕桥亦种之。寒露后栽种，立春后生苗，高三四寸，延蔓布地，叶必三之，宛如竹叶，片片成个。细小嫩绿，边色微红，作花黄色，亦有紫色者。根丛生蔓延，结如芋粒，亦如半夏，但色黄耳。立夏后掘取，洗净，酒浸蒸，晒干。得虫蛀末尤良。活血化气第一。

【原文摘录】 《圣惠方》治产后诸病，凡产后秽污不尽腹满，及产后血晕，心头鲠闷，或寒热不禁，手足烦热，气力欲绝者。用玄胡索酒炒，研末，酒服二钱。

《直指方》治疝气危急。用玄胡索盐水炒，全蝎生用，各等分，研末，空心盐酒下。

又方治冷气腰痛。用玄胡索、当归、肉桂各等分，研末，温酒服三四钱，随量频进，以愈为度。

又方治热厥心痛，或发或止久不愈，身热足寒者。用玄胡索、金铃子肉，各等分为末，白汤下二钱。

《济生方》治妇人腹中刺痛，经候不调。用玄胡索醋炒、当归酒炒各一两，香附醋炒一两五钱，共为末，神曲醋打糊为丸，梧桐子大，每服百丸，空心白汤下。

《本草发明》治下痢腹痛。用玄胡索醋炒为末，米饮调服三钱。

《卫生易简方》治小儿盘肠气痛。用玄胡索醋炒，大茴香炒，各等分为末，大人三钱，小儿一钱，白汤调服。

《圣惠方》治堕落车马，跌蹼筋骨痛不止。用玄胡索为末，生酒调服三钱。

续补集方

《方氏本草》治男妇血气积聚，腹中结块，癥瘕胀满，或崩中淋沥，漏下不止；或秽露攻冲，恶心眩晕。用玄胡索四两，醋浸，炒当归身、川芎各一两五钱，酒洗，炒香附三两，童便浸炒、炮姜灰、牡丹皮焙各二两，共为末，水发为丸梧子大，每早服三钱，白汤下。

治妇人女子经血不调，为一切腹内胀满、痛滞诸疾。用玄胡索醋炒，益母叶酒炒，香附米童便浸炒，当归、川芎俱酒炒，各二两，共为末，炼蜜丸如梧子大，每早、晚各食前服三钱，白汤下。里寒大便不实者，加肉桂、木香、白术各一两。元本虚弱者，加人参、黄耆各一两。

炮炙大法

【原文摘录】 延胡索　产茅山溪陵涧，粒粒金黄色者良，醋煮切。

本草乘雅半偈

【原文摘录】 延胡索宋《开宝》　[气味]辛，温，无毒。[主治]主破血，妇人经水不调，腹中结块，崩中淋露，产后诸血病，血运，暴血冲上，因损下血。煮酒，或酒磨服。[颢]曰：原名玄胡索，避宋真宗讳，易玄为延也。出奚国，从安东来；奚即东北夷。今茅山上龙洞，仁和笕桥亦种之。寒露前栽种,立春后生苗,高三四寸,延蔓布地,叶必三之,宛如竹叶,片片成个,细小嫩绿,边色微红。作花黄色亦有紫色者。根丛生,乐蔓延,状似半夏,但黄色耳。立夏掘起,阴干者良;石灰煮曝者,性烈不堪入药也。修事,酒润,或醋润,蒸之,从巳至亥,俟冷取出,焙干,研细用。先人云:名玄而色黄,酝全气也。气温而味辛,秉金制也。以一春而备四气,叶必三之,具木生数,象形对待肝血之非其所藏,而玄为破坚之线索无疑矣。

本草述

【原文摘录】 修治,粒粒金黄色者良,能曰:欲其行血,当以酒制;欲其止血,当以醋炒;欲其破血,当以生用;欲其调血,当以炒用。

本草备要

【原文摘录】 延胡索 批宣,活血,利气辛苦而温。入手足太阴肺、脾、厥阴心包、肝经。能行血中气滞,气中血滞,通小便,除风痹。治气凝血结,上下内外诸痛通则不痛,癥瘕崩淋,月候不调气血不和,因而凝滞,不以时至,产后血运,暴血上冲,折伤积血,疝气危急,为活血、利气第一药。然辛温走而不守独用力迅,宜兼补气血药,通经坠胎。血热、气虚者禁用。根如半夏。肉黄、小而坚者良。酒炒行血,醋炒止血,生用破血,炒用调血。

本经逢原

【原文摘录】 延胡索即玄胡索 苦、辛,温,无毒。上部酒炒,中部醋炒,下部盐水炒。发明:延胡索色黄入脾胃,能活血止痛,治小便溺血。得五灵脂同入肝经散血破滞。《炮炙论》曰:心痛欲死,急觅延胡,以其能散胃脘气血滞痛也。概当归、芍药调腹中血虚痛,延胡、五灵治胸腹血滞痛。又延胡善行血中气滞,气中血滞,与当归、桂心治一身上下诸痛,及经癸不调,产后血病,往往独行多功,杂他药中便缓。按延胡走而不守,惟有瘀滞者宜之,若经事先期,虚而崩漏,产后血虚而晕,咸非所宜。

本草经解

【原文摘录】 延胡索 气温,味辛,无毒。主破血,妇人月经不调,腹中结块,崩中淋露,产后诸血症,血晕,暴血冲上,因损下血。煮酒或酒磨服。

本草从新

【原文摘录】 延胡索 宣,活血利气辛苦而温。入手足太阴肺、脾、厥阴心包、肝。能行血中气滞、气中血滞。通小便,除风痹,治上下内外诸痛通则不痛,癥癖崩淋,月候不调气血不和,因而凝滞,不以时至,产后血晕,暴血上冲,折伤积血,为活血利气之药。然辛温走而不守独用力迅,宜兼补气血药用,通经堕胎,瘀滞有余者宜之。生用破血,炒用调血酒炒行血,醋炒止血。经事先期,虚而崩漏,产后虚晕,均忌之根如半夏,黄色而坚。

得配本草

【原文摘录】 延胡索一名玄胡索。苦、辛,温,入手足太阴、厥阴经血分。能行血中气滞、气中血滞。理一身内外上下诸痛,调月经,止痢疾,利小便,破癥癖跌扑凝瘀,善落胎,治产后诸血病。得乳香、钩藤,治盘肠气痛。配全蝎,治疝气危急。配川楝子,治热厥心痛并治小便不通。配益母草,行产妇恶血。破血,生用。调血,炒用。行血,酒炒。止血,醋炒。上部,酒炒。中部,醋炒。下部,盐水炒。虚人血逆,当兼补药用。经事先期,虚而崩漏,或经血枯少不利,产后虚运,或气虚作痛者,皆禁用。

本草求真

【原文摘录】 延胡索山草[批]行心、肝血中气滞,气中血滞 延胡索专入心、肝气味辛,温,无毒。入足厥阴肝、手少阴心经,能行血中气滞,气中血滞。故凡月水不调月水或先或后,多因血气凝滞,心腹卒痛,小腹胀痛,胎产不下,筋缩疝瘕,产后血冲血晕,跌仆损伤,不论是血是气,积而不散者,服此力能通达诸证皆属气血凝滞。以其性温,则于气血能行能畅,味辛,则于气血能润能散,所以理一身上下诸痛,往往独行功多。方勺《泊宅编》云:一人病遍体作痛,殆不可忍,都下医或云中风中湿脚气,悉不效。周离亨言是气血凝滞所致,用延胡索、当归、桂心等分为末,温酒服三四钱,随量频进,以止为度,遂痛止。盖延胡索能活血化气,第一品药也。其后赵待制霆因导引失节,肢体拘挛,亦用此数服而愈。然此既无益气之情,复少养营之义,徒仗辛温攻凝逐滞,虚人当兼补药同用,否则徒损无益。气虚血热切忌。[批]延胡索出茅山佳。根如半夏,肉黄小而坚者良。酒炒行血,醋炒止血,生用破血,炒用调血。

本草述钩元

【原文摘录】 延胡索 修治,取粒粒金黄色者,行血酒制,止血醋炒,破血生用,调血炒用。

本草害利

【原文摘录】 延胡索 修治,立夏掘取,今多出浙江笕桥。根如半夏,黄色而坚。产东阳者,粒头细,生用破血,炒用调血,酒炒行血,醋炒止血。

三、小结

延胡索气微,味苦[71]。为临床常用的活血止痛要药,古代有生用破血,炒用调血,酒炒行血,醋炒止血,上部酒炒用,中部醋炒制,下部盐水炒等炮制理论。宋时用于跌打损伤以及妇科血气心腹疼痛,多生用。

(一) 不同炮制方法

1. **净制** 《开宝本草》记载,元胡原名玄胡索。陈藏器谓:"延胡索生奚国,从安东来,根如半夏,色黄,挖出去土。"李时珍谓:"每年寒露后栽,立春后生苗,叶如竹叶样,三月长三寸高,根丛生如芋卵样,立夏掘起,皆悉去土。"宋代《洪氏集验方》"去土"、《太平惠民和剂局方》"去皮"、《三因极一病证方论》"去壳"、《严氏济生方》"炒去皮"、《妇人大全良方》"去根皮"、《仁斋直指方论》"擦去皮",以及元代《世医得效方》"微炒,去壳""醋煮"。

2. **切制** 关于切制的记载,有宋《博济方》"锉碎"、《证类本草》"捣为末"、《圣济总录》"大者七枚,捣末",以及元代《卫生宝鉴》"捣细用",明《普济方》"研"和《本草蒙筌》"咀片"。

3. **火制** 关于炒制的记载,宋代《博济方》首先记述了"于银器内炒",同一时期还有《严氏济生方》"炒令专色,不可焦"、《仁斋直指方论》"微炒"或"略炒"、《证类本草》"熬,捣为末"、《圣济总录》"用须炒过,咀片"、《本草衍义》"炒赤色""炒青色"。《杨氏家藏方》"炒香",元代《世医得效方》有"新瓦上炒过,为末",明《普济方》载"铁石器内炒"。

4. 醋炒 关于醋炒的记载,宋代有《博济方》"醋炒"、《圣济总录》"米醋炒黄"、《妇人大全良方》"醋纸裹煨令熟,用布揉去皮"、《严氏济生方》"去皮醋煮",明代《医宗必读》"醋炙",元代《世医得效方》和明代《炮炙大法》"醋煮";另外,明代尚有《普济方》"米醋炙黄"、《医学纲目》"醋纸包煨熟,用布擦去皮"及《本草乘雅半偈》"醋润蒸之,从巳至亥,俟冷取出,焙干研细用"。

5. 酒炒 关于酒炒的记载,明代有《医学纲目》"酒煮玄胡索细末"、《医学入门》"酒磨服"、《万病回春》"酒炒"、《本草乘雅半偈》"酒润,蒸之,从巳至亥,俟冷取出,焙干研细用",清代有《类证治裁》"酒焙"和《验方新编》"酒炒"。

6. 盐炒 关于盐炒的记载,宋代有《仁斋直指方论》和《类编朱氏集验医方》。

7. 蛤粉炒 宋代的《魏氏家藏方》载"蛤粉炒"。

8. 米炒 关于米炒的记载,宋代有《太平惠民和剂局方》"糯米内炒赤色,去米""炒""微炒""糯米同炒赤,去米",《妇人大全良方》和《圣济总录》"与糯米同炒米赤为度""延胡索粳米炒米熟用",明代有《普济方》"拌糯米炒赤去皮"。

9. 炮 宋代《圣济总录》和明代《普济方》有相关记载。

10. 煨炒 明代《普济方》有"煨炒"记载。

11. 焙 明代《仁术便览》载有"微焙"。

12. 灰炒 宋代《类编朱氏集验方》和《是斋百一选方》载有"灰炒"。

(二)炮制理论

关于延胡索生品的功效和应用,历代医籍有较详细记述,如《卫生宝鉴》"玄胡气温,味辛,破血,治气。妇人月水不调,小腹痛,温暖腰膝,破散癥痕,捣细用",《本草正义》记载"《开宝本草》主破血""《日华》破癥痞",《本草约言》记有延胡索乃"阳中之阴,可升可降。破结血而止痛,活滞血而调经,治产后败血之要药也",说明延胡索生品有明显破血作用。另外,《本草纲目》有"玄胡索味苦,微辛,气温,入手足太阴、厥阴四经,能行血中气滞,气中血滞,故专治一身上下诸痛,用之中的,妙不可言",《本草约言》记述"《珍珠囊》云:女中之要药,亦治男子心气小腹痛",《本草正义》记述"专治上下诸痛,行血中气滞,气中血滞",《本草从新》记述"治上下内外诸痛,为活血利气之药",表明延胡索生品有明显的止痛作用。关于延胡索的活血祛瘀作用,《医宗必读》载"玄胡索走而不守,惟有瘀滞者宜之,若经事先期,虚而崩漏,产后血虚而晕,则不可服",《本草新编》强调"延胡索,破气、破血之药也。无气之滞,无血之瘀,用之能安然无恙乎。用于补血、补气之内,补血而不能救其破血之伤,补气而不能救其破气之损,况全无补剂,其伤损之大,更何如哉",而《本草便读》将其归为肝家血分药,"延胡索辛、苦而温,色黄气香,其形坚实,肝家血分药也,能行血活血,而又能理血中气滞,故一切气血阻滞作痛者,皆可用之。若病不因气血阻滞而涉虚者,又不宜用。延胡索本属肝经血分之药,而能治胃痛者,以肝邪瘀滞乘胃而作痛也"。总之,延胡索生品功效以破血和止痛作用为主,常用于血瘀气滞引起的疼痛。

宋代《三因极一病证方论》"延胡索糯米内炒赤色,去米,治妇人产后血刺痛",《博济方》"延胡索,于银器内炒,治妇人脐腹痛",并对醋炒延胡索的主治做了说明,"延胡索,锉碎,醋炒,治一切气攻刺痛"。明代《本草纲目》在附方中针对不同病证选用了延胡索不同炮制品,如治疗"妇女血气腹中刺痛,经候不调。用玄胡素去皮醋炒""产后诸病,用玄胡素炒研,酒服一钱,甚效""疝气危急,玄胡素盐炒""坠落车马筋骨痛不止。玄胡素末,豆淋酒服二钱",《雷公炮制药性解》载"一切因血作痛之证并治,酒炒行血,醋炒止血,生用破血,炒用调血",《本草通玄》"辛温。入手足太阳、厥阴四经。

行血利血,止痛,落胎,通络,利小便。玄胡索间理气血,故能行血中气滞,气中血滞,理一身上下诸痛,确有神灵。时珍颂为活血化气第一品药,非虚语也。往往独行多功,杂以他味便缓。上部酒炒用,中部醋炒用,下部咸水炒用",《本草从新》和《本草求真》均记载"生用破血,炒用调血,酒炒行血,醋炒止血",《类编朱氏集验医方》"延胡索,盐炒,治小肠气痛",《得配本草》还补充了延胡索不同炮制品作用部位有所不同,即"破血生用,调血炒用,止血醋炒。上部酒炒,中部醋炒,下部盐水炒"。总之,历代医家已将延胡索不同炮制品应用于不同的病证,说明其不同炮制品在临床应用上是有区别的。

有文献明确记述了延胡索醋炒、酒炒后应用,或酒、醋煮服效果更好,并对醋炙、酒炙的炮制作用做了论述。如宋代《证类本草》有"延胡索主破血,产后诸病因血所为者,妇人月经不调,腹中结块,崩中淋露,产后血晕,暴血冲上,因损下血,或酒摩及煮服"。明代《医学入门》认为"玄胡索善理气痛及膜外气块,止心气痛及小肠、肾气、腰暴痛,活精血,调妇人月经,腹中结块,崩中淋露,又破血及堕落车马疼痛不止。酒磨或煮服,醋煮亦好",《万病回春》载"延胡索,酒炒,治胃脘痛滞气壅塞",《本草正义》"延胡虽为破滞行血之品,然性情尚属和缓,不甚猛烈,古人必以酒为导引,助其运行"。

玄 参

玄参为玄参科植物玄参 *Scrophularia ningpoensis* Hemsl.的干燥根。冬季茎叶枯萎时采挖,除去根茎、幼芽、须根及泥沙,晒或烘至半干,堆放3～6日,反复数次至干燥。

一、概述

玄参入药始载于《神农本草经》,列为中品。三国时魏吴普《吴普本草》云:"或生冤句山阳。"《新修本草》[72]曰:"生河间川谷及宛朐。"宛朐即冤朐。明代刘文泰等《本草品汇精要》记述玄参时云,"道地江州、衡州、邢州"。"江州"即江西九江,"衡州"即湖南衡阳,"邢州"即河北邢台。《新编中药志》称玄参主产浙江东阳、仙居、磐安、缙云、临安、富阳、桐庐等地。此外,四川、陕西、贵州、湖南、湖北、山西、山东、河北、河南、江西等地亦产,以浙江产为道地药材。

玄参甘、苦、咸,微寒,归肺、胃、肾经。为临床常用中药,具有清热凉血,滋阴降火,解毒散结等功效。用于热入营血,温毒发斑,热病伤阴,舌绛烦渴,津伤便秘,骨蒸劳嗽,目赤,咽痛,白喉,瘰疬,痈肿疮毒等症。在多个处方中有重要应用,如清营汤、四妙勇安汤、增液承气汤等。

二、炮制研究

雷公炮炙论

【原文摘录】 玄参,凡采得后,须用蒲草重重相隔,入甑蒸两伏时后,出晒干,使用时,勿令犯铜,饵之后噎人喉,损人目,拣去蒲草尽了,用之。

太平圣惠方

【原文摘录】 治服乳石太多,致脏腑充实,又酒面热毒过度,致令脚气壅塞。心神烦热,口干闷乱,咽喉不利,宜服犀角散方。

犀角屑一两　川升麻三分　玄参一两,去芦头　木香半两　葳蕤三分　麦门冬一两,去心　射干三分　栝蒌根一两　甘草三分,炙微赤,锉　沉香三分　槟榔一两　紫苏茎叶一两　黄芩三分　荠苨三分　吴蓝三分

上件药,捣粗罗为散,每服四钱,以水一中盏,入生姜半分,淡竹叶二七片,煎至六分,去滓。不计时候,温服。

本草图经

【原文摘录】 玄参,生河间及冤句,今处处有之。二月生苗,叶似脂麻,又如槐柳,细茎青紫色;七月开花青碧色;八月结子黑色。亦有白花,茎方大紫赤色而有细毛;有节若竹者,高五六尺;叶如掌大而尖长如锯齿;其根尖长,生青白,干即紫黑,新者润腻,一根可生五七枚。三月、八月、九月采,暴干,或云蒸过日干。陶隐居云:道家时用合香。今人有传其法:以玄参、甘松香各杵末,均秤分两,盛以大酒瓶中,投白蜜渍,令瓶七八分,紧封系头,安釜中煮,不住火,一伏时止火,候冷,破瓶取出,再捣熟。如干,更用熟蜜和,瓷器盛,荫埋地中,旋取,使入龙脑搜。亦可以熏衣。

证类本草

【原文摘录】 味苦、咸,微寒,无毒。主腹中寒热积聚,女子产乳余疾,补肾气,令人目明,主暴中风,伤寒身热,支满狂邪,忽忽不知人,温疟洒洒,血瘕,下寒血,除胸中气,下水,止烦渴,散颈下核,痈肿,心腹痛,坚癥,定五脏。久服补虚,明目,强阴益精。一名重台,一名玄台,一名鹿肠,一名正马,一名咸,一名端。生河间川谷及冤句。三月、四月采根,暴干。恶黄芪、干姜、大枣、山茱萸,反藜芦。

陶隐居云:今出近道,处处有。茎似人参而长大。根甚黑,亦微香,道家时用,亦以合香。唐本注云:玄参根苗并臭,茎亦不似人参,陶云道家亦以合香,未见其理也。今注详此药,茎方大,高四五尺,紫赤色而有细毛。叶如掌大而尖长。根生青白,干即紫黑,新者润腻,合香用之。俗呼为馥草,酒渍饮之,疗诸毒鼠瘘。陶云似人参茎,唐本注言根苗并臭,盖未深识尔。臣禹锡等谨按《药性论》云:玄参,使,一名逐马,味苦。能治暴结热,主热风头痛,伤寒劳复,散瘤瘰瘤疬。《日华子》云:治头风,热毒游风,补虚劳损,心惊烦躁劣乏,骨蒸传尸邪气,止健忘,消肿毒。

《图经》曰:玄参,生河间及冤句,今处处有之。二月生苗。叶似脂麻,又如槐柳。细茎青紫色。七月开花青碧色。八月结子黑色。亦有白花,茎方大,紫赤色而有细毛,有节若竹者,高五六尺。叶如掌大而尖长如锯齿。其根尖长,生青白,干即紫黑,新者润腻。一根可生五七枚,三月、八月、九月采暴干。或云蒸过日干。陶隐居云:道家时用合香。今人有传其法,以玄参、甘松香各杵末,均秤分两,盛以大酒瓶中,投白蜜渍,令瓶七八分,紧封系头,安釜中,煮不住火,一伏时止火,候冷破瓶取出,再捣熟,如干,更用熟蜜和,瓷器盛,阴埋地中,旋取,使入龙脑搜,亦可以熏衣。

雷公云:凡采得后,须用蒲草重重相隔,入甑蒸两伏时后,出干晒。使用时,勿令犯铜,饵之后噎人喉,丧人目,拣去蒲草尽了,用之。

《经验方》:治患劳人烧香法,用玄参一斤,甘松六两,为末,炼蜜一斤和匀,入瓷瓶内封闭,地中埋窨十日取出。更用灰末六两,更炼蜜六两,和令匀,入瓶内封,更窨五日取出。烧令其鼻中常闻此香,疾自愈。

《广利方》:治瘰疬,经年久不差。生玄参捣碎傅上,日二易之。

圣济总录

【原文摘录】 海蛤丸方。

海蛤别研 赤茯苓去黑皮。各一两 狼毒煨熟,三分 桑根白皮炙,锉 玄参微炙。各一两 腻粉半两 薏苡仁 陈橘皮汤浸去白,焙 防己 葶苈炒紫色,研 杏仁汤浸去皮尖,双仁,炒。各一两

上一十一味,除海蛤外,捣罗为末,同海蛤再研匀,炼蜜和丸如小豆大。每服空心橘皮汤下三十丸,日三服,五日后觉齿痒即住药。齿肿口疮,即是瘥候。

【原文摘录】 蒜煎汤方 治虚劳夜多虚汗,肌体瘦弱,减食困劣,咳嗽不止,蒜煎汤方。

甘草炙 秦艽去土 当归洗,切,焙 玄参洗,焙 延胡索各二两 常山四两 山栀子去皮,二两 鳖甲九肋者去裙襕,酥炙令黄,三两 黄芪锉 乌梅去核炒 芎䓖各二两

上一十一味,锉如麻豆,瓷合收勿泄气,每服二钱匕,水八分,一盏,入蒜一瓣去两头,煎至六分。

去滓温服,日三。

【原文摘录】 阿胶散方　治虚劳体热,消瘦骨蒸,阿胶散方。

阿胶碎炒　人参去芦头　茯苓去皮　玄参去苗　丹参去芦头　防风去叉　黄芪　生干地黄焙　地骨皮　山栀子仁　葛根　柴胡去苗　秦艽去苗土　黄连去须　龙胆去土　枳壳去瓤,麸炒　麦门冬去心,焙　百合　鳖甲去裙襕,醋炙　甜葶苈隔纸炒　防己　甘草炙　栝蒌根　马兜铃　大黄锉,炒　桔梗炒　知母焙　贝母去心　款冬花　石膏碎　麻黄去节　桑根白皮炙,锉　黄芩去黑心　白药子　杏仁去皮尖,麸炒。各一两　槟榔五枚

上三十六味,㕮咀如麻豆大,和匀,每服三钱匕,水一盏半,入青蒿七枝切,同煎至七分。去滓温服,食后临卧服。

【原文摘录】 黄环丸方　治邪气鬼魅,脉见人迎气口,时大时小,黄环丸方。

黄环五两　琥珀研,三两　丹砂研　生银水磨细　龙胆各二两　白颈蚯蚓微炒　玄参去心　大黄锉,炒　闾茹各一两

上九味为细末,酒煮面糊和丸,如绿豆大。鸡鸣及日中时,用温麝香酒,下十丸,稍加至二十丸,以知为度。

【原文摘录】 薄荷丸方　治妊娠气血壅滞,攻身体生疮瘙痒,薄荷丸方。

干薄荷叶二两　荆芥穗一两半　蔓荆实去白皮　玄参洗,锉　甘草炙　大黄锉,炒　人参　麦门冬去心。各一两　羌活去芦头,二两　细辛去苗叶,一两半

上一十味,捣罗为末,炼蜜丸如鸡头大。每服一丸,茶酒嚼下,不拘时。

【原文摘录】 茯苓散方　还精补脑,长生驻颜,神仙却老延年,茯苓散方。

赤茯苓先用水煮三十沸,曝干,四两　菊花二两　钟乳取如鹅管蝉翼光明者,先入银器中,放在五六斗釜中,乃添水于釜内九分,釜底燃火,令如鱼目沸三复时,每一复时换水净洗,刷后添水慢火煎,令鱼目沸,日足取出,入乳钵内,研极细,入水少许,更研如稀糊,乃取澄,曝干,更研如粉,一两　云母取黄白光明者簇于大方砖上,以炭火七斤煅通赤,从旦至暮,取出去捣罗为末,入绢袋中,于大盆中摆之,按揉令水内澄,取出,曝干,更研加粉,一两　菖蒲九节者,米泔浸三复时,逐日换泔,日足切暴干　栝蒌根　赤石脂研如粉,水飞过,曝干更研　山茱萸微炒　防风去叉　牛膝　菟丝子酒浸三日,控干捣末　熟干地黄焙　续断　杜仲去粗皮,炙　山芋　蛇床子微炒　柏子仁　天雄裂,去皮脐　桂去粗皮　肉苁蓉酒浸,去皱皮,切,焙　牡丹皮　人参　天门冬去心,焙　石斛去根节　白术　石长生去根节,微炙　牡蒙　附子炮裂,去皮脐　苦参　玄参水洗,麸炒焦　独活去芦头　牡荆子　狗脊去毛　紫菀水洗,去土,曝干　干姜炮裂　黄芪炙锉　泽泻　甘草水蘸炙　芍药　巴戟天去心　沙参　远志去心,焙　石南叶暖水流控干,炙　牡蛎捣末,水和作团转飞取,曝干。各半两

上四十四味,捣研罗为散。每服一钱匕,温酒调下,日三服,空心日午、近晚各一。二十日见效,四十五日诸疾并瘥,一年可还童。

【原文摘录】 治大风癫卒无眉须者,乳香丸方。

乳香炒软候冷,研　人参　紫参去土苗　沙参去土苗　玄参去土苗　苦参锉,捣取粉　天麻酒浸切,焙　菊花未开者　枳壳去瓤,麸炒。各半两

上九味,捣罗为末,炼蜜和丸,如梧桐子大。食后酒下二十丸,日二夜一,百日内瘥。六十日内,两鼻中出血,是其候也。

太平惠民和剂局方

【原文摘录】 牛黄小乌犀丸　治诸风筋脉拘急,手足麻痹,语言謇涩,口面㖞斜,心怔恍惚,痰

涩壅滞,头目昏眩,肢节烦疼。及中风瘫缓,暗风痫病。肾风上攻,面肿耳鸣;下注腰脚,沉重疼痛。妇人血风,头旋吐逆,皮肤肿痒,遍身疼痛。

天麻去苗,二十两　川乌炮,去皮、脐　地榆去苗,洗,焙　玄参洗,焙。各十两

以上四味,为细末,以水少许化蜜,同于石锅内,慢火熬搅成稠膏,放冷,次入后药。

浮萍草净洗,焙　龙脑　薄荷叶去土　甜瓜子各十两　生犀　朱砂研飞。各五两　龙脑研　牛黄研　麝香研。各一两

上为细末,与前膏子一处搜和,丸如鸡头大。每服一丸,细嚼,荆芥茶下,温酒亦得,不计时候。

【原文摘录】　流气饮　治肝经不足,内受风热,上攻眼目,昏暗视物不明,常见黑花,当风多泪,怕日羞明,堆眵赤肿,隐涩难开,或生障翳,倒睫拳毛,眼眩赤烂,及妇人血风眼,及时行暴赤肿眼,眼胞紫黑,应有眼病,并宜服之。

大黄炮　川芎　菊花去枝　牛蒡子炒　细辛去苗　防风去苗　山去皮　白蒺藜炒,去刺　黄芩去芦　甘草炙　玄参去芦　蔓荆子去白皮　荆芥去梗　木贼去根、节。各一两　苍术米泔浸一宿,炒控,二两　草决明一两半

上捣,罗为末。每服二钱半,临卧用冷酒调下,如婴儿有患,只令乳母服之。

【原文摘录】

降真香　紫檀香锉,三十两,建茶末一两,汤调湿,拌匀,慢火炒,勿焦,未气尽为度　白茅香细锉,三十两　青州枣二十个,擘破,水二大升,煮变色,炒色变,拣去枣及黑不用,十五两　紫润降真香锉,四十两　黄熟香锉,三十两焰硝汤化,飞去滓,熬成霜,半斤　粉草锉,五两　瓶香二十两　麝香末十五两　甘松拣净　丁香皮　藿香各十两　龙脑二两　笺香锉,三十两

上为末,入研药,炼蜜搜和,如常法烧。

玄参拣净,五两　香白芷　藿香锉。各三两　香附子拣净　甘松拣净。各十两　麝香末半斤

扁鹊心书

【原文摘录】　蜜犀丸　治半身不遂,口眼㖞斜,语言不利,小儿惊风,发搐。

槐角炒,四两　当归　川乌　元参炒。各二两　麻黄　茯苓乳拌　防风　薄荷　甘草各一两　猪牙皂角去皮弦子,炒,五钱　冰片五分,另研

先以前十味为末,后入冰片和匀,蜜丸樱桃大。每服一丸,小儿半丸,细嚼茶清下。

小儿卫生总微论方

【原文摘录】　凉肌丸　治小儿温壮身热,脸赤烦渴燥闷。

龙胆草去芦,二两　玄参去芦,一两　当归去芦,洗净,一两

上为细末,炼蜜和丸绿豆大。每服二十丸,竹叶汤下,儿大增之无时。

外科精义[73]

【原文摘录】　万应膏　治一切疮疡,初生肿焮甚者,无问大小,以膏可肿痕贴之,煎葱白水热淋两焮时,良久再淋,肿消为度。如疮老不能瘥者,亦收敛聚脓,决然早瘥。

黄柏　芍药　白芷　黄芪　木鳖仁　杏仁　当归　白及　生地黄　官桂　玄参去皮,锉碎　没药　乳香以上各五钱,研　白蔹　黄蜡以上各一两　黄芩　大黄以上各二两　黄丹一斤　芝麻油二斤八两

上件十四味,入油内浸一宿,绝早入砂锅慢火熬,用生柳条搅至申时,以焦褐色出火,去粗渣,又

以重绵滤过,入丹再熬,旋滴水中成珠子不散者,出火毒绝烟,入乳香、没药、黄蜡搅匀,用瓷器收贮,于土内埋七日,取出摊用。

普济方

【原文摘录】 枳壳散出《圣惠方》 治脾实热,咽喉干,头痛心烦,四肢壅闷。

枳壳一两,麸炒微黄 石膏二两 子芩半两 柴胡一两,去苗 玄参一两,炒微黄 赤茯苓半两 川升麻三分 射干三分 羚羊角屑半两 甘草半两,炙微赤,锉 麦门冬三分,去心

上为散,每服三钱,水一中盏,入竹叶二七片,煎六分,去滓。不计时,温服。

【原文摘录】 天麻丸 治肝风,头目眴动,筋络拘急,或肢体弛缓不收。

天麻二两,酒浸两宿,焙干用 防风去叉 甜瓜子各半两 威灵仙去苗,半两 玄参洗净,焙干 地榆洗净,焙干 乌头去皮脐生用。各一两 龙脑研,一钱 麝香研,一钱

上捣极细,用蜜四两,河水四盏,同熬及四两,将药末一两半,入在蜜内,更熬三五沸,候冷,入余药拌和,杵三五百下,丸如鸡头子大。每服一丸,细嚼,茶酒下。

【原文摘录】 地黄丸 大治走注风,及风气,四肢倦怠,不思饮食,出大全集谓之四圣丹。

熟地黄洗,锉,焙 当归洗,锉,焙 玄参洗,锉,焙 羌活洗,锉,焙,拣节重者

上四味,各等分为细末,炼蜜为丸,如梧桐子大。每服三十丸,或温酒或盐汤,空心食前服药,良久仍进饮食。忌猪、鸡、羊,以羌活之故;忌热面,以当归之故;忌萝卜,以地黄之故;忌猪、羊血,以耗药力之故;余皆不忌。

【原文摘录】 方紫雪出《和剂方》 疗脚气毒遍内外,烦热不解,口中生疮,狂易叫走,瘴疫毒厉猝死,温疟,五尸五疰,心腹诸疾,志刺痛,及解诸热药毒发,邪热猝黄等。并解蛊毒鬼魅,野道热毒。又治小儿惊痫百病。

黄金一百两

石膏 寒水石 磁石 滑石

以上四味各三斤,捣碎,水一斛,煮至四斗,去滓入下项。

犀角屑 羚羊角屑 青木香捣碎 沉香捣碎各五两 玄参洗,焙,捣碎 升麻各一斤 甘草锉,炒,八两 丁香一两,捣碎

以上八味入前药汁中,再煮取一斗五升,去滓,入下项。

朴硝精者十斤 硝石四升。如缺,芒硝亦得。每升重七两七钱半

以上二味入前药汁中,微火上煎,柳木篦搅不住手,候有七升投在木盆中,半日欲凝,入下项。

朱砂飞研,三两 麝香当门子一两三钱半,研

以上二味入前药中,搅调令匀,寒之二日,上药成霜雪紫色。每服一钱或二钱,用冷水调下,大人、小儿临时以意加减,食后服。

【原文摘录】 厚朴汤出《三因方》 治干呕,呕而不逆,热少冷多,好唾白沫、清涎,噫气吞酸,此由上焦闭塞。

厚朴姜汁制 白茯苓 川芎 白术 玄参去芦头 吴茱萸汤洗。各半两 桔梗 人参 附子炮裂去皮脐 橘皮各三钱

上锉为散,每服四大钱,水一盏半,生姜五片,煎七分,去滓温服。

【原文摘录】 治心烦躁,口干舌涩,麦门冬汤方。

麦门冬去心焙,二两 龙齿半两 玄参洗,切 栀子仁 茅根各一两 木通二两,锉 赤芍药一两

上捣筛,每服三钱,水一盏,煎至八分,去滓。不拘时,温服。

【原文摘录】　如神散　治咽喉一切急患不得开。

白矾生　白僵蚕炒　藜芦　玄参去皮弦,炒　雄黄各三二钱　乳香一字

上为细末,和匀,每一字钱分两鼻内搐之,口含水及舌下,搽噙出涎立效。

【原文摘录】　天门冬丸,一名硼砂丸出王氏《博济方》　治上膈壅实,咽喉肿痛。

天门冬去心焙　玄参焙　恶实炒。各一两　甘草炙锉,一两半　人参　硼砂研　龙脑研。各一分

上捣罗五味为末,与别研二味拌匀,炼蜜和剂,捣三百杵,丸如皂子大。每服一丸,食后临卧,淡生姜汤嚼下。

奇效良方

【原文摘录】　五福化毒丹　治唇舌肿破生疮,烦渴。

玄参洗,焙　桔梗各二两　人参半两　茯苓一两半　马牙硝风化　青黛各一两　麝香一字　甘草七钱半,焙

上为细末,研匀,炼蜜为丸,如皂角子大,以金银箔各四十片为衣,每服一二丸,薄荷汤化下。如口臭,以生地黄汁化下,食后服。

本草品汇精要

【原文摘录】　草之草:玄参无毒　植生。

玄参出《神农本经》主腹中寒热,积聚,女子产乳余疾,补肾气,令人目明以上朱字《神农本经》。主暴中风,伤寒身热,支满狂邪忽忽不知人,温疟洒洒,血瘕,下寒血,除胸中气,下水止烦渴,散颈下核,痈肿,心腹痛,坚癥,定五脏。久服补虚明目,强阴益精以上黑字《名医》所录。名重台、玄台、鹿肠、正马、咸端、逐马。苗《图经》曰:二月生苗,叶似脂麻,又如槐柳,细茎,青紫色。七月开花,青碧色。八月结子,黑色。亦有白花,茎方大、紫赤色、细毛、有节若竹者,高五六尺,叶如掌大而尖长如锯齿。其根生青白,干即紫黑,新者润腻,一根可生五七枚,合香亦用之。地《图经》曰:生河间川谷及冤句,今处处有之。道地:江州、衡州、邢州。时生:二月生苗。采:三月、四月、八月、九月取根。收暴干。用根黑润者为好。质形如续随而黑。色紫黑。味苦、咸。性微寒,泄。气气薄味厚,阴也。臭香。主清咽喉之肿,泻无根之火。行足少阴经。反藜芦,恶黄芪、干姜、大枣、山茱萸。制雷公云:凡采得,须用蒲草重重相隔,入甑蒸两伏时,后出,晒干用。治疗《药性论》云:除暴结热,热风喉痛,伤寒劳复,并散瘤瘿,瘰疬。《日华子》云:止健忘,消肿毒及游风,头风热毒,心惊烦躁,劳乏骨蒸,传尸邪气。补《日华子》云:补虚羸劳损。合治合升麻、葛根、芍药、甘草,疗伤寒阳毒发斑。合酒饮,疗诸毒、鼠瘘。禁勿犯铜器,饵之噎人喉,丧人目。

本草蒙筌

【原文摘录】　玄参　咀片。忌铜铁,误犯饵之,噎喉丧目。古人深戒,吴载医通。郡《韩氏医通》。

医学入门[74]

【原文摘录】　玄参　水洗,蒲叶隔蒸,或酒蒸亦好。恶干姜、黄芪、大枣、山茱萸,反藜芦,极忌铜铁。

本草纲目

【原文摘录】　玄参《本经》中品　[释名]黑参《纲目》、玄台《吴普》、重台《本经》、鹿肠《吴普》、正马《别

录》、逐马《药性》、馥草《开宝》、野脂麻《纲目》、鬼藏《吴普》,时珍曰:玄,黑色也。《别录》一名端,一名咸,多未详。弘景曰:其茎微似人参,故得名参。志曰:合香家用之,故俗呼馥草。[集解]《别录》曰:玄参,生河间川谷及冤句,三月、四月采根,曝干。普曰:生冤句山阳。三月生苗。其叶有毛,四四相值,似芍药。黑茎,茎方,高四五尺。叶亦生枝间。四月实黑。弘景曰:今出近道,处处有之。茎似人参而长大。根甚黑,亦微香,道家时用,亦以合香。恭曰:玄参根苗并臭,茎亦不似人参,未见合香。志曰:其茎方大,高四五尺,紫赤色而有细毛。叶如掌大而尖长。根生青白,干即紫黑,新者润腻。陶云茎似人参,苏言根苗并臭,似未深识。颂曰二月生苗。叶似脂麻对生,又如槐柳而尖长有锯齿。细茎青紫色。七月开花青碧色。八月结子黑色。又有白花者,茎方大,紫赤色而有细毛;有节若竹者,高五六尺,其根一根五七枚。三月、八月采,曝干。或云蒸过晒干。时珍曰:今用玄参,正如苏颂所说。其根有腥气,故苏恭以为臭也。宿根多地蚕食之,故其中空。花有紫、白二种。

根[修治]敩曰:凡采得后,须用蒲草重重相隔,入甑蒸两伏时,晒干用。勿犯铜器,饵之噎人喉,丧人目。[气味]苦,微寒,无毒《别录》曰:咸。普曰:神农、桐君、黄帝、雷公:苦,无毒;岐伯:寒。元素曰:足少阴肾经君药也,治本经须用。之才曰:恶黄芪、干姜、大枣、山茱萸,反藜芦。[主治]腹中寒热积聚,女子产乳余疾,补肾气,令人目明《本经》。主暴中风伤寒,身热支满,狂邪忽忽不知人,温疟洒洒,血瘕,下寒血,除胸中气,下水止烦渴,散颈下核,痈肿,心腹痛,坚癥,定五脏。久服补虚明目,强阴益精《别录》。热风头痛,伤寒劳复,治暴结热,散瘤瘰瘳疬甄权。治游风,补劳损,心惊烦躁,骨蒸传尸邪气,止健忘,消肿毒大明。滋阴降火,解斑毒,利咽喉,通小便血滞时珍。[发明]元素曰:玄参乃枢机之剂,管领诸气上下,清肃而不浊,风药中多用之。故《活人书》治伤寒阳毒,汗下后毒不散,及心下懊憹,烦不得眠,心神颠倒欲绝者,俱用玄参。以此论之,治胸中氤氲①之气,无根之火,当以玄参为圣剂也。时珍曰:肾水受伤,真阴失守,孤阳无根,发为火病。法宜壮水以制火,故玄参与地黄同功。其消瘰疬亦是散火,刘守真言,结核是火病。

[附方]
诸毒鼠瘘:玄参渍酒,日日饮之。(《开宝本草》)
年久瘰疬:生玄参,捣敷上,日二易之。(《广利方》)
赤脉贯瞳:玄参为末,以米泔煮猪肝,日日蘸食之。(《济急仙方》)
鼻中生疮:玄参末涂之,或以水浸软,塞之。(《卫生易简方》)

仁术便览

【原文摘录】 炮制药法。
玄参,南产黑者好。去须、芦,水洗,晒干用。

医宗粹言

【原文摘录】 玄参 用酒洗去尘土,切片晒干用。
玄参行表治浮游无根之火,得酒气而力愈健。

雷公炮制药性解

【原文摘录】 玄参 味苦、咸,性微寒,无毒,入心、肺、肾三经。主腹中寒热积聚,女子乳痈诸疾,补肾气,除心烦,明眼目,理头风,疗咽喉,消瘿瘤,散痈肿,解热毒。恶黄芪、干姜、大枣、山茱萸,反藜芦,勿犯铜器,饵之噎喉损目。

按:玄参气轻清而苦,故能入心肺,以清上焦之火,体重浊而咸,故能入肾部,以滋少阴之火,所以积聚等证,靡不疗之。

---

① 氤氲(yīn yūn):烟气、烟云弥漫的样子;气或光混合动荡的样子。

雷公云：凡采得须用蒲草重重相隔，入甑蒸两伏时，后出晒干，使用时勿令犯铜器，饵之坠人喉，损人目，拣去蒲草用之。

炮炙大法

【原文摘录】　玄参　墨黑者良。用蒲草重重相隔，入甑蒸两伏时后，出干，勿令犯铜铁，饵之噎人喉，丧人目，拣去蒲草尽了，用之。一法：用酒洗去尘土，切片，晒干用。恶黄芪、干姜、大枣、山茱萸。

本草征要

【原文摘录】　玄参味苦、咸，微寒，无毒，入肾经。恶黄芪、干姜、大枣、山茱萸，反藜芦，忌铜器。蒸过晒干，黑润者佳补肾益精，退热明目，伤寒瘢毒，痨证骨蒸。解烦渴，利咽喉。外科瘰疬痈疽，女科产乳余疾。色黑味苦，肾家要药。凡益精明目，退热除蒸，皆壮水之效也。至如咽痛烦渴，瘢毒痨疮，皆肺病也。正为水虚火亢，金受贼邪，第与壮水，阳焰无光已。产乳余疾，亦属阴伤，故应并主。按：玄参寒滑，脾虚泄泻者禁之。

本草乘雅半偈

【原文摘录】　玄参《本经》中品　[气味]苦，微寒，无毒。[主治]主腹中寒热积聚，女子产乳余疾，补肾气，令人明目。[覈]曰：生河间川谷，及冤句，山阳近道亦有之。二月生苗，高四五尺，茎方而大，作节若竹，色紫赤，有细毛，叶生枝间，四四相值，形似芍药。七月开花，白色或茄花色，形似大蓟，花端丛刺，刺端有钩，最坚且利。八月结子黑色。一种茎方而细，色青紫，叶似脂麻对生，又似槐柳尖长，边有锯齿，七月开花青碧，八月结子黑褐，根都科生，一根五七枚，生时青白，干即紫黑，宜三八月采。修治，用蒲草重重相隔，入柳木甑，蒸两伏时，勿犯铜铁器，饵之噎人喉，丧人目。恶黄芪、干姜、山茱萸，反藜芦。

本草述

【原文摘录】　修治，中梓云：滋阴剂中须用蒸晒，差减寒性。酒洗去尘土，酒拌蒸，切片，晒干用。极忌铜铁，黑润者佳。

本草易读

【原文摘录】　元参　蒸熟日干用。

本草经解

【原文摘录】　元参　气微寒，味苦，无毒。主腹中寒热积聚、女子产乳余疾、补肾气、令人明目。蒸晒元参气微寒，禀天冬寒之水气，入足少阴肾经。味苦无毒，得地南方之火味，入手少阴心经、手厥阴心包络经。气味俱降，阴也。腹中者心肾相交之区也，心为君火，心不下交于肾，则火积于上，而热聚肾为寒水。肾不上交于心，则水积于下而寒聚矣。元参气寒益肾，味苦清心。心火下而肾水上，升者升而降者降，寒热积聚自散矣。女子以血为主，产乳余疾、产后诸症以产血伤也，心主血，味苦清心，所以主之。补肾气者，气寒壮水之功也。令人明目者，益水可以滋肝，清心有以泻火，火平水旺，目自明也。制方：元参同生地、甘菊、蒺藜、杞子、柴胡，能明目；同贝母、连翘、甘草、花粉、薄荷、夏枯草，治瘰疬；升麻、甘草，治发瘢咽痛；同知母、麦冬、竹叶，治热病燥热烦乱。

本草述钩元

【原文摘录】　元参　修治，黑润者佳，酒洗，去尘土，酒拌蒸，切片，晒干。极忌铜铁，入滋阴剂，须蒸晒过,差减寒性。

本草害利

【原文摘录】 元参 修治,三八月采根,暴干,或蒸过,晒干用。勿犯铜器,饵之噎人喉,丧人目。

三、小结

(一)不同炮制方法

1. **净制** 玄参可生用,《证类本草》"捣碎",《本草纲目》"捣敷上"。净制包括去芦、去皮、去苗、去须等,《太平圣惠方》"去芦头",《小儿卫生总微论方》"去芦",《圣济总录》"去芦",《普济方》"去芦头",《圣济总录》"去苗""去心""洗,锉""去土苗""拣净",《外科精义》"去皮,锉碎",《普济方》"洗,切",《本草蒙筌》"咀片",《仁术便览》"去须、芦,水洗,晒干用"。

2. **水制** 蒸。《雷公炮炙论》《证类本草》《本草品汇精要》《本草纲目》《雷公炮制药性解》《炮炙大法》《本草乘雅半偈》"雷公云:凡采得后,须用蒲草重重相隔,入甑蒸两伏时后出,晒干,使用时,勿令犯铜,饵之后噎人喉,损人目,拣去蒲草尽了用之",《医学入门》"蒲叶隔蒸,或酒蒸亦好",《本草征要》"蒸过晒干,黑润者佳",《本草易读》"蒸熟日干用",《本草经解》"蒸晒",《本草害利》"或蒸过晒干用"。

3. **火制** 炙、焙、炒等。《圣济总录》"微炙""焙",《普济方》"玄参洗净,焙干""玄参洗,锉,焙""玄参洗,焙,捣碎",《奇效良方》"玄参洗,焙",《扁鹊心书》"元参炒",《普济方》"玄参炒微黄""玄参去皮弦,炒"。

4. **水火共制** 《本草求真》"蒸过,焙用"。

5. **不同辅料** 《圣济总录》"玄参水洗,麸炒焦",《炮炙大法》"用酒洗去尘土,切片,晒干用"。

(二)炮制理论

《医宗粹言》认为玄参行表治浮游无根之火,得酒气而力愈健。《本草述钩元》提出元参入滋阴剂,须蒸晒过,差减寒性。明代《万病回春》还记载有用酒拌焙法治颈项结核,是因灼痰凝络,借酒性通络散结。《仁术便览》载酒洗治耳聋耳鸣,是因为酒性热,以折其寒。还有文献记载蒲草包是为了去热燥,协同药效。

麦　冬

麦冬为百合科植物麦冬 *Ophiopogon japonicus* (L.f) Ker-Gawl.的干燥块根。夏季采挖,洗净,反复暴晒、堆置,至七八成干,除去须根,干燥。

一、概述

麦冬药用最早见载于汉代的《神农本草经》,名"虋冬",并列为上品。麦冬又名麦门冬,宋代《本草图经》载有较为详细的植物形态:"麦门冬,生函谷、川谷及堤肥土石间久处,今所在有之。叶青似莎草,长及尺余,四季不凋,根黄白色,有须根作连珠形,似矿麦颗粒,故名麦门冬。四月开淡红花,如红蓼花,实碧而如珠。江南出者,叶大者苗如葱,小者如韭,大小有三四种,功用相似,或云吴地者尤胜。二月、三月、八月、十月采,阴干。"明代李时珍《本草纲目》载:"此草根似麦而有须,其叶如韭,凌冬不凋,故谓之麦门冬。""古人惟用野生者,后世所用多是种莳而成,浙中来者甚良,其叶似韭,多纵且坚韧为异。"清代《植物名实图考》收载的麦冬,与《本草纲目》所载相似。

需要说明的是,《本草图经》《证类本草》《本草蒙筌》收录"随州麦门冬"(湖北)和"睦州麦门冬"(浙江)两种麦冬药图。1995 年开始《药典》将麦冬和山麦冬作为两种中药收录:麦冬为来源于百合科麦冬 *Ophiopogon japonicus* (L.f) Ker-Gawl 的干燥块根。山麦冬为百合科植物湖北麦冬 *Liriope spicata* (Thunb) Lour.var.prolif-eraY.T.Ma 或短葶山麦冬 *Liriope muscari* (Dec-ne.) Baily 的干燥块根。药图中"睦州麦门冬"未见明显花葶,似为麦冬 *Ophiopogon japonicus* 植物;而"随州麦门冬"花葶直立,露出叶丛之外,清晰可见,似为山麦冬属 *Liriope* 植物。历代文献所述"来自浙中,其叶似韭"的麦冬,与今所用麦冬 *Ophiopogon japonicus* (L.f.) Ker-Gawl 相符。

关于产地,《名医别录》谓:"生函谷川谷及堤坝肥土石间久废处。""函关"即河南西部。《本草拾遗》云:"麦门冬,出江宁者小润,出新安者大白。""江宁"即江苏南京,"新安"即浙江淳安西。《新编中药志》称麦冬主产于浙江杭州、余姚等地,称杭麦冬。四川绵阳等地产称川麦冬。

综合考查历代本草、方志、历史典籍记载情况,有关麦冬产区在不同时期有不同的历史记载,唐以前主产于陕西、湖北、浙江、山东、湖南一带;唐宋时期麦冬的产区扩大到江苏、浙江、安徽、湖北等省;明清以来四川麦冬产量较大,逐渐成为另一主要产区;今用麦冬主产于四川绵阳三台,浙江慈溪、余姚、萧山,江苏无锡、镇江等地区。从地理分布看,历代麦冬产地以四川和江浙地区最为集中,目前以四川、浙江所产为道地药材。

《药典》载麦冬味甘、微苦,微寒,归心、肺、胃经。具有养阴生津,润肺清心作用。用于肺燥干咳,阴虚痨嗽,喉痹咽痛,津伤口渴,内热消渴,心烦失眠,肠燥便秘。

二、炮制研究

伤寒论

【原文摘录】 伤寒脉结代、心动悸，炙甘草汤主之。

甘草炙，四两　生姜切，三两　人参二两　生地黄一斤　桂枝去皮，三两　阿胶二两　麦门冬去心，半升　麻仁半升　大枣擘，三十枚

上九味，以清酒七升，水八升，先煮八味，取三升，去滓，内胶烊消尽，温服一升，日三服。一名复脉汤。

本草经集注

【原文摘录】 麦门冬　味甘，平，微寒，无毒。主治心腹结气，伤中，伤饱，胃络脉绝，羸瘦，短气，身重，目黄，心下支满，虚劳客热，口干燥渴，止呕吐，愈痿蹶，强阴益精，消谷调中，保神，定肺气，安五脏，令人肥健，美颜色，有子。久服轻身，不老，不饥。秦名羊韭，齐名爱韭，楚名马韭，越名羊蓍，一名禹葭，一名禹余粮。叶如韭，冬夏长生。生函谷、川谷及堤肥土石间久废处。二月、三月、八月、十月采，阴干。地黄、车前为之使，恶款冬、苦瓠，畏苦参、青蘘。函谷，即秦关。而门冬异于羊韭之名矣。处处有，以四月采。冬月作实如青珠，根似穬，故谓门冬，以肥大者为好。用之汤泽抽去心，不尔令人烦，断谷家为要。二门冬润时并重，既燥即轻，一斤减四五两尔。

备急千金要方

【原文摘录】 凡麦门冬，皆微润，抽去心。

【原文摘录】 凡麦门冬、生姜入汤，皆切。三捣三绞，取汁，汤成去滓下之，煮五六沸，依如升数，不可共药煮之。一法薄切用。

新修本草

【原文摘录】 麦门冬　味甘，平、微寒，无毒。主心腹结气，伤中、伤饱，胃络脉绝，羸瘦短气。身重、目黄，心下支满，虚劳客热，口干燥渴，止呕吐，愈痿蹶，强阴益精，消谷调中，保神，定肺气，安五脏，令人肥健，美颜色，有子。久服轻身、不老、不饥。秦名羊韭，齐名爱韭，楚名马韭，越名羊蓍，一名禹葭，一名禹余粮。叶如韭，冬夏长生。生函谷川谷及堤坂肥土石间久废处。二月、三月、八月、十月采，阴干。地黄、车前为之使，恶款冬、苦瓠，畏苦参、青蘘。函谷，即秦关。而麦门冬异于羊韭之名矣。处处有，以四月采，冬月作实如青珠，根似穬麦，故谓麦门冬，以肥大者为好。用之汤泽抽去心，不尔令人烦，断谷家为要。二门冬润时并重，既燥即轻，一斤减四五两尔。

外台秘要

【原文摘录】 定志紫葳丸　疗五惊喜怒不安方。

紫葳六分　远志十五分，去心　白龙骨七分　牛黄一两　甘草十分，炙　虎头皮十二分，炙令焦　人参　桂心　白术各八分　防风七分　麦门冬去心，熬　雷丸各五分　柴胡六分

上十三味，各别捣下筛，蜜和丸如梧桐子大。先食服十丸，日三甚良。忌海藻、菘菜、桃、李、生葱。

太平圣惠方

【原文摘录】 治肝风筋脉拘挛,不得屈伸,恍惚,或多喜忘,有时恐怖,宜服防风丸方。

防风半两,去芦头 犀角屑三分 茯神一两 远志半两,去心 人参三分,去芦头 白僵蚕三分,微炒 白附子半两,炮裂 芎䓖半两 朱砂三分,别研,水飞过 羌活半两 桂心三分 当归半两,锉,微炒 麦门冬半两,去心,焙

上为细末,入研了朱砂令匀,炼蜜和捣三二百杵,丸如梧桐子大。每服不计时候,酒下二(三)十丸。忌猪肉、毒鱼等。

本草图经

【原文摘录】 麦门冬 生函谷、川谷及堤坂肥土石间久废处,今所在有之。叶青似莎草,长及尺余,四季不凋;根黄白色有须,根作连珠形,似穬麦颗,故名麦门冬。四月,开淡红花,如红蓼花,实碧而圆如珠。江南出者,叶大者,苗如粗葱,小者如韭。大小有三四种,功用相似,或云吴地者尤胜。二月、三月、八月、十月采,阴干,亦堪单作煎饵也。取新根去心,捣熟,绞取汁,和白蜜,银器中重汤煮,搅不停手,候如饴乃成,酒化温服之。治中益心,悦颜色,安神,益气,令人肥健,其力甚快,又主金石药发。麦门冬去心,六两,人参四两,甘草二两,炙,三物下筛,蜜丸如梧子,日再饮下。又崔元亮《海上方》,治消渴丸云:偶于野人处得,神验不可言,用上元板桥麦门冬鲜肥者二大两,宣州黄连九节者二大两,去两头尖三五节,小刀子条理,去皮毛了净,吹去尘,更以生布摩拭,秤之,捣末,以肥大苦瓠汁浸麦门冬,经宿,然后去心,即于臼中捣烂,即内黄连末臼中,和捣,候丸得,即并手丸大如梧子,食后饮下五十丸,日再,但服两日,其渴必定。若重者,即初服药,每一服一百五十丸,第二日服一百二十丸,第三日一百丸,每四日八十丸,第五日依本服丸。若欲合药,先看天气晴明,其夜方浸药,切须净处,禁妇人、鸡犬见知,如似可,每日只服二十五丸。服讫觉虚,即取白羊头一枚,净去毛,洗了,以水三大斗,煮令烂,去头,取汁可一斗已来,细细服之,亦不著盐,不过三剂平复。

金匮玉函经

【原文摘录】 麻黄升麻汤方第二十六。

麻黄二两半 升麻 当归各一两六铢 黄芩 萎蕤 知母各十八铢 石膏碎,绵裹 甘草炙 桂枝 芍药 干姜 白术 茯苓 麦门冬去心。各六铢

证类本草

【原文摘录】 麦门冬为君 味甘,平、微寒,无毒。主心腹结气,伤中伤饱,胃络脉绝,羸瘦短气,身重目黄,心下支满,虚劳客热,口干燥渴,止呕吐,愈痿蹶,强阴益精,消谷调中,保神,定肺气,安五脏,令人肥健,美颜色,有子。久服轻身,不老不饥。秦名羊韭,齐名爱韭,楚名马韭,越名羊蓍,一名禹葭,一名禹馀粮。叶如韭,冬夏长生。生函谷川谷及堤坂肥土石间久废处。二月、三月、八月、十月采,阴干。地黄、车前为之使,恶款冬、苦瓠,畏苦参、青蘘。

陶隐居云:函谷即秦关,而麦门冬异于羊韭之名矣。处处有,以四月采,冬月作实如青珠,根似穬麦,故谓麦门冬,以肥大者为好。用之汤泽抽去心,不尔,令人烦,断谷家为要。二门冬润时并重,既燥即轻,一斤减四五两尔。今按陈藏器本草云:麦门冬,《本经》不言生者。按生者本功外。去心煮饮,止烦热消渴,身重目黄,寒热体劳,止呕开胃,下痰饮。干者入丸散及汤用之,功如《本经》方家自有分别。出江宁小润,出新安白大,其大者苗如鹿葱。小者如韭叶。大小有三四种,功用相

似,其子圆碧。久服轻身明目。和车前子、干地黄为丸,食后服之,去温瘴,变白,明目,夜中见光。臣禹锡等谨按吴氏云一名马韭,一名薲火冬,一名忍冬,一名忍陵,一名不死药,一名仆垒,一名随脂。神农、岐伯:甘,平。黄帝、桐君、雷公:甘,无毒。季氏:甘,小温。扁鹊:无毒。生山谷肥地,叶如韭,肥泽,丛生,采无时,实青黄。《药性论》云:麦门冬,使,恶苦芙,畏木耳。能治热毒,止烦渴,主大水,面、目、肢即浮肿,下水,治肺痿吐脓,主泄精,疗心腹结气,身黑目黄,心下苦支满,虚劳客热。《日华子》云:治五劳七伤,安魂定魄,止渴,肥人,时疾热狂,头痛,止嗽。

《图经》曰:麦门冬,生函谷川谷及堤坂肥土石间久废处,今所在有之。叶青似莎草,长及尺余,四季不凋。根黄白色,有须根作连珠,形似穬麦颗,故名麦门冬。四月开淡红花,如红蓼花。实碧而而圆如珠。江南出者,叶大者苗如鹿葱,小者如韭,大小有三四种,功用相似,或云吴地者尤胜。二月、三月、八月、十月采,阴干,亦堪单作煎饵之。取新根去心,捣熟绞取汁,和白蜜,银器中重汤煮,搅不停手,候如饴乃成。酒化温服之,治中益心,悦颜色,安神,益气,令人肥健,其力甚快。又主金石药发。麦门冬去心六两,人参四两,甘草二两炙,三物下筛,蜜丸如梧子,日再饮下。又崔元亮《海上方》治消渴丸云:偶于野人处得,神验不可言,用上元板桥麦门冬鲜肥者二大两,宣州黄连九节者二大两,去两头尖三五节。小刀子条理去皮毛了净,吹去尘,更以生布摩拭,秤之,捣末,以肥大苦瓠汁浸麦门冬经宿,然后去心,即于臼中捣烂,即内黄连末臼中和捣,候丸得,即并手丸大如梧子,食后饮下五十丸,日再,但服两日,其渴必定。苦重者,即初服药,每一服一百五十丸,第二日服一百二十丸,第三日一百丸,第四日八十丸,第五日依本服丸。若欲合药,先看天气晴明,其夜方浸药。切须净处,禁妇人、鸡、犬见知。如似可,每日只服二十五丸,服讫觉虚,即取白羊头一枚,净去毛洗了,以水三大斗,煮令烂,去头,取汁可一斗已来,细细服之,亦不著盐,不过三剂平复。

《衍义》曰:麦门冬,根上子也。治心肺虚热,并虚劳客热,亦可取苗作熟水饮。

太平圣惠方

【原文摘录】 治肝中风,语涩,筋脉舒缓,面上浮气,行履不稳,宜服秦艽散方。

秦艽三分,去苗 茯神三分 桑根白皮三分,锉 犀角屑三分 木通三分,锉 麦门冬三分,去心 防风三分,去芦头 羌活三分 汉防己三分 酸枣仁三分,微炒 甘草三分,炙微赤,锉

上为末,每服三钱。以水一中盏,入生姜半分,煎至六分,去滓。不计时候,温服。

普济本事方

【原文摘录】 治药制度惣例:麦门冬,略用水浸去心。

太平惠民和剂局方

【原文摘录】 麦门冬 凡使,先以汤微润,抽去心,焙干称用。

儒门事亲

【原文摘录】 人参五两 麻子仁二两,炒,去皮 干地黄 栝蒌子炒 菟丝子酒浸。以上各二两 生地黄 干大枣各三两 大豆黄卷一升,煮,去沫 黑附子一两生用,一两炮去皮用之 白茯苓 茯神 地骨皮去粗皮 蔓荆子煮熟用 杏仁去皮尖用 麦门冬炒,去心用 地肤子蒸七遍 黍米作粉 粳米作粉 白糯米作粉 天门冬去心 车前子蒸 侧柏叶煮三遍。以上各二两五钱

卫生宝鉴

【原文摘录】 麦门冬气寒,味微苦 治肺中伏火,脉气欲绝,加五味子、人参二味,谓之生脉散,补肺中元气不足。汤浸去心,用。

校注妇人良方

【原文摘录】 东垣清燥汤 治元气虚,湿热乘之,遍身酸软,或肺金受邪,绝寒水生化之源,肾

无所养,小便赤少,大便不调,腿腰痿软,或口干作渴,体重麻木,头目眩晕,饮食少思,或自汗盗汗,肢体倦怠,胸满气臭。

黄芪一钱五分 五味子九粒,杵,炒 黄连炒 神曲炒 猪苓 柴胡 甘草炒,五分 苍术 白术炒 麦门冬去皮 陈皮炒 生地黄 泽泻各五分 白茯苓 人参 当归酒洗 升麻各三分 黄柏酒拌,一分

医学入门

【原文摘录】 本草总括 且如知母、桑白皮、天麦门冬、生熟地黄、何首乌忌铁器,用竹刀铜刀切之,犯铁必患三消;远志、巴戟、门冬、莲子、乌药之类,如不去心,令人烦躁。

本草品汇精要

【原文摘录】 草之草:麦门冬无毒 丛生。

麦门冬出《神农本经》主心腹结,气伤,中伤,饱胃,络脉绝,羸瘦,短气。久服轻身,不老不饥以上朱字《神农本经》。身重目黄,心下支满,虚劳客热,口干燥渴,止呕吐,愈痿蹶,强阴益精,消谷调中,保神,定肺气,安五脏,令人肥健,美颜色,有子以上黑字《名医》所录。名羊韭、爱韭、马韭、蘡火冬、忍陵、仆垒、随脂、不死药、忍冬、羊蓍、禹葭、禹余粮。苗《图经》曰:叶青似莎草,长及尺余,四季不凋。根黄白色有须,根作连珠,形似穬麦颗,故名麦门冬。四月开淡红花,如红蓼花,实碧而圆似珠。江南出者叶大如鹿葱;小者如韭大小,虽有三四种,其功用亦相似也。地《图经》曰:生函谷川谷及堤坂、肥土、石间久废处。今所在有之。道地:江宁、新安者佳,吴地尤胜。时生:四季不凋。采:二月、三月、八月、十月取根。收阴干。用根上子,以肥大者为好。质根如连珠,形似穬麦颗。色淡碧。味甘、微苦。性平、泄、缓。气气厚于味,阳中微阴。臭朽。主肺热,烦渴。行手太阴经。助地黄、车前子为之使。反畏苦参、青蘘、苦芙、木耳,恶款冬花、苦瓠。制凡使,以水渍漉周润,俟柔软去心用。若以汤浸则气味失矣。治疗:《药性论》云:热毒,止烦渴,面目肢节浮肿,下水,肺痿,吐脓,疗心腹结气,身黑目黄,心下苦支满。《日华子》云:止渴肥人,时疾热狂,头痛,止嗽。陈藏器云:止烦热消渴,身重目黄,寒热体劳,止呕开胃,下痰饮。东垣云:退肺中隐伏之火,生肺中不足之金。止燥渴,阴得其养,补虚劳,益气强阴。补《药性论》云:泄精。《日华子》云:五劳七伤,安魂定魄。《衍义》曰:心肺虚热并虚劳客热。《汤液本草》云:益心气不足及血妄行。合治鲜肥麦门冬二两,以苦瓠汁浸,经宿,去心,捣烂,内宣州九节黄连末二两和剂,并手丸如梧桐子大,食后饮下五十丸,止消渴。合白蜜银器中,重汤煮,搅不停手,候如饴乃成。酒化温服之,补中益心,悦颜色,安神益气,令人肥健,其力甚快。合五味子、人参为生脉之剂,补肺中元气不足。禁不抽心,令人烦闷,绝谷寒多,人不可服。

本草纲目

【原文摘录】《本经》上品[释名]蘡冬音门,秦名羊韭,齐名爱韭,楚名马韭,越名羊蓍并《别录》。禹韭《吴普》、禹余粮《别录》、忍冬《吴普》、忍凌《吴普》、不死药《吴普》、阶前草。弘景曰:根似穬麦,故谓之麦门冬。时珍曰:麦须曰蘡,此草根似麦而有须,其叶如韭,凌冬不凋,故谓之麦蘡冬,及有诸韭、忍冬诸名。俗作门冬,便于字也。可以服食断谷,故又有余粮、不死之称。《吴普本草》:一名仆垒,一名随脂。[集解]《别录》曰:麦门冬叶如韭,冬夏长生。生函谷川谷及堤坂肥土石间久废处。二月、三月、八月、十月采根,阴干。普曰:生山谷肥地,丛生,叶如韭,实青黄,采无时。弘景曰:函谷即秦关。处处有之,冬月作实如青珠,以四月采根,肥大者为好。藏器曰:出江宁者小润;出新安者大白。其苗大者如鹿葱,小者如韭叶,大小有三四种,功用相似,其子圆碧。颂曰:所在有之。叶青似莎草,长及尺余,四季不凋。根黄白色有须,根如连珠形。四月开淡红花,如红蓼花。实碧而圆似珠。江南出者叶大,或云吴地者尤胜。时珍曰:古人惟用野生者,后世所用多是种莳而成。其法:四月初采根,于黑壤肥沙地栽之。每年六月、九月、十一月三次上粪及耘灌。夏至前一日取根,洗晒收之。其子亦可种,但成迟尔。浙中来者甚良,其叶似韭而多纵纹且坚韧为异。

根[修治]弘景曰:凡用,取肥大者,汤泽,抽去心,不尔令人烦。大抵一斤须减去四五两也。时珍曰:凡入汤液,以滚

水润湿,少顷抽去心,或以瓦焙软,乘热去心。若入丸散,须瓦焙热,即于风中吹冷,如此三四次,即易燥,且不损药力。或以汤浸捣膏和药,亦可。滋补药,则以酒浸擂之。[气味]甘,平,无毒。《别录》曰:微寒。普曰,神农、岐伯:甘,平;黄帝、桐君、雷公:甘,无毒;李当之:甘,小温。杲曰:甘,微苦,微寒,阳中微阴,降也。入手太阴经气分。之才曰:地黄、车前为之使。恶款冬、苦瓠、苦芙,畏苦参、青蘘、木耳。伏石钟乳。[主治]心腹结气,伤中伤饱,胃络脉绝,羸瘦短气。久服轻身,不老不饥《本经》。疗身重目黄,心下支满,虚劳客热,口干燥渴,止呕吐,愈痿蹷,强阴益精,消谷调中保神,定肺气,安五脏,令人肥健,美颜色,有子《别录》。去心热,止烦热,寒热体劳,下痰饮藏器。治五劳七伤,安魂定魄,止嗽,治肺痿吐脓,时疾热狂头痛大明。治热毒大水,面目肢节浮肿,下水,主泄精甄权。治肺中伏火,补心气不足,主血妄行,及经水枯,乳汁不下元素。久服轻身明目。和车前、地黄丸服,去温瘴,变白,夜视有光藏器。断谷为要药弘景。[发明]宗奭曰:麦门冬治肺热之功为多,其味苦,但专泄而不专收,寒多人禁服。治心肺虚热及虚劳。与地黄、阿胶、麻仁,同为润经益血、复脉通心之剂;与五味子、枸杞子,同为生脉之剂。元素曰:麦门冬治肺中伏火、脉气欲绝者,加五味子、人参二味为生脉散,补肺中元气不足。杲曰:六七月间湿热方旺,人病骨乏无力,身重气短,头旋眼黑,甚则痿软。故孙真人以生脉散补其天元真气。脉者,人之元气也。人参之甘寒,泻热火而益元气。麦门冬之苦寒,滋燥金而清水源。五味子之酸温,泻丙火而补庚金,兼益五脏之气也。时珍曰:按赵继宗《儒医精要》云,麦门冬以地黄为使,服之令人头不白,补髓,通肾气,定喘促,令人肌体滑泽,除身上一切恶气不洁之疾,盖有君而有使也。若有君无使,是独行无功矣。此方惟火盛气壮之人服之相宜。若气弱胃寒者,必不可饵也。

[附方]

麦门冬煎,补中益心,悦颜色,安神益气,令人肥健,其力甚快:取新麦门冬根去心,捣熟绞汁,和白蜜,银器中重汤煮,搅不停手,候如饴乃成。温酒日日化服之。(《图经本草》)

消渴饮水:用上元板桥麦门冬鲜肥者,二大两。宣州黄连九节者,二大两,去两头尖,三五节,小刀子调理,去皮毛了,吹去尘,更以生布摩拭秤之,捣末。以肥大苦瓠汁浸麦门冬,经宿然后去心,即于臼中捣烂,纳黄连末和捣,并手丸如梧子大。食后饮下五十丸,日再。但服两日,其渴必定。若重者,即初服一百五十丸,二日服一百二十丸,三日一百丸,四日八十丸,五日五十丸。合药要天气晴明之夜,方浸药。须净处,禁妇人鸡犬见之。如觉可时,每日只服二十五丸。服讫觉虚,即取白羊头一枚治净,以水三大斗煮烂,取汁一斗已来,细细饮之。勿食肉,勿入盐。不过三剂平复也。(崔元亮《海上集验方》)

吐血衄血:诸方不效者:麦门冬去心一斤,捣取自然汁,入蜜二合,分作二服,即止。(《活人心统》)

衄血不止:麦门冬去心,生地黄各五钱。水煎服,立止。(《保命集》)

乳汁不下:麦门冬去心,焙为末。每用三钱,酒磨犀角约一钱许,温热调下,不过二服便下。(《熊氏补遗》)

下痢口渴:引饮无度:麦门冬去心,三两,乌梅肉二十个,细锉,以水一升,煮取七合,细细呷之。(《必效》)

男女血虚:麦门冬三斤,取汁,熬成膏,生地黄三斤,取汁,熬成膏等分。一处滤过,入蜜四之一,再熬成,瓶收。每日白汤点服。忌铁器。(《医方摘要》)

寿世保元

【原文摘录】 铁笛丸。

当归酒洗,一两　怀熟地黄一两　怀生地黄一两　天门冬去心,盐炒,五钱　黄柏蜜炒,一两　知母五钱　麦门冬去心,盐炒,五钱　玄参三钱　白茯苓去皮,一两　诃子五钱　阿胶炒,五钱　人乳一碗　牛乳一碗　乌梅肉十五个　甜梨汁一碗上为细末,炼蜜为丸,如黄豆大,每服八九十丸,诃子汤下,萝卜汤亦可。

本草汇言

【原文摘录】 麦门冬 味甘、微苦,气寒,质滞,无毒。入足阳明,兼手太阴、少阴经,实阳明之正药也。李时珍先生曰:麦须曰虋,此草根似麦而有须。其叶如韭,凌冬不凋,故谓之麦虋冬。从门,便于字也。可以服食救饥,故又有禹馀粮之称。又按《别录》:叶如韭,冬夏长生,生函谷川谷及陧坂肥土石间者,多野生。出江宁、新安及仁和笕桥者,多种莳。七、九、十一月上粪,及耘灌,次年夏至前采。前人尝用野生者,细皱香美,宛如麦粒,功力更胜也。四季不枯,秋冬根叶转茂,丛生如韭,青似莎草,长尺余,多纵理。四月开花如蓼,结实翠绿如珠,根须丛冗如猬,贯须连结,俨若琅玕,色白如凝玉,中心坚劲,最多脂液也。修治:以热汤润软,抽去中心用。如作丸,酒蒸,烂捣膏入药内。

雷公炮制药性解

【原文摘录】 麦冬 味甘,性平,微寒,无毒,入肺、心二经。退肺中隐伏之火,生肺中不足之金。止消渴,阴得其养;补虚劳,热不能侵。去心用,地黄、车前为使,恶款冬、苦瓠,畏苦参、青蘘,忌鲫鱼,肥大者佳。

按:麦门冬阳中微阴,夫阳乃肺药,微阴则去肺中伏火。伏火去,则肺金安而能生水,水盛则能清心而安神矣。故能治血妄行,调经和脉。

炮炙大法

【原文摘录】 麦门冬 产杭州览桥,细白而皱者良,水洗,去心,大抵一斤须减去五六两。凡入汤液,或以水润去心,或以瓦焙,乘热去心。若入丸散,须瓦焙熟即于风中吹冷,如此三四次即易燥,且不损药力,或以汤浸,捣膏和药亦可,滋补药则以酒浸擂之。地黄车前为之使,恶款冬、苦芙、苦瓠,畏苦参、青葙、木耳、伏石、钟乳。

本草乘雅半偈

【原文摘录】 麦门冬《本经》上品。台黄种麦,麦黄种台,台兴麦交,相为候,又当体会。[气味]甘,平,无毒。[主治]主心腹结气,伤中、伤饱,胃络脉绝,羸瘦短气。久服轻身,不老不饥。[颛]曰:出函谷川谷,及堤坡肥土石间者,多野生。出江宁、新安及仁和笕桥者多种莳。古人唯用野生者。细皱香美,宛如麦粒,功力殊胜也。四季不凋,秋冬根叶转茂,丛生如韭,青似莎草,长尺余,多纵理,四月开花如蓼,结实翠碧如珠,根须冗猬,贯须连结,俨若琅玕,色白如玉,中心坚劲,最多脂液也。修治,瓦上焙热,即迎风吹冷,凡五七次,便易燥,且不损药力。或以竹刀,连心切作薄片,醇酒浸一宿,连酒磨细,入布囊内,揉出白浆,点生姜汁、杏仁末各少许,频搅数百下,久之澄清去酒,晒干收用。入汤膏,亦连心用,方合土德全体。今人去心,不知何所本也。地黄、车前为之使,恶款冬、苦瓠,畏苦参、青蘘、木耳。伏石钟乳。

本草备要

【原文摘录】 麦门冬 批补肺,清心,泻热,润燥甘、微苦,寒。清心润肺东垣曰:入手太阴气分,强阴益精,泻热除烦微寒能泻肺火,火退则金清,金旺则水生,阴得水养,则火降心宁而精益,消痰止嗽午前嗽多属胃火,宜芩、连、栀、柏、知母、石膏;午后嗽及日轻夜重者,多属阴虚,宜五味、麦冬、知母、四物,行水生津肺清则水道下行,故治浮肿;火降则肾气上腾,故又治消渴。治呕吐胃火上冲则呕,宜麦冬。又有因寒、因食、因痰、因虚之不同,痿蹶手足缓纵曰痿蹶。

阳明湿热上蒸于肺,故肺热叶焦,发为痿蹶。《经疏》曰:麦冬实足阳明胃经之正药,客热虚劳,脉绝短气同人参、五味,名生脉散。盖心主脉,肺朝百脉,补肺清心,则气充而脉复。又有脉绝将死者,服此能复生之。夏月火旺灼金,服之尤宜。东垣曰:人参甘寒,泻火热而益元气;麦冬苦寒,滋燥金而清水源;五味酸温,泻丙火而补庚金,益五脏之气也。批:丙火小肠,庚金大肠,并主津液,肺痿吐脓,血热妄行,经枯乳闭,明目悦颜益水清心。但性寒而泄,气弱胃寒人禁用。肥大者良。去心用,入滋补药酒浸制其寒。地黄、车前为使,恶款冬花、苦参、青葙、木耳。

本草易读

【原文摘录】 麦冬 汤泡去心,酒浸滋补。地黄、车前为使,恶款冬,畏苦参、青葙、木耳。甘,平,微寒,无毒,入肺、胃二经。润肺清心,泻热除烦,消痰止嗽,利水生津。定肺痿吐脓,解时疾热狂。呕吐痿痹之疾,经枯乳闭之病。所在有之。叶如韭,冬夏长生。今多栽莳而成。其法:四月初采根栽之,每六月、九月、十一月三次上粪及耘灌。夏至前一日取根,晒收。其子亦可种,但成迟耳。浙中来者甚良。血衄不已,同生地煎三钱,立已验方第一。齿缝出血,煎漱之第二。咽中生疮,佐黄连,蜜丸服第三。

麦冬汤 治咳而火逆上气,喉不利诸方第一。

麦冬 半夏 大米 人参 甘草 大枣

麦冬煎 麦冬绞汁,合蜜重汤煮,搅不停手,如饴,温酒每日化下。补中益心,悦颜安神,令人肥健第二。

本草经解

【原文摘录】 麦门冬 气平,味甘,无毒。主心腹结气,伤中伤饱,胃络脉绝,羸瘦短气,久服轻身,不老不饥。去心。

本草从新

【原文摘录】 麦门冬润肺清心,泻热味甘,微苦,微寒。润肺清心,泻热除烦微寒能泻肺火,化痰行水肺清则水道下行,故治浮肿,生津止嗽午前嗽,多属胃火;午后嗽,及日轻夜重者,多属阴虚,宜麦冬五味,同滋阴药用。治呕吐胃火上冲则呕,宜麦冬。又有因寒、因食、因痰、因虚之不同,痿躄手足缓纵曰痿躄。阳明湿热上蒸于肺,肺热叶焦,发为痿躄。《经疏》曰:麦冬实足阳明胃经之正药,客热虚劳,暑伤元气,脉绝短气同人参、五味,名生脉散。盖心主脉,肺朝百脉,补肺清心,则气充而脉复。故脉绝将死者,服此能复生之。夏月火旺克金,服之尤宜。东垣曰:人参甘温,益元气而泻虚热;麦冬苦寒,滋燥金而清水源;五味酸温,泻丙火而补庚金,益五脏之气也。丙火小肠,庚金大肠,并主津液,肺痿吐脓,血热妄行,经枯乳闭,明目悦颜。性寒而润,虚寒泄泻者勿用。肥白而大者佳。去心,入滋补药,酒润制其寒,或拌米炒黄。地黄、车前为使,恶款冬、苦参、青葙、木耳,忌鲫鱼。熬膏良齿缝出血,煎汤漱之。

得配本草

【原文摘录】 麦门冬 地黄、车前为之使,畏苦参、青葙、木耳,恶款冬、苦芺、苦瓠,忌鲫鱼。伏石钟乳。甘平、微苦,凉,入手少阴、太阴经气分。生上焦之津液,清胸膈之渴烦。治呕吐止吐衄,消痰嗽,止泄精,疗痿厥,去支满,散结气。得乌梅,治下痢口渴;得犀角,治乳汁不下;得桔梗,清金气之郁;得荷叶,清胆腑之气。佐地黄、阿胶,润经血;佐生地、川贝,治吐衄。心能令人烦,去心,忌铁。入凉药,生用;入补药,酒浸,糯米拌蒸亦可。气虚胃寒者禁用。

成方切用

【原文摘录】 麦门冬汤 治水溢高原,肢体皆肿。《经》曰:三焦者,决渎之官,水道出焉。上焦不治,水溢高原。中焦不治,水停中脘。下焦不治,水蓄膀胱。

麦门冬五十枚,姜炒 粳米五十粒

本草求真

【原文摘录】 麦冬隰草[批]清心肺火 麦冬专入心、肺有类天冬,然麦冬甘味甚多,寒性差少。天冬所主在肺,而麦冬所主,则更在肺而在心。是以书载功能消痰止嗽治嗽须分外感、内伤。如外感则声盛而浊,先缓后急,日夜无度,痰涎稠粘而喘急;内伤则声怯而槁,先急后缓,或早甚,或暮甚,清痰少气而喘乏。外感则其发必暴,或为寒热,或为气逆,或为鼻塞声重头痛,轻者脉亦相缓,重者脉见弦洪;内伤其发有渐,或素有劳积虚损,日渐以甚,其证或为寒热潮热,或为形容瘦减,或两颧常赤,或气短喉干,其脉轻亦微数,重必细数弦紧,解热除烦,去痿除呕痿按《经》言肺热叶焦,皮毛虚弱,急薄以着,则生为足弱不能以行之证;心热火炎下厥,而生胫纵不能任地之证;肝热口苦血干,而成拘挛筋痿之证;脾热胃干而渴,肌肉不仁,发为肉痿之证;肾热腰脊不举,骨枯髓减,发为骨痿之证。独肺热而叶焦,高源化绝,而诸脏不得仰肺灌溉,故痿独推于肺,而治痿又责重于阳明。而又载同人参则能复脉生津名生脉散,非合心肺而皆治乎。盖肺朝于百脉,脉属心,心燥则肺失养而脉绝,心清则气即充而脉复。麦冬气禀清肃,能于心中除烦肺清则水得生而心不烦。譬如人当盛暑,则燔灼不宁,若值秋风一至,则炎热顿解,而无燥郁不堪之候矣东垣曰:人参甘寒,泻火热而益元气;麦冬苦寒,滋燥金而清水源;五味酸温,泻丙火而补庚金,益五脏之气也。至于乳汁不开,用此则能通活;热血妄行,用此则能即止;他如膈上之稠痰,得此则消;心下之支满,得此则除。脾有积热则化,胃有火呕则止,色因血枯即润,嗽久不止即愈。诚保肺之津梁,清心之指南也。但气寒而虚人禁用。肥大者良,去心用。入滋补药酒浸。地黄、车前为使,恶款冬,畏苦参、青葙、木耳。

本草述钩元

【原文摘录】 麦门冬 修治,通脉,不去心,入丸散,须瓦焙熟,吹冷,再三焙研,又法,捶扁极薄,晒干,隔纸焙燥研。或以汤浸捣膏和药,亦可入补药,则以酒浸擂之,引经须酒浸洁古。或以竹刀,连心切片,醇酒浸一宿,连酒磨细,入布囊,揉出白浆,点姜汁、杏仁末各少许,频搅久之,澄清,去酒,晒干收用。

本草害利

【原文摘录】 麦门冬 修治,浙产甚良,四月初采根栽,夏至前一日取根晒干,收之抽心用,不尔令人烦。近时多连心用。恐滑肠,用米炒黄;宁心,用辰砂少许拌。入丸散须瓦焙熟,即于风中吹冷,如此三四次,即易燥而不损药力。麦冬之功,在润燥,非在滋阴。盖肺热而喜润,故曰:清金保肺。肺与大肠相表里,故曰:滑肠、泄泻者忌用。

校注医醇賸义

【原文摘录】 玄妙散自制 心经之咳,痰少心烦,夜不成寐,玄妙散主之。

玄参一钱五分 丹参三钱 沙参四钱 茯神二钱 柏仁二钱 桔梗一钱 麦冬一钱五分,朱砂拌 贝母二钱 杏仁三钱 夜合花二钱 淡竹叶十张 灯芯三尺

【原文摘录】 丹青饮_{自制} 肝经之咳,痰少胁痛,易怒头眩,丹青饮主之。

赭石三钱 麦冬一钱五分,青黛拌 杭菊二钱 石斛三钱 潼蒺藜三钱 白蒺藜三钱 沙参四钱 桑叶一钱 橘红一钱 贝母二钱 杏仁三钱 旋覆花一钱,绢包

本草撮要

【原文摘录】 麦门冬 味甘,入手少阴、太阴经,功专清心保肺。得地黄、阿胶、麻仁同为润经复脉之剂,得五味子能都摄肺肾之津液。但性寒而泄,气弱胃寒人禁用。去心用,入滋补药酒浸。地黄、车前为使,恶款冬花、苦参、青葙、木耳。

三、小结

(一) 不同炮制方法

1. 净制 去心、切、去皮。

(1) 去心:《伤寒论》"麦门冬去心",《本草经集注》"用之汤泽抽去心,不尔令人烦,断谷家为要",《备急千金要方》"凡麦门冬,皆微润,抽去心",《新修本草》"用之汤泽抽去心,不尔令人烦,断谷家为要。二门冬润时并重,既燥即轻,一斤减四五两尔",《本草图经》《证类本草》"亦堪单作煎饵之。取新根去心,捣熟,绞取汁,和白蜜,银器中重汤煮,搅不停手,候如饴乃成,酒化温服之",《证类本草》"麦门冬去心",《太平圣惠方》"麦门冬三分,去心",《普济本事方》"麦门冬,略用水泡去心",《卫生宝鉴》"麦门冬汤浸去心用",《本草纲目》附方"麦门冬去心""新麦门冬根去心,捣熟绞汁",《雷公炮制药性解》"去心用"。

(2) 切用:《备急千金要方》"凡麦门冬、生姜入汤,皆切。三捣三绞,取汁,汤成去滓下之,煮五六沸,依如升数,不可共药煮之。一法薄切用"。

(3) 去皮:《校注妇人良方》"麦门冬去皮"。

2. 水制 《证类本草》"去心煮饮",《证类本草》"取苗作熟水饮",《本草品汇精要》"制凡使,以水渍漉周润,俟柔软去心用。若以汤浸则气味失矣"。

3. 火制 熬、焙、炒等。《外台秘要》"熬",《太平圣惠方》"焙",《太平惠民和剂局方》"焙干称用",《儒门事亲》"炒,去心用",《本草纲目》《炮炙大法》"以瓦焙软,乘热去心。若入丸散,须瓦焙热,即于风中吹冷,如此三四次,即易燥,且不损药力",《本草纲目》附方"取汁熬成膏"。

4. 不同辅料 苦瓠汁、盐、姜、酒、蜜、朱砂、青黛等。《本草图经》《证类本草》《本草品汇精要》《本草纲目》均载"以肥大苦瓠汁浸麦门冬",《寿世保元》"盐炒",《本草汇言》"酒蒸,烂捣膏入药内",《成方切用》"姜炒",《本草易读》"酒浸滋补""合蜜重汤煮",《校注医醇賸义》"朱砂拌""青黛拌",《本草撮要》"入滋补药酒浸"。

(二) 炮制理论

《伤寒瘟疫条辨》《验方新编》《医方简义》中提到麦冬"去心",其最早见于汉代张仲景《金匮玉函经》:"皆微润抽去心。"关于"去心"的炮制理论于梁代陶弘景《本草经集注》中云:"用之汤泽抽去心,不尔令人烦。"《证类本草》:"温水洗去心用,不令心烦,惟伤寒科带心用。"《本草精品汇要》:"凡使以水渍漉周润,俟其柔软去心用,若以汤渍,则气味失矣,不抽心则令人烦闷。"《得配本草》:"心能令人烦,去心,忌铁,入凉药生用,入补药酒浸,糯米拌蒸亦可。"

但也有不同的论述,如《本草乘雅半偈》:"修治,瓦上焙热,即迎风吹冷,凡五七次,便易燥,且不

损药力。或以竹刀,连心切作薄片,醇酒浸一宿,连酒磨细,入布囊内,揉出白浆,点生姜汁、杏仁末各少许,频搅数百下,久之澄清去酒,晒干收用。入汤膏,亦连心用,方合土德全体。今人去心,不知何所本也。"

至于辅料有酒制,一是引经;二是降低寒性,如《本草备要》:"但性寒而泄,气弱胃寒人禁用。肥大者良,去心用,入滋补药酒浸,制其寒。"《本草从新》:"性寒而润。虚寒泄泻者勿用。肥白而大者佳。去心,入滋补药,酒润制其寒,或拌米炒黄。"另外有宁心作用,如《本草害利》:"麦门冬,修治:浙产甚良,四月初采根栽,夏至前一日取根晒干,收之抽心用,不尔令人烦。近时多连心用。恐滑肠,用米炒黄。宁心,用辰砂少许拌。入丸散须瓦焙熟,即于风中吹冷,如此三四次,即易燥而不损药力。"

温郁金

郁金为姜科植物温郁金 *Curcuma rcenyujin* Y.H. Chenet C. Ling、姜黄 *Curcuma longa* L.、广西莪术 *Curcumakwangsiensis* S.G. Lee et C.F. Liang 或蓬莪术 *Curcuma phaeocaulis* Val.的干燥块根。前两者分别习称"温郁金"和"黄丝郁金",其余按性状不同习称"桂郁金"或"绿丝郁金"。冬季茎叶枯萎后采挖,除去泥沙和细根,蒸或煮至透心,干燥。

一、概述

郁金始载于《药性论》。其原植物据《证类本草》引《唐本草》描述:"郁金生蜀地及西戎。苗似姜黄,花白质红,末秋出茎心而无实。其根黄赤,取四畔子根去皮火干。"《新修本草》云:"此药苗姜黄,生蜀地及西戎,岭南者有实,似小豆蔻,不堪啖。"孙思邈《千金翼方》云产自益州。其中,"西戎"原分布在黄河上游及甘肃西北部,后逐渐东迁。"益州"今四川折多山,云南怒山、哀牢山以东,甘肃武都、两当,陕西秦岭以南,湖北保康西北,贵州除东边以外地区。《本草图经》云:"郁金,今广南、江西州郡亦有之。""广南"即广东广州,"江西"即四川崇庆。从诸家本草记载可看出,明以前所用郁金其产地主要在四川,广东、江西、浙江温州等地亦有。参考《中华本草》《浙江药用植物志》和《新编中药志》,现有温郁金(黑郁金)主产于浙江瑞安。

二、炮制研究

太平圣惠方

【原文摘录】 治小儿天瘹,脏腑风热壅滞,四肢抽掣,大小便不利,腻粉丸方。

腻粉半分　巴豆霜半分　郁金一分,末　地龙一分末　麝香半分,细研　马牙硝一分

上件药,都研令细,以糯米饭和丸,如绿豆大。一岁一丸,以薄荷汤下。三岁以上,即服三二丸。

【原文摘录】 夫小儿尿血者,为血性得寒则凝涩,得热则流散,而心主于血,小儿心脏有热,热乘于血,血渗于小肠,则尿血也。又方:

苦楝子一两　郁金二枚一枚,炮

上件药,捣细罗为散。每服煎葱汤调下半钱,量儿大小,以意加减。

证类本草

【原文摘录】 郁金　味辛、苦,寒,无毒。主血积下气,生肌止血,破恶血,血淋尿血,金疮。

唐本注云：此药苗似姜黄，花白质红，末秋出茎心，无实，根黄赤。取四畔子根，去皮火干之。生蜀地及西戎。马药用之，破血而补，胡人谓之马蒁。岭南者有实似小豆蔻，不堪啖。唐本先附臣禹锡等谨按《药性论》云：郁金，单用亦可。治女人宿血气心痛，冷气结聚，温醋摩服之。亦啖马药，用治胀痛。

《图经》曰：郁金，《本经》不载所出州土，苏恭云：生蜀地及西戎，胡人主谓之马蒁，今广南、江西州郡亦有之，然不及蜀中者佳。四月初生，苗似姜黄，花白质红，末秋出茎心，无实。根黄赤，取四畔子根，去皮火干之。古方稀用。今小儿方及马医多用之。谨按许慎《说文解字》云：郁，芳草也。十叶为贯，百二十贯筑以煮之为郁。郁，今郁林郡也。木部中品有郁金香，云生大秦国。二月、三月有花，状如红蓝，其花即香也。陈氏云：为百草之英，既云百草之英，乃是草类。又与此同名，而在木部，非也。今人不复用，亦无辨之者，故但附于此耳。

《经验方》：治尿血不定。以一两，捣为末，葱白一握相和，以水一盏，煎至三合，去滓，温服，日须三服。《经验后方》：治风痰。郁金一分，藜芦十分，各为末，和令匀，每服一字，用温浆水一盏，先以少浆水调下，余者水漱口都服。便以食压之。孙用和：治阳毒入胃，下血频，疼痛不可忍。郁金五个大者，牛黄一皂荚子，别细研，二味同为散。每服用醋浆水一盏，同煎三沸，温服。《丹房镜源》云：灰可用结砂子。《说文》曰：芳草也。十叶为贯，百廿贯筑以煮之为郁。从臼门缶鬯①乡②其饰也，一曰郁鬯，百草之华。远方郁人，所贡芳草。合酿之以降神。《周礼》：郁人，凡祭祀之祼，用郁鬯。

《衍义》曰：郁金不香，今人将染妇人衣最鲜明，然不耐日炙。染成衣，则微有郁金之气。

本草品汇精要

【原文摘录】 草之草：郁金无毒 丛生。

郁金主血积，下气，生肌，止血，破恶血，血淋，尿血，金疮《名医》所录。苗《图经》曰：苗似姜黄，花白质红，秋末出茎心而无实，根黄赤色，此即四畔子根也。《衍义》曰：郁金不香，今人将染衣最鲜明，然不耐日炙，染成衣则微有郁金之气。地《图经》曰：出西戎，今广南、江西州郡亦有之。道地：蜀地、潮州。时生：四月生苗。采：二月、八月取根。收刮去皮，火干。用根蝉肚者为好。质类姜黄，轻浮而小。色黄赤。味辛、苦。性寒，泄。气气薄味厚，阴也。东垣云：纯阴。臭香。主破恶血，散结气。制锉碎或碾末用。合治合温醋磨服之，疗女人宿血气心痛，冷气结聚。以一两捣为末，合葱白一握相和，以水一盏，煎至三合，去滓温服，日三，疗尿血不定。以一分，合藜芦十分，各为末和匀，每服一字，用温浆水一盏，先以少浆水调下，余者水漱口都服，便以食压之，疗风痰。以五个大者，合牛黄一皂荚子大，别细研，二味同为散，每服用醋浆水一盏，同煎三沸，温服，疗阳毒入胃，下血频，疼痛不可忍。

本草纲目

【原文摘录】 《唐本草》[释名]马蒁震亨曰：郁金无香而性轻扬，能致达酒气于高远。古人用治郁遏不能升者，恐命名因此也。时珍曰：酒和郁鬯，昔人言是大秦国所产郁金花香，惟郑樵《通志》言即是此郁金。其大秦三代时未通中国，安得有此草？罗愿《尔雅·翼》亦云是此根，和酒令黄如金，故谓之黄流。其说并通。此根形状皆似我蒁，而医马病，故名马蒁。[集解]恭曰：郁金生蜀地及西戎。苗似姜黄，花白质红，末秋出茎心而无实。其根黄赤，取四畔子根去皮火干，马药用之，破血而补，胡人谓之马蒁。岭南者有实似小豆蔻，不堪啖。颂曰：今广南、江西州郡亦有之，然不及蜀中者佳。四月初生苗似姜黄，如苏恭所说。宗奭曰：郁金不香。今人将染妇人衣最鲜明，而不耐日炙，微有郁金之气。时珍曰：郁金有二，郁金香是用花，见本条；此是用根者。其苗如姜，其根大小如指头，长者寸许，体圆有横纹如蝉腹状，外黄内赤。人以浸水染色，亦微有香气。

根[气味]辛、苦，寒，无毒元素曰：气味俱厚，纯阴。独孤滔曰：灰可结砂子。[主治]血积下气，生肌止血，破恶血，血淋尿血，金疮《唐本》。单用，治女人宿血气心痛，冷气结聚，温醋摩服之。亦治马胀甄权。凉心元素。治阳毒入胃，下血频痛李杲。治血气心腹痛，产后败血冲心欲死，失心颠狂蛊毒时珍。

---

① 鬯(chàng)：古代祭祀用的酒，用郁金草酿黑黍而成。
② 乡(shān)：须毛和画饰的花纹。

[发明]震亨曰：郁金，属火、属土与水，其性轻扬上行，治吐血衄血，唾血血腥，及经脉逆行，并宜郁金末加韭汁、姜汁、童尿同服，其血自清。痰中带血者，加竹沥。又鼻血上行者，郁金、韭汁加四物汤服之。时珍曰：郁金入心及包络，治血病。《经验方》治失心颠狂，用真郁金七两，明矾三两，为末，薄糊丸梧子大，每服五十丸，白汤下。有妇人颠狂十年，至人授此。初服心胸间有物脱去，神气洒然，再服而苏。此惊忧痰血络聚心窍所致。郁金入心去恶血，明矾化顽痰故也。庞安常《伤寒论》云：斑豆始有白泡，忽搐入腹，渐作紫黑色，无脓，日夜叫乱者。郁金一枚，甘草二钱半，水半碗煮干，去甘草，切片焙研为末，入真脑子炒半钱。每用一钱，以生猪血五七滴，新汲水调下。不过二服，甚者毒气从手足心出，如痛状乃瘥。此乃五死一生之候也。又《范石湖文集》云：岭南有挑生之害。于饮食中行厌胜法，鱼肉能反生于人腹中，而人以死，则阴役其家。初得觉胸腹痛，次日刺人，十日则生在腹中也。凡胸膈痛，即用升麻或胆矾吐之。若膈下痛，急以米汤调郁金末二钱服，即泻出恶物。或合升麻、郁金服之，不吐则下。李巽岩侍郎为雷州推官，鞫狱得此方，活人甚多也。

[附方]

厥心气痛，不可忍：郁金、附子、干姜等分，为末，醋糊丸梧子大，朱砂为衣。每服三十丸，男酒女醋下。（《奇效方》）

产后心痛，血气上冲欲死：郁金烧存性，为末二钱，米醋一呷，调灌即苏。（《袖珍方》）

自汗不止：郁金末，卧时调涂于乳上。（《集简方》）

衄血吐血：川郁金为末，井水服二钱，甚者再服。（黎居士《易简方》）

阳毒下血，热气入胃，痛不可忍：郁金五大个，牛黄一皂荚子，为散。每服用醋浆水一盏，同煎三沸，温服。（孙用和《秘宝方》）

尿血不定：郁金末一两，葱白一握，水一盏，煎至三合，温服，日三服。（《经验方》）

风痰壅滞：郁金一分，藜芦十分，为末。每服一字，温浆水调下。仍以浆水一盏漱口，以食压之。（《经验后方》）

中砒霜毒：郁金末二钱，入蜜少许，冷水调服。（《事林广记》）

痔疮肿痛：郁金末，水调涂之，即消。（《医方摘要》）

耳内作痛：郁金末一钱，水调，倾入耳内，急倾出之。（《圣济总录》）

本草汇言

【原文摘录】 郁金 味苦、辛，性温，无毒。气味俱薄，阴也降也。入酒亦能升。入手少阴、足厥阴、足阳明经。李时珍先生曰：郁金出大秦国及西戎。今蜀地、广南、江西州郡亦有，不及蜀中者佳。四月生苗，茎叶颇似姜黄，秋末复从茎心抽苗。黄花红质，亦有白花红质者。不结实。根如指头，长寸许。体圆无枝，两头尖长，宛如橄榄核也。剖之外黄内赤，芳香可爱。修治：取根下四畔子根，去浮皮用。朱氏曰：郁金无香而性轻扬，能致达逆气于高远。古人用治郁遏不能升者，恐命名因此也。浸水染衣甚鲜丽，微有香气，经久不变其色。或云：形如枣核，两头尖圆，有横纹如蝉肚者，是姜黄、非郁金也。

炮炙大法

【原文摘录】 郁金 色赤似姜黄，蝉肚者良。置生鸡血中，化成水者真。磨汁临服入药。

得配本草

【原文摘录】 郁金 辛、苦，寒，入手少阴、厥阴经。凉心散郁，破血下气。治血气心腹诸痛，妇人经脉逆行,吐血衄血,产后血败冲心,失心癫狂,痰迷心窍,痘毒入心,挑生蛊毒。得甘草、猪心血、冰片,治痘毒入心;得明矾,治痰痫;配葱白,治尿血;配升麻,治挑生蛊毒岭南有挑生之害于饮食中者,鱼肉能反生于人腹中,须此解之。佐藜芦,决风痰壅滞;佐槐花,解热毒;调韭汁、姜汁、童便,治逆经;冲淡竹沥,降痰火气降火亦降。捣末用,或磨汁用。阴虚火炎,气虚胀滞,吐血不关气郁者,禁用。

本草害利

【原文摘录】 修治,有川产、广产,其根体锐圆如蝉腹,外黄内赤,去皮火干,色鲜微香,折之光明艳彻,苦中带甘者乃真,敲碎入煎,或磨汁冲。

三、小结

郁金的炮制方法

1. 净制 《新修本草》《本草图经》《本草汇言》载郁金的炮制为"取四畔子根,去皮",《太平圣惠方》载"末",《证类本草》"捣为末",《本草品汇精要》载"锉碎或碾末用",《得配本草》"捣末用"。

2. 水制 《炮炙大法》《得配本草》载"磨汁临服入药",《本草害利》"敲碎入煎,或磨汁冲"。

3. 火制 《新修本草》《本草图经》《本草汇言》载郁金"火干之",《本平圣惠方》载"炮",《本草纲目》治产后心痛"烧存性,为末"。

4. 不同辅料 《本草品汇精要》载"合温醋磨服之",《本草易读》载治产后欲死"烧末醋下"。

浙贝母

浙贝母为百合科植物浙贝母 *Fritillaria thunbergii* Miq.的干燥鳞茎。初夏植株枯萎时采挖,洗净,大小分开,大者除去芯芽,习称"大贝";小者不去芯芽,习称"珠贝"。分别撞擦,除去外皮,拌以煅过的贝壳粉,吸去擦出的浆汁,干燥;或取鳞茎,大小分开,洗净,除去芯芽,趁鲜切成厚片,洗净,干燥,习称"浙贝片"。

一、概述

贝母始载于《万物》。《名医别录》云:"生晋地,十月采根。""晋地"即山西省境内,应是土贝母主产区。《本草经集注》:"今出近道。"《新修本草》注云:"出润州、荆州、襄州者最佳,江南诸州亦有,味甘苦不辛。"根据考证,"润州"(今江苏镇江)者,应是浙贝母;"出荆州"(湖北江陵)、"襄州"(湖北襄阳)者,应是湖北贝母。"江南诸州"系指长江以南各地区。可见古代所称贝母当包括浙贝母在内。《本草图经》云:"贝母,生晋地。今河中、江陵府、郢、寿、随、郑、蔡、润、滁州皆有之。""河中"即山西永济,"江陵"即湖北江陵,"郢"即湖北武汉,"寿"即安徽凤台,"随"即湖北随州,"郑"即河南郑州,"蔡"即河南汝南,"润"即江苏镇江,"滁州"即安徽滁州。《新编中药志》称川贝母主产于四川西部,西藏南部至东部,云南西北部;浙贝母主产于浙江象山、鄞州、磐安、东阳。

二、炮制研究

雷公炮炙论

【原文摘录】 贝母 凡使,先于柳木灰中炮令黄,擘破,去内口鼻上,有米许大者心一小颗,后拌糯米于锅上同炒,待米黄熟,然后去米,取出。其中有独颗团,不作两片无皱者,号曰丹龙精,不入用。若误服,令人筋脉永不收,用黄精、小蓝汁合服,立愈。

太平圣惠方

【原文摘录】 治肺脏中风,气攻,背痛项强,皮毛焦枯,头疼鼻塞,四肢不利,遍身瘙痒,宜服防风散方。

防风三分,去芦头　人参三分,去芦头　赤茯苓三分　贝母三分,煨,令微黄　前胡三分,去芦头　半夏三分,汤浸七遍,去滑　芎䓖三分　木香二三分　天麻三分　羌活三分　桂心三分　甘菊花三分　细辛三分　附子三分,炮裂,去皮脐　麻黄二分,去根节　藁本三分　桑根白皮三分,锉　杏仁三分,汤浸去皮尖双仁,麸炒

微黄

上件药,捣筛为散,每服三钱,以水一中盏,入生姜半分,薄荷二七叶,煎至六分。去滓,不计时候温服。忌热面、鸡、猪、鱼等。

【原文摘录】 治咽喉气壅闷,渐结成瘿,宜服海藻散方。

海藻一两,洗去咸味　贝母二两,煨,微炒　土瓜根半两　小麦面半两,炒微黄

上件药,捣细罗为散,每于食后,以温酒调下一钱。

【原文摘录】 夫口鼻之中俱出血者,由劳热而成,是以血者本属于心,经脉流行,不暂停滞。一关不利,百病俱生。或有忧悸之所因,或有卒惊之所致,此皆食饮过度,饮酒劳伤,壅滞积蓄于心胸,热毒熏蒸于肝肺,脏腑既蕴邪热,则血流上行,故令吐血而兼鼻衄也,又方:

贝母一两,炮令黄

上捣细罗为散。不计时候,以温浆调下二钱。

【原文摘录】 治久咳嗽上气,宜服含化丸方。

杏仁一两,汤浸去皮尖双仁,麸炒微黄　白前半两　五味子半两　桂心半两　贝母半两,微炒　陈橘皮半两,汤浸去白瓤,焙　甘草一分,炙微赤,锉　皂荚子仁半两,微炒

上件药,捣细罗为末,以炼了蜜及煮枣肉,和捣为丸,如弹子大,常含一丸咽津。

【原文摘录】 治妇人咳嗽不止,含化贝母丸方。

贝母一两,酥,炙微黄　款冬花二两　桂心一两　百合一两　紫菀一两,洗去苗土　杏仁二两,汤浸去皮尖双仁,麸炒微黄　木乳二两,去粗皮,涂酥,炙令黄　甘草半两,炙微赤,锉

上件药,捣细罗为末,研入杏仁令匀,炼蜜和捣如弹子大。不计时候,常含一丸咽津。

【原文摘录】 胎益气,保生丸方。

石斛三分,去根,锉　贝母三分,炒微黄　石膏三分,细研　黄芩三分　肉桂三分,去皱皮　甘草三分,炙微赤,锉　大麻仁一两　干姜一两,炮裂,锉　川椒一两,去目及闭口者,微炒去汗　蒲黄一两　糯米半两　当归一两,锉,微炒　大豆黄卷三分,炒熟

上件药,捣罗为末,炼蜜和捣五七百杵,丸如梧桐子大。每于食前,煎枣汤下二十丸,研破服之亦得。

证类本草

【原文摘录】 贝母　味辛、苦,平、微寒,无毒。主伤寒烦热,淋沥、邪气、疝瘕,喉痹,乳难,金疮风痉,疗腹中结实,心下满,洗洗恶风寒,目眩项直,咳嗽上气,止烦热渴,出汗,安五脏,利骨髓。一名空草,一名药实,一名苦花,一名苦菜,一名商草,一名勤母。生晋地。十月采根,暴干。厚朴、白薇为之使,恶桃花,畏秦艽、矾石、莽草,反乌头。陶隐居云:今出近道。形似聚贝子,故名贝母。断谷服之不饥。唐本注云:此叶似大蒜。四月蒜熟时,采良。若十月苗枯,根亦不佳也。出润州、荆州、襄州者最佳,江南诸州亦有。味甘、苦,不辛。按《尔雅》一名茴(忙庚切)也。臣禹锡等谨按《尔雅》云:茴,贝母。注:根如小贝,圆而白华,叶似韭。疏引陆机云:其叶如栝楼而细小。其子在根下,如芋子,正白,四方连累相著,有分解也。《药性论》云:贝母,臣,微寒。治虚热,主难产,作末服之。兼治胞衣不出,取七枚末酒下。末,点眼去肤翳。主胸胁逆气,疗时疾、黄疸。与连翘同主项下瘤瘿疾。《日华子》云:消痰,润心肺。末和砂糖为丸,含止嗽。烧灰油调傅人畜恶疮。《图经》曰:贝母生晋地,今河中、江陵府、郢、寿、随、郑、蔡、润、滁州皆有之。根有瓣子,黄白色,如聚贝子,故名贝母。二月生苗,茎细青色,叶亦青,似荞麦,叶随苗出。七月开花碧绿色,形如鼓子花。八月采根,晒干。又云:四月蒜熟时采之良。此有数种。《郦诗》言采其茴(音虻)。陆机疏云:贝母也。其叶如栝楼而细小,其子在根下,如芋子,正白,四方连累相著,有分解。

今近道出者正类此。郭璞注《尔雅》云：白花，叶似韭，此种罕复见之。此药亦治恶疮。唐人记其事云：江左尝有商人，左膊上有疮，如人面，亦无它苦。商人戏滴酒口中，其面亦赤色。以物食之，亦能食，食多则觉膊内肉胀起。或不食之，则一臂痹。有善医者，教其历试诸药，金石草木之类，悉试之无苦，至贝母，其疮乃聚眉闭口，商人喜曰：此药可治也。因以小苇筒毁其口灌之，数日成痂，遂愈，然不知何疾也。谨按：《本经》主金疮，此岂金疮之类欤！雷公云：凡使，先于柳木灰中炮令黄，擘破，去内口鼻上有米许大者心一小颗。后拌糯米于鏊上同炒，待米黄熟，然后去米，取出。其中有独颗团，不作两片无皱者，号曰丹龙精。不入用，若误服，令人筋脉永不收。用黄精、小蓝汁合服，立愈。《别说》云：谨按，贝母能散心胸郁结之气，殊有功。则《诗》所谓言采其虻者是也。盖作诗者，本以不得志而言之，今用以治心中气不快多愁郁者，殊有功信矣！

本草品汇精要

【原文摘录】 草之草：贝母无毒　植生。

贝母出《神农本经》，主伤寒烦热，淋沥，邪气，疝瘕，喉痹，乳难，金疮，风痉以上朱字《神农本经》。疗腹中结实，心下满，洗洗恶风寒，目眩项直，咳嗽上气，止烦热渴，出汗，安五脏，利骨髓以上黑字《名医》所录。名空草、药实、苦花、苦菜、商草、勤母、莔。苗《图经》曰：春生苗，茎细青色，叶亦青，似荞麦，叶随苗出。七月花开，碧绿色，形如鼓子花。其根圆而有瓣，黄白色，如聚贝子，故名贝母。陆机疏云：其叶如栝楼而细小，其子在根下如芋子，正白，四方连累，相著有分解。其中独颗而无两瓣，亦无皱者，号曰丹龙精，不入药用。唐本注云：又一种叶如大蒜，蒜熟时采之良。《旧本》云：十月采，恐苗枯，根亦不佳也。地《图经》曰：生晋地及河中、江陵府、郢、寿、随、郑、蔡、润、滁州皆有之。唐本注云：荆襄产者佳，江南诸州亦有。道地：峡州、越州。时生：二月生苗。采：四月、八月取根。收暴干。用根圆白不僵者佳。质类半夏而有瓣。色黄白。味辛、苦。性微寒。气味厚于气，阴中之阳。臭朽。主化痰解郁。助厚朴、白薇为之使。反乌头，畏秦艽、礜石、莽草、恶桃花。制雷公云：凡使，先于柳木灰火中炮黄，劈破，去内口鼻上有米许大者心一小颗，后拌糯米，于鏊上同炒，待米黄熟，然后去米。生亦可用。治疗：《图经》曰：除恶疮，并人面疮。《药性论》云：退虚热，催难产，为末点眼，去肤翳，消胸胁逆气并时疾，黄疸。《日华子》云：消痰润肺。《衍义》曰：散心胸郁结之气。补：陶隐居云：断谷，服之不饥。合治合酒调服，疗胞衣不出。合连翘，疗项下瘤瘿疾。合砂糖为丸，含化，止嗽。合油，傅人畜恶疮。禁误服丹龙精，令人筋脉不收。解若误服丹龙精者，用黄精、小蓝汁解之，立愈。赝丹龙精为伪。

本草蒙筌

【原文摘录】 贝母　味辛、苦，气平、微寒，无毒。荆襄多生，苗茎青色。叶如大麦叶，花类鼓子花。近冬采根，曝干听用。有瓣如聚贝子，故人以贝母名。黄白轻松者为良，油黑重硬者勿用。去心，咀片，入肺行经。消膈上稠痰，久咳嗽者立效；散心中逆气，多愁郁者殊功。仲景治寒实结胸，制小陷胸汤，以栝蒌子、黄连辅斯作主因味辛散苦泻，故能下气，今方改用半夏误也。海藏疗产后无乳，立三母散，用牡蛎知母尊此为君煮猪蹄汤调服。足生人面恶疮，烧灰油敷收口。产难胞衣不出，研末酒服离怀。时疾黄疸能驱，赤眼肤翳堪点。除疝瘕喉痹，止消渴热烦。又丹龙睛系独颗瓣无分拆，傥误煎服，令遍身筋不收持。蓝汁黄精，合饮即解。谟按：世俗多以半夏有毒，弃而不用，每取贝母代之。殊不知贝母乃太阴肺经之药，半夏乃太阴脾、阳明胃经之药，何得而相代耶？且夫咳嗽吐痰、虚劳吐血咯血、痰中见血、咽痛喉闭、肺痈肺痿、妇人乳难痈疽及诸郁证，此皆贝母为向导也，半夏乃为禁用。若涎者，脾之液也。美味膏粱炙煿大料，皆生脾胃湿热。故涎化稠粘为痰，久则生火，痰火上攻，故令昏慣不省人事，口噤偏废，僵仆蹇涩不语，生死旦夕。自非半夏、南星曷可治乎？若以贝母代之，则束手待毙矣。

本草纲目

【原文摘录】 贝母《本经》中品 ［释名］菌《尔雅》，音萌、勤母《别录》、苦菜《别录》、苦花《别录》、空草《本经》、药实。弘景曰：形似聚贝子，故名贝母。时珍曰：《诗》云言采其菌，即此。一作蚩，谓根状如蚕也。苦菜、药实，与野苦荬、黄药子同名。［集解］《别录》曰：贝母，生晋地，十月采根，曝干。恭曰：其叶似大蒜。四月蒜熟时采之，良。若十月，苗枯，根亦不佳也。出润州、荆州、襄州者，最佳；江南诸州亦有。颂曰：今河中、江陵府、郑、寿、随、郑、蔡、润、滁州皆有之。二月生苗，茎细，青色。叶亦青，似荞麦叶，随苗出。七月开花，碧绿色，形如鼓子花。八月采根，根有瓣子，黄白色，如聚贝子。此有数种。陆玑《诗疏》云：菌，贝母也。叶如栝蒌而细小。其子在根下，如芋子，正白，四方连累相着，有分解。今近道出者正类此。郭璞注《尔雅》言：白花叶似韭，此种罕复见之。敩曰：贝母中有独颗团不作两片无皱者，号曰丹龙精，不入药用。误服令人筋脉永不收，惟以黄精、小蓝汁服之，立解。根［修治］敩曰：凡使，先于柳木灰中炮黄，擘破，去内口鼻中有米许大者心一颗，后拌糯米于鏊上同炒，待米黄，去米用。［气味］辛，平，无毒《别录》曰：苦，微寒。恭曰：味甘、苦，不辛。之才曰：厚朴、白薇为之使，恶桃花，畏秦艽、莽草、礜石，反乌头。［主治］伤寒烦热，淋沥邪气，疝瘕，喉痹乳难，金疮风痉《本经》。疗腹中结实，心下满，洗洗恶风寒，目眩项直，咳嗽上气，止烦热渴，出汗，安五脏，利骨髓《别录》。服之不饥断谷弘景。消痰，润心肺。末和砂糖丸含，止嗽。烧灰油调，敷人畜恶疮，敛疮口大明。主胸胁逆气，时疾黄疸。研末点目，去肤翳。以七枚作末酒服，治产难及胞衣不出。与连翘同服，主项下瘤瘿疾甄权。［发明］承曰：贝母能散心胸郁结之气，故《诗》云：言采其菌，是也。作诗者，本以不得志而言。今用治心中气不快、多愁郁者，殊有功，信矣。好古曰：贝母乃肺经气分药也。仲景治寒实结胸、外无热证者，三物小陷胸汤主之，白散亦可，以其内有贝母也。成无己云：辛散而苦泄，桔梗、贝母之苦辛，用以下气。机曰：俗以半夏有毒，用贝母代之。夫贝母乃太阴肺经之药，半夏乃太阴脾经、阳明胃经之药，何可以代？若虚劳咳嗽、吐血咯血、肺痿肺痈、妇人乳痈、痈疽及诸郁之证，半夏乃禁忌，皆贝母为向导，犹可代也；至于脾胃湿热、涎化为痰，久则生火，痰火上攻，昏愦僵仆窒涩诸证，生死旦夕，亦岂贝母可代乎？颂曰：贝母治恶疮。唐人记其事云：江左尝有商人，左膊上有疮如人面，亦无他苦。商人戏以酒滴口中，其面赤色。以物食之，亦能食，多则膊内肉胀起。或不食，则一臂痹焉。有名医教其历试诸药，金石草木之类，悉无所苦，至贝母，其疮乃聚眉闭口。商人喜，因以小苇筒毁其口灌之，数日成痂遂愈，然不知何疾也。《本经》言主金疮，此岂金疮之类欤？

　　［附方］

　　忧郁不伸，胸膈不宽：贝母去心，姜汁炒，研，姜汁面糊丸。每服七十丸，征士锁甲煎汤下。（《集效方》）

　　化痰降气，止咳解郁，消食除胀，有奇效：用贝母去心一两，姜制厚朴半两，蜜丸梧子大。每白汤下五十丸。（《笔峰方》）

　　孕妇咳嗽：贝母去心，麸炒黄，为末，砂糖拌丸芡子大。每含咽一丸，神效。（《救急易方》）

　　吐血不止：贝母，炮，研，温浆水服二钱。（《圣惠方》）

　　衄血不止：贝母炮研末，浆水服二钱，良久再服。（《普济方》）

　　小儿鹅口，满口白烂：贝母去心为末半钱，水五分，蜜少许，煎三沸，缴净抹之，日四五度。（《圣惠方》）

　　吹奶作痛：贝母末，吹鼻中，大效。（危氏《得效方》）

　　乳痈初肿：贝母末，酒服二钱，仍令人吮之，即通。（《仁斋直指方》）

　　便痈肿痛：贝母、白芷等分为末，酒调服或酒煎服，以滓贴之。（《永类钤方》）

　　紫白癜斑：贝母、南星等分为末，生姜带汁擦之。《德生堂方》：用贝母、干姜等分，为末，如澡豆，入密室中浴擦，得汗为妙。《谈野翁方》：以生姜擦动，醋磨贝母涂之。《圣惠方》：用贝母、百部等分为末，自然姜汁调搽。

蜘蛛咬毒,缚定咬处,勿使毒行:以贝母末酒服半两,至醉。良久酒化为水,自疮口出,水尽,仍塞疮口,甚妙。(《仁斋直指方》)

医宗粹言

【原文摘录】 药性纂:贝母去心,治嗽消痰,烦热结胸合论。

本草汇言

【原文摘录】 贝母 味苦、甘,气寒,无毒,入手太阴、少阴经。可升可降,阴也。李氏曰:贝母生蜀中及晋地。又出润州、荆州、襄州者亦佳。江南诸州及浙江金华、象山亦有,但味苦恶,仅可于破血解毒药中用之。又河中、江陵、郢、寿、隋、郑、蔡、滁州皆有。二月生苗,叶随苗出,如荞麦状,茎细,青色。七月开花碧绿色,形如百合花,斜悬向下,上有红脉,若似人肺。八月采根,根有瓣子,黄白色,如聚贝子。一种叶如栝楼而细小,子在根下,如芋子,正白色,连累相着而可分解。一种叶如韭而花色白,根子亦作两瓣也。《诗》云"言采其虻"即此。其中有独颗不作两瓣者,名丹龙睛。误食能软筋脉,以黄精、小蓝汁服之立解。

【原文摘录】 《全幼心鉴》治小儿鹅口,满口白烂。用金华贝母去心,为末,白汤调,用白绢蘸药抹之,日三四度。

续补集方

《广笔记》治瘰疬,未破可消。用土贝母、甘草各二两,微炒,研末,肥皂二斤,去核,每个内藏班猫四个,用竹篾作架,放肥皂于上,蒸烂,取出班猫,并肥皂皮筋,取净肉,捣烂如泥,加入贝母、甘草末,为丸如梧桐子大。每食后服一钱五分,白滚汤下。倘腹疼勿虑,是此药追毒之故。

雷公炮制药性解

【原文摘录】 贝母 味辛、苦,性微寒,无毒,入心、肺二经。清心润肺,止嗽消痰。主胸腹气逆,伤寒烦热,淋沥痕疝,喉痹,金疮,人面疮,瘿瘤诸恶疮。去心研用,厚朴、白薇为使,恶桃花,畏秦艽、矾石、莽草,反乌头。

按:贝母辛走肺,苦走心,善能散郁泻火,故治胸腹云云等疾。

雷公云:凡使先于柳木火中炮令黄,擘破去肉,口鼻上有米许大者,心一小颗。后拌糯米,于锅上同炒。待米黄熟,然后去米取出,其中有独颗围,不作两片无皱者,号曰丹龙精,不入药中。若误服,令人筋血脉永不收,用黄精小盐汁,合服立愈。

炮炙大法

【原文摘录】 贝母 黄白轻松者良。先于柳木灰中炮,令黄,劈破去内口鼻上有米许大者心一小颗,后拌糯米,于铫上同炒,待米黄熟,然后去米取出其中有独颗团不作两片无皱者,号曰丹龙精,不入药用,若误服,令人筋脉不收,用黄精、小蓝汁合服,立愈。厚朴、白薇为之使,恶桃花,畏秦艽、莽草、礜石。

景岳全书

【原文摘录】 桑白皮、川贝母、土贝母解上焦肺胃之火。柴胡、干葛解肝脾诸经之郁火。龙胆草泻肝肾膀胱之火。槐花清肝肾大肠之火,能解诸毒。芍药、石斛清脾胃之火。滑石利小肠膀胱之火。天花粉清痰止渴,解上焦之火。连翘泻诸经之浮火。玄参清上焦之浮火。山豆根解咽喉之火。胆星开心脾胃脘之痰火。

【原文摘录】 土贝母反乌头 味大苦,性寒。阴也,降也,乃手太阴、少阳,足阳明、厥阴之药。

大治肺痈肺痿、咳喘、吐血衄血,最降痰气,善开郁结,止疼痛,消胀满,清肝火,明耳目,除时气烦热,黄疸淋闭,便血溺血,解热毒,杀诸虫,及疗喉痹瘰疬,乳痈发背,一切痈疡肿毒,湿热恶疮,痔漏金疮出血,火疮疼痛。为末可敷,煎汤可服。性味俱厚,较之川贝母,清降之功不啻数倍。

本草乘雅半偈

【原文摘录】 贝母《本经》中品。阴阳左右,各十有二,两边分解者,各得其平,丹龙精仅独粒,则左难右难矣。[气味]辛平,无毒。[主治]主伤寒烦热,淋沥,邪气,疝瘕,喉痹,乳难,金疮,风痉。[颛]曰:贝母,一名勤母、空草、苦菜、苦花。出晋地,润州者最佳。今河中、江陵、郢、寿、随、郑、蔡、滁诸州亦有之。二月生苗,叶随苗出,如荞麦状,茎叶并青。七月开花,碧绿色,形如百合,斜悬向下,上有红脉,若似人肺。八月采根,根有瓣子,黄白色,如聚贝子。一种叶如栝蒌而细小,子在根下,如芋子,正白色,连累相着而可分解。一种叶如韭而花色白,根子亦作两瓣也。修治,先于柳木灰中炮黄,擘去口中米许大心,再拌糯米同炒,俟米黄,去米用。勿用独粒,不作两瓣者,号丹龙精,误服令人筋脉永不收,唯黄精、小蓝汁服之可立解。厚朴、白薇为之使,恶桃花,畏秦艽、莽草、矾石,反乌头。先人云:形如聚贝,独贵其母,若用空解,肺肝可施。

本草述

【原文摘录】 修治,川贝母小而尖白者良,浙贝母极大而圆色黄,不堪入药。姜汁泡,去心,其中有独颗团不作两片无皱者,名丹龙精,损人筋脉。

本草备要

【原文摘录】 贝母 批宣,散结,泻热,润肺,清火微寒,苦泻心火,辛散肺郁入肺经气分,心火降则肺气宁。《诗》曰:言采其虻。虻即贝母也,取其解郁,润心肺,清虚痰。治虚劳烦热,咳嗽上气,吐血咯血,肺痿肺痈,喉痹君相之火,目眩火热上攻,淋沥小肠邪热。心与小肠相表里,肺为气化之源,瘿瘤化痰,乳闭产难。功专散结除热,敷恶疮唐时有人膊上生疮如人面,能饮酒食物,亦无他苦。遍投诸药悉受之。至贝母,疮乃颦眉,灌之数日,成痂而愈,敛疮口火降邪散,疮口自敛,非贝母性收敛也。批:俗以半夏燥毒,代以贝母,不知贝母寒润,主肺家燥痰,半夏温燥,主脾家湿痰,稍或误用,贻误非浅。故凡风、寒、湿、食诸痰,贝母非所宜也,宜用半夏、南星。川产开瓣者良,独颗无瓣者不堪用。去心,糯米拌炒黄,捣用。厚朴、白薇为使,畏秦艽,反乌头。

本草易读

【原文摘录】 贝母 去心,拌糯米炒用。白微为使,畏秦艽、莽草,反乌头。苦、辛,微寒,无毒。散结泻热,润肺清心。治痰嗽热嗽,止吐血咯血。乳闭产难最良,喉痹目眩亦效。散心下郁满之气,疗腹中结实之疴,平瘿瘤而敛疮口,除淋沥而点目赤。为消痰止嗽之神剂,乃清热除痰之良药。虚嗽无火者勿用。生晋地。叶似大蒜,四月蒜熟时采。出润州、荆州、襄州者最良,江南诸州亦有之。今河中、江陵府、郢、寿、随、郑、蔡、润、滁州皆有之,以川产者为良。贝母中有独颗团不作两片无皱者,号丹龙精,不可入药。妊娠尿难,饮食如故,同苦参、当归蜜丸服验方第一。乳不下,同知母、蛎粉末,猪蹄汤下第二。目生奴肉,同丁香末乳点之第三。吐血不已,炮研浆水下第四。小儿鹅口,为末,蜜水煎抹之第五。吹奶作痛,为末吹鼻大效第六。乳痈初起,为末酒下,令人呒之第七。便毒肿痛,同白芷末煎服,以渣敷之第八。紫白癜风,同南星为末,姜带汁拭之第九。蜘蛛咬伤,缚定咬处,酒服贝母末五钱至醉。酒化为水,自疮口出第十。蛇蝎伤,同上十一。

本草经解

【原文摘录】 贝母 气平,味辛,无毒。主伤寒烦热、淋沥邪气、疝瘕、喉痹、乳难、金疮、风痉。去心,糯米炒。

本草纲目拾遗

【原文摘录】 土贝今名象贝。去心炒。《百草镜》云:浙贝出象山,俗呼象贝母。皮糙味苦,独颗无瓣,顶圆心斜,入药选圆白而小者佳。叶阁斋云:宁波象山所出贝母,亦分两瓣,味苦而不甜,其顶平而不尖,不能如川贝之象荷花蕊也。土入于象贝中拣出一二,与川贝形似者,以水浸去苦味,晒干,充川贝卖,但川贝与象贝性各不同。象贝苦寒,解毒利痰,开宣肺气,凡肺家挟风火有痰者宜此,川贝味甘而补肺矣,不若用象贝治风火痰嗽为佳。若虚寒咳嗽,以川贝为宜。张景岳云:味大苦,性寒,阴也,降也,乃手太阴、少阳、足阳明、厥阴之药。大治肺痈、肺痿、咳喘、吐血衄血,最降痰气,善开郁结,止疼痛,消胀满,清肝火,明耳目,除时气烦热,黄疸淋闭,便血溺血,解热毒,杀诸虫,及疗喉痹瘰疬,乳痈发背,一切痈疡肿毒,湿热恶疮痔漏,金疮出血,火疮疼痛,为末可敷。煎汤可服。性味俱厚,较之川贝母清降之功,不啻数倍。反乌头,又解上焦肺胃之火。张石顽《本经逢原》云:贝母浙产者,治疝瘕、喉痹、乳痈,金疮风痉,一切痈疡。同苦参、当归,治妊娠小便难。同青黛治人面恶疮,同连翘治项上结核,皆取其开郁散结化痰解毒之功也。吹喉散《经验广集》:治咽喉十八症俱效。大黑枣每个去核,装入五倍子一个,去虫研,象贝一个,去心研,用泥裹,煨存性,共研极细末,加薄荷叶末少许,冰片少许,贮瓷瓶内,临用吹患处,任其呕出痰涎数次,即愈。对口杨春涯《验方》:象贝母研末敷之,神效。

本草求真

【原文摘录】 贝母山草[批]清肺心痰热 贝母专入肺,兼入心,辛苦微寒,世多用为治痰之药,殊不知痰有因燥、因湿之不同痰有风痰、寒痰、湿痰、火痰、燥痰、虚痰、热痰之别,须在临证细分。如果肺因火刑,水饮不化,郁而为痰,此痰因于燥者也;脾胃虚寒,水饮停积,窒而不通,此痰因于湿者也。因以燥者,非用苦以泻火,辛以散郁,寒以折热莫治;因以湿者,非用辛以散寒,温以燥湿莫投。贝母味苦而辛,其性微寒,止于心肺燥郁,痰食壅盛,及虚劳烦热,肺痿肺痈,喉痹,咯血吐血,火刑于肺。目眩淋沥,火移小肠。瘿瘤乳闭,难产,恶疮不敛等证服之,卒能有效。承曰:贝母能散心胸郁之气,故诗云言采其商是也。作诗者本以不得志而言,今用治心中不快,多愁郁者殊有功,信矣。又唐人记其事云:江云常有商人左膊上有疮如人面,亦无他苦,商人戏以酒滴口中,其面赤色,以物食之,亦能食多,则肉内胀起,或不食则一臂痹焉。有名医教其历试诸药,金、石、草、木之类,悉无所苦,至贝母乃聚眉闭目,商人喜,乃以小苇筒毁,其口灌之,数日成痂遂愈,然不知其何疾也。若使因于脾虚而见咳嗽不宁,混以贝母妄代,其失远矣。盖一宜半夏,一宜贝母,况半夏兼治脾肺,贝母独清肺金;半夏用其辛,贝母用其苦;半夏用其温,贝母用其凉;半夏性速,贝母性缓;半夏散寒,贝母清热,气味阴阳,大有不同汪昂云:故凡风寒湿食诸痰,贝母非所宜也。彼此误投,为害不浅。大者为土贝母,大苦大寒如浙江贝母之类,清解之功居多。小者川贝母,味甘微寒,滋润胜于清解,不可不辨。川产开瓣者良,独瓣不堪入药。去心,米拌炒用。厚朴、白薇为使,畏秦艽,反乌头。

本草述钩元

【原文摘录】 辨治:川贝母小而尖白者良,浙贝母极大而圆色黄,不堪入药。姜汁泡,去心。

其中有独颗而不团作两片无𬂩者,名丹龙精,损人筋脉。

三、小结

不同炮制方法

1. **净制**　《本草品汇精要》提到贝母"生亦可用",《本草蒙筌》载贝母"去心,咀片,入肺行经",《本草汇言》载"去心"。

2. **火制**　《雷公炮炙论》载贝母"先于柳木灰中炮令黄",《本平圣惠方》载贝母"煨,令微黄""煨,微炒""炮令黄""微黄""酥,炙微黄",《本草纲目》同《雷公炮炙论》,另有"炮,研""炮,研末"等,《本草纲目拾遗》收录"煨存性"。

3. **不同辅料**　《雷公炮炙论》载贝母:"后拌糯米于锅上同炒,待米黄熟,然后去米,取出。"(《证类本草》同)《雷公炮炙论》《本草纲目》"姜汁炒",《救急易方》《本草纲目》"麸炒黄,为末",《炮炙大法》《本草乘雅半偈》载"柳木灰中炮,令黄,劈破去内口鼻上有米许大者心一小颗,后拌糯米,于铫上同炒,待米黄熟,然后去米",《本草备要》载"糯米拌炒黄,捣用",《本草易读》载"拌糯米炒用",《本草求真》载"米拌炒用",《本草述钩元》则"姜汁泡"。

杭白菊

菊花为菊科植物菊 *Chrysanthemum morifolium* Ramat.的干燥头状花序。9—11 月花盛开时分批采收,阴干或焙干,或熏、蒸后晒干。药材按产地和加工方法不同,分为"亳菊""滁菊""贡菊""杭菊""怀菊"。

一、概述

菊花始载于《神农本草经》,《名医别录》云:"菊花,生雍州川泽及田野。"《证类本草》引陶隐居云:"南阳郦县最多,今近道处处有。"明代《本草蒙筌》载:"山野间味苦茎青,名苦薏勿用;家园内味甘茎紫,谓甘菊,堪收。"《本草纲目》云:"甘菊始生于山野,今则人皆栽植之。"清代是药菊栽培最盛期,并形成道地品种,如赵学敏《本草纲目拾遗》云:"杭州钱塘,乡人多种菊为业。""亳菊"主产于安徽亳县(今亳州)、涡阳,"怀菊"主产于河南焦作,"滁菊"主产安徽滁县(今滁州),"贡菊"主产于安徽歙县(徽菊)、浙江德清(清菊),"杭菊"(白菊、黄甘菊)主产于浙江桐乡、嘉兴等地。

菊花甘、苦,凉,入肺、肝经。功用疏风,清热,明目,解毒。治头痛,眩晕,目赤,心胸烦热,疔疮,肿毒。

二、炮制研究

证类本草

【原文摘录】 菊花 味苦、甘,平,无毒。主风头眩、肿痛,目欲脱,泪出,皮肤死肌,恶风,湿痹,疗腰痛去来陶陶,除胸中烦热,安肠胃,利五脉,调四肢。久服利血气,轻身,耐老,延年。一名节华,一名日精,一名女节,一名女华,一名女茎,一名更生,一名周盈,一名傅延年,一名阴成。生雍州川泽及田野。正月采根,三月采叶,五月采茎,九月采花,十一月采实,皆阴干。术、枸杞根、桑根白皮为之使。

陶隐居云:菊有两种,一种茎紫,气香而味甘,叶可作羹食者,为真;一种青茎而大,作蒿艾气,味苦不堪食者名苦薏,非真。其华正相似,惟以甘、苦别之尔。南阳郦县最多,今近道处处有,取种之便得。又有白菊,茎、叶都相似,惟花白,五月取。亦主风眩,能令头不白。《仙经》以菊为妙用,但难多得,宜常服之尔。臣禹锡等谨按《尔雅》云:鞠,治蔷。注:今之秋华菊。《药性论》云:甘菊花,使。能治热头风旋倒地,脑骨疼痛,身上诸风令消散。陈藏器云:苦薏,味苦破血。妇人腹内宿血,食之。又调中止泄。花如菊,茎似马兰,生泽畔,似菊,菊甘而薏苦。语曰:苦如薏是也。又云白菊,味苦。染髭发令黑,和巨胜、茯苓蜜丸,主风眩,变白,不老,益颜色。又《灵宝方》茯苓合为丸以成,炼松脂和,每服如鸡子一丸,令人好颜色不老,主头眩。生平泽,花紫白,五月花。《抱朴子·刘生丹法》:用白菊花汁和之。杨损之云:甘者入药,苦者不任。《日华子》云:菊花,治四肢游风,利血脉,心烦,胸膈壅闷,并痈毒,头痛,作枕明目,叶亦明目,生熟并可食。菊有两种:花大气香,茎紫者为甘菊;花小气烈,茎青小者名野菊,味苦。然虽如此,园蔬内种肥沃后同一体。花上水,益色壮阳,治一切风,并无所忌。

《图经》曰:菊花,生雍州川泽及田野,今处处有之,以南阳菊潭为佳。初春布地生细苗,夏茂,秋花,冬实。然菊之种类颇多,有紫茎而气香,叶厚至柔嫩可食者,其花微小,味甚甘,此为真;有青茎而大,叶细作蒿艾气味苦者,华亦大名苦薏,非真也。南阳菊亦有两种:白菊,叶大似艾叶,茎青根细,花白蕊黄;其黄菊,叶似茼蒿,花蕊都黄。然今服饵家多用白者。南京又有一种开小花,花瓣下如小珠子,谓之珠子菊,云入药亦佳。正月采根,三月采叶,五月采茎,九月采花,十一月采实,皆阴干用。唐《天宝单方图》载白菊云:味辛,平,无毒。元生南阳山谷及田野中,颍川人呼为回蜂菊,汝南名茶苦蒿,上党及建安郡、顺政郡并名羊欢草,河内名地薇蒿,诸郡皆有。其功主丈夫、妇人久患头风眩闷,头发干落,胸中痰结,每风发即头旋,眼昏暗,不觉欲倒者,是其候也。先灸两风池各二七壮,并服此白菊酒及丸,永差。其法:春末夏初收软苗,阴干,捣末。空腹取一方寸匕,和无灰酒服之,日再,渐加三方寸匕。若不欲饮酒者,但和羹、粥、汁服之亦得。秋八月合花收暴干,切,取三大斤,以生绢囊盛贮三大斗酒中,经七日服之,日三,常令酒气相续为佳。今诸州亦有作菊花酒者,其法得此乎。

《食疗》云:甘菊,平。其叶正月采,可作羹,茎五月五日采,花九月九日采。并主头风,目眩,泪出,去烦热,利五脏。野生苦菊不堪用。

《圣惠方》:治头风头旋。用九月九日菊花暴干,取家糯米一斗蒸熟,用五两菊花末,搜拌如常酝法,多用细面曲为候,酒熟即压之去滓,每暖一小盏服。

《外台秘要》:治酒醉不醒。九月九日真菊花末,饮服方寸匕。

《肘后方》:治丁肿垂死。菊叶一握,捣绞汁一升,入口即活,此神验。冬用其根。

《食医心镜》:甘菊,主头风目眩,胸中泀泀,目泪出,风痹骨肉痛,切作羹煮粥,并生食并得。

《玉函方》:王子乔变白增年方:甘菊,三月上寅日采,名曰玉英;六月上寅日采,名曰容成;九月上寅日采,名曰金精;十二月上寅日采,名曰长生。长生者,根茎是也。四味并阴干百日,取等分,以成日合捣千杵为末,酒调下一钱匕。以蜜丸如桐子大,酒服七丸,一日三服。百日身轻润泽;服之一年,发白变黑;服之二年,齿落再生;服之三年,八十岁老人变为童儿,神效。

《衍义》曰:菊花,近世有二十余种,惟单叶花小而黄绿,叶色深小而薄,应候而开者是也。《月令》所谓菊有黄花者也。又邓州白菊,单叶者亦入药,余皆医经不用。专治头目风热,今多收之作枕。

太平圣惠方

【原文摘录】 治一切风,其效如神,菊花煎方。

甘菊花蒸湿,捣如膏　枸杞子　神曲炒微黄,捣末。各二斤　生地黄四斤,研烂　肉苁蓉半斤,去皱皮,炙令干,捣末　桂心半斤,捣末

上件药,以无灰酒三斗,与前药拌令匀,以瓷瓶盛之,以瓷碗盖定,用纸筋盐泥固济,待干,卜马粪中,埋四十九日,即停。得一年至十年,色转黑,其味芳香。每服以暖酒调下一茶匙,日三服。

本草汇言

【原文摘录】 菊花　味苦、甘、辛,气温,微寒。可升可降,阴中微阳。入手足太阳、阳明、少阳、太阴、少阴、厥阴一十二经。陆氏《埤雅》云:菊本蘜,蘜,穷也。《月令·九月》菊有黄华,华事至此而穷尽,故谓之菊。苏氏曰:生南阳山谷及田野间。宿根再发,初春发苗。清明前三日分种。喜向阳。叶、茎、花、根,种种不同。即《菊谱》所载,凡百余种,亦不能尽收也。其茎有株、蔓、紫、赤、青、绿之殊,叶有大、小、厚、薄、尖、圆之流,花有大朵、小朵、千瓣、单瓣、有心、无心之异,色有黄、白、红、紫、正间、深浅之别,味有甘、苦、辛、酸、蒿腥之辨,又有夏、秋、冬菊三时之分。取用其色不拘黄白,惟以单瓣味甘者入药,即《菊谱》所载邓州黄、邓州白者是矣。始生山野,今则人家栽植之。其花细小单瓣,品不甚高,蕊如蜂窠。又一种开小花,瓣下如小珠子,入药亦佳。正月采根,三月采叶,五月采茎,九月采花。修治:惟阴干用。菊类繁多,惟紫茎气香,叶厚至柔,嫩时可食,花微大,味甚甘者为真,随可入药。一种茎青肥大,叶似蒿艾,花小,味极苦涩,名为苦

薏。误服泄人元气,与甘菊花大不同也。

圣济总录

【原文摘录】 治中风手足不遂,神识冒昧,补心定气,白术酝酒方。

白术生用,切 地骨皮 荆实生用。各五升 菊花未开者,生用,三升

上四味,粗捣筛,以水三石同煮取一石五斗,去滓澄清取汁酿黍米二石,用曲如常酝法,酒熟压去糟滓,取清酒于瓷器中收密封。每服三合至五合,续续饮之。有能饮者,常令半醉,但勿至吐。凡心风虚寒者,亦宜服此酒。后灸心俞,两边各一寸五分,并五十壮。

【原文摘录】 治风走注,身体疼痛,营卫凝涩,大通丸方。

石斛去根,一两 牛膝去苗,酒浸一宿,切,焙,一两 附子二枚其及一两者,炮裂,去皮脐 干姜炮,三分 肉豆蔻四枚,去皮,面裹煨,面热为度 槟榔锉,四枚 木香一分 甘菊花炒,二两 石硫黄一分 白花蛇酒浸,去皮骨,焙,二两 枸杞子九蒸九曝,炒黄,二两

上一十一味,捣罗为末,以酒煮面糊和丸,如梧桐子大。每服二十丸,空心温酒下。如服了,转觉脑骨内疼甚者,乃药效。妇人当归酒下,如作细散,每服一钱半匕,温酒粥饮任下。

【原文摘录】 治风头眩闷,起即欲倒,头痛眼疼,视屋转动,菊花汤方。

甘菊花去梗 细辛去苗叶。各半两 防风去叉 前胡去芦头 茯神去木 白术 麻黄去根节。各一两 芎藭 杏仁汤浸,去皮尖双仁。各三分

上九味,粗捣筛,每服五钱匕,水一盏半,煎至一盏去滓,入竹沥半合,更煎沸,食前温服,日再夜一。

【原文摘录】 治肝风筋脉拘急,背髆劳倦,及头昏项颈紧急疼痛,独活汤方。

独活去芦头 甘菊花择 蔓荆实 芎藭各一两

上四味,粗捣筛,每服三钱匕,水一盏,入酸枣仁、恶实各五十粒,研碎,同煎至七分,去滓温服,不计时。

【原文摘录】 治心虚悸,头项热痛,狂走言语无度,小腹气壅,石膏汤方。

石膏二两 麦门冬去心,焙 升麻各一两半 桔梗去芦头,切,炒 甘菊花择去梗 黄芪薄切。各一两 人参半两

上七味,粗捣筛,每服五钱匕,水一盏半,煎至一盏去滓,食后温服日三。

【原文摘录】 治肾脏虚冷气攻,腹胁胀满疼痛,艾茸丸方。

木瓜二十枚,去皮核,作瓮子 甘菊花为末 青盐研。各一斤

上三味,将甘菊花并青盐,填满木瓜瓮子内,置笼床内蒸,以木瓜烂为度,研成膏。再入新艾茸二斤,搜和作剂,丸如梧桐子大,曝干。每服三十丸,空心食前米饮下。

【原文摘录】 治风热眼,白术菊花散方。

白术一斤,米泔浸一宿,去皮,切,焙 菊花焙,半两 荆芥穗四两 威灵仙去土 薄荷焙。各二两 木贼去节,焙 黄连去须 黄芩去黑心 黄芪锉,焙 细辛去苗叶 仙灵脾 羌活去芦头 独活去芦头。各一两半

上一十三味,捣罗为散,每服二钱匕,食后夜卧,米饮调下,熟水亦得。

【原文摘录】 治一切眼昏障翳,将至青盲,不问新久,皆可治,抵圣丸方。

家菊花去梗、蒂,取蕊,焙,四两 附子炮裂,去皮脐,切如指面大,一两 蒺藜子炒去角,二两 肉苁蓉净洗,酒浸一宿,切,焙 大黄锉,纸裹煨。各一两

上五味,以无灰酒二升半,同拌和,入银石器内盛贮盖了,于饭甑中蒸,自早及晡,取出焙干,捣

罗为末,如有浸药剩酒,煮黄粟米为糊,丸如梧桐子大,如酒少即添酒为糊,日午夜卧,浓煎槐枝汤,下三十丸。

普济本事方

【原文摘录】 头痛头晕方川芎散 治风眩头晕。

山茱萸一两 山蓣 甘菊花去萼梗 人参去芦 茯神去木 小川芎各半两

上为末。每服两钱,酒调服,不拘时候,日三服,不可误用野菊庞先生方。

太平惠民和剂局方

【原文摘录】 菊花 凡使,须去枝、梗,焙干,方入药用。

本草纲目

【原文摘录】 菊《本经》上品 [释名]节华《本经》、女节《别录》、女华《别录》、女茎《别录》、日精《别录》、更生《别录》、傅延年《别录》、治蔷《尔雅》、金蕊《纲目》、阴成《别录》、周盈《别录》。时珍曰:按陆佃《埤雅》云,菊本作蘜,从鞠。鞠,穷也。《月令》:九月,菊有黄华。华事至此而穷尽,故谓之蘜。节华之名,亦取其应节候也。崔实《月令》云:女节、女华,菊华之名也。治蔷、日精,菊根之名也。《抱朴子》云:仙方所谓日精、更生、周盈,皆一菊而根、茎、花、实之名异也。颂曰:唐《天宝单方图》载白菊云:原生南阳山谷及田野中。颍川人呼为回蜂菊,汝南名茶苦蒿,上党及建安郡、顺政郡并名羊欢草,河内名地微蒿。[集解]《别录》曰:菊花生雍州川泽及田野。正月采根,三月采叶,五月采茎,九月采花,十一月采实,皆阴干。弘景曰:菊有两种:一种茎紫气香而味甘,叶可作羹食者,为真菊;一种青茎而大,作蒿艾气,味苦不堪食者,名苦薏,非真菊也。华正相似,惟以甘苦别之。南阳郦县最多,今近道处处有之,取种便得。又有白菊,茎叶都相似,惟花白,五月取之。仙经以菊为妙用,但难多得,宜常服之。藏器曰:白菊生平泽,五月花,紫白色。颂曰:处处有之,以南阳菊潭者为佳。初春布地生细苗,夏茂,秋花,冬实。然种类颇多。惟紫茎气香,叶厚至柔者,嫩时可食,花微小,味甚甘者,为真;其茎青而大,叶细气烈似蒿艾,花大味苦者,名苦薏,非真也。南阳菊亦有两种:白菊叶大如艾叶,茎青根细,花白蕊黄;其黄菊叶似茼蒿,花蕊都黄。今服饵家多用白者。又有一种开小花,花瓣下如小珠子,谓之珠子菊,云入药亦佳。宗奭曰:菊花近世有二十余种。惟单叶花小而黄,绿叶色深小而薄,九月应候而开者是也。邓州白菊单叶者,亦入药。余皆医经不用。瑞曰:花大而香者,为甘菊;花小而黄者,为黄菊;花小而气恶者,为野菊。时珍曰:菊之品凡百种,宿根自生,茎叶花色,品品不同。宋人刘蒙泉、范致能、史正志皆有《菊谱》,亦不能尽收也。其茎有株、蔓、紫、赤、青、绿之殊,其叶有大、小、厚、薄、尖、秃之异,其花有千叶单叶、有心无心、有子无子、黄白红紫、间色深浅、大小之别,其味有甘苦辛之辨,又有夏菊、秋菊、冬菊之分。大抵惟以单叶味甘者入药,《菊谱》所载甘菊、邓州黄、邓州白者是矣。甘菊始生于山野,今则人皆栽植之。其花细碎,品不甚高。蕊如蜂窠,中有细子,亦可捺种。嫩叶及花皆可炸食。白菊花稍大,味不甚甘,亦秋月采之。菊之无子者,谓之牡菊。烧灰撒地中,能死蛙黾。说出《周礼》。

【原文摘录】 花叶、根、茎、实并同 [气味]苦,平,无毒。《别录》曰:甘。损之曰:甘者入药,苦者不入药。杲曰:苦、甘,寒,可升可降,阴中微阳也。时珍曰:《本经》言菊花味苦,《别录》言菊花味甘。诸家以甘者为菊,苦者为苦薏,惟取甘者入药。谨按:张华《博物志》,言菊有两种,苗花如一,惟味小异,苦者不中食。范致能《谱》序,言惟甘菊一种可食,仍入药饵。其余黄白二花,皆味苦,虽不可饵,皆可入药。其治头风,则白者尤良。据此二说则是菊类自有甘、苦二种,食品须用甘菊,入药则诸菊皆可,但不得用野菊名苦薏者尔。故景焕《牧竖闲谈》云:真菊延龄,野菊泄人。正如黄精益寿、钩吻杀人之意。之才曰:术及枸杞根、桑根白皮、青葙叶为之使。[主治]诸风头眩肿痛,目欲脱,泪出,皮肤死肌,恶风湿痹。久服利血气,轻身耐老延年《本经》。疗腰痛去来陶陶,除胸中烦热,安肠胃,利五脉,调四肢《别录》。陶陶,纵缓貌。治头目风热,风旋倒地,脑骨疼痛,身上一切游风令消散,利血脉,并无所忌甄权。作枕明目,叶亦明目,生熟并可食大明。养目血,去翳膜元素。主肝气不足好古。

【原文摘录】 白菊 [气味]苦、辛,平,无毒。[主治]风眩,能令头不白弘景。染髭发令黑。和巨胜、茯苓蜜丸服之,去风眩,变白不老,益颜色藏器。[发明]震亨曰:黄菊花属土与金,有水与火,能补阴血,故养目。时珍曰:菊春生夏茂,秋花冬实,备受四气,饱经露霜,叶枯不落,花槁不零,味兼甘苦,性禀平和。昔人谓其能除风热,益肝补阴,盖不知其得金水之精英尤多,能益金、水二脏也。补水所以制火,益金所以平木,木平则风息,火降则热除,用治诸风头目,其旨深微。黄者,入金水阴分;白者,入金水阳分;红者,行妇人血分。皆可入药,神而明之,存乎其人。其苗可蔬,叶可啜,花可饵,根实可药,囊之可枕,酿之可饮,自本至末,罔有不功。宜乎前贤比之君子,神农列之上品,隐士采入酒斝,骚人餐其落英。费长房言:九日饮菊酒,可以辟不祥。《神仙传》言:康风子、朱孺子皆以服菊花成仙。《荆州记》言:胡广久病风羸,饮菊潭水多寿。菊之贵重如此,是岂群芳可伍哉?钟会《菊有五美赞》云:圆花高悬,准天极也。纯黄不杂,后土色也。早植晚发,君子德也;冒霜吐颖,象贞质也;杯中体轻,神仙食也。《西京杂记》言:采菊花茎叶,杂秫米酿酒,至次年九月始熟,用之。

[附方]

服食甘菊:《玉函方》云,王子乔变白增年方,用甘菊,三月上寅日采苗,名曰玉英;六月上寅日采叶,名曰容成;九月上寅日采花,名曰金精;十二月上寅日采根茎,名曰长生。四味并阴干,百日取等分,以成日合捣千杵为末,每酒服一钱匕。或以蜜丸梧子大,酒服七丸,一日三服。百日,身轻润泽;一年,发白变黑;服之二年,齿落再生;五年,八十岁老翁,变为儿童也。孟诜云:正月采叶,五月五日采茎,九月九日采花。

服食白菊:《太清灵宝方》引,九月九日白菊花二斤,茯苓一斤,并捣罗为末。每服二钱,温酒调下,日三服。或以炼过松脂和丸鸡子大,每服一丸。主头眩,久服令人好颜色不老。藏器曰:《抱朴子》言刘生丹法,用白菊汁、莲花汁、地血汁、樗汁,和丹蒸服也。

白菊花酒:《天宝单方》,治丈夫、妇人久患头风眩闷,头发干落,胸中痰壅,每发即头旋眼昏,不觉欲倒者,是其候也。先灸两风池各二七壮,并服此酒及散,永瘥。其法,春末夏初,收白菊软苗,阴干捣末,空腹取一方寸匕和无灰酒服之,日再服,渐加三方寸匕。若不饮酒者,但和羹粥汁服,亦得。秋八月合花收曝干,切取三大斤,以生绢袋盛,贮三大斗酒中,经七日服之,日三次,常令酒气相续为佳。(苏颂《图经》)

风热头痛:菊花、石膏、川芎各三钱,为末。每服一钱半,茶调下。(《简便方》)

癍痘入目,生翳障:用白菊花、谷精草、绿豆皮等分,为末。每用一钱,以干柿饼一枚,粟米泔一盏,同煮候泔尽,食柿,日食三枚。浅者五七日,远者半月,见效。(《仁斋直指方》)

病后生翳:白菊花、蝉蜕等分,为散。每用二三钱,入蜜少许,水煎服。大人小儿皆宜,屡验。(《救急方》)

疗肿垂死:菊花一握,捣汁一升,入口即活,此神验方也。冬月采根。(《肘后方》)

女人阴肿:甘菊苗捣烂煎汤,先熏后洗。(危氏《得效方》)

酒醉不醒:九月九日真菊花为末,饮服方寸匕。(《外台秘要》)

眼目昏花:双美丸,用甘菊花一斤,红椒去目六两,为末,用新地黄汁和丸梧子大。每服五十丸,临卧茶清下。(《瑞竹堂方》)

炮炙大法

【原文摘录】 菊花 真者味甘,色黄,单瓣,光心,去蒂用。术、枸杞根、桑根白皮、青葙叶为之使。

本草述

【原文摘录】 童便浸一宿,晒干为末。

郑氏家传女科万金方[75]

【原文摘录】 第十三问：妊娠头旋目晕，视物不见，腮项核肿者何？答曰：盖因胎气有伤肝脏，热毒上攻太阳穴，病呕逆，背项拘急，以致头晕眼花。若加延壅，危在须臾，急煎消风散治之。

消风散

石膏煅　杭白菊去核　防风　荆芥穗　羌活　羚羊角镑　川芎　豆黄卷炒　当归　白芷各一两　炙甘草五钱

上㕮咀。每服四钱，水盏半，好茶五分，煎八分，去渣，通口服。食后，或四物汤加荆芥、防风亦可。

得配本草

【原文摘录】 菊花　术、枸杞根、桑根白皮、青葙叶为之使。甘，平，入手太阴，兼足少阳经血分。清金气，平木火。一切胸中烦热，血中郁热，四肢游风，肌肤湿痹，头目眩晕者，俱无不治。配石膏、川芎，治风热头疼；配杞子，蜜丸，治阴虚目疾；白花，肺虚者宜之；黄花，肺热者宜之。去心蒂，地骨皮煎汁拌蒸，晒干用；祛风热，生用；入补药，酒拌蒸，晒干用。味苦者伤胃气，勿用。苗捣烂，可熏洗女人阴肿。根叶配地丁、花粉，消痈毒疔疮。根能清溲便。

本草述钩元

【原文摘录】 菊花　味甘，气香，性平。可升可降，阳中有阴，主肝气不足。白术、地骨皮、桑白皮为之使。治诸风头眩肿痛，目欲脱，泪出《本经》。一切游风，能令消散，补阴利血脉权。除胸中烦热，利五脉，调四肢《别录》。养目血，去翳膜洁古。黄菊属土与金，有水与火，大能补阴血，故养目丹溪。菊春生夏茂，秋花冬实，备受四气，饱经霜露，叶枯不落，花槁不零，其用祛除风热，益肝补阴，皆由得金水之精英尤多，能益金水二脏故也。补水所以制火，益金所以平木，木平则风息，火降则热除矣《濒湖》。黄者入金水阴分，白者入金水阳分，红者行妇人血分，神而明之，皆可入药又。菊花独禀金精，专制风木，故为去风之要药仲淳。同地黄、当归、枸杞、蒺藜、五味、山萸、黄柏、羚羊角、羊肝，治肝肾俱虚目痛；加木贼、谷精、柴胡、决明子，可去外翳；同黄连、甘草、元参、桔梗、连翘、生地、柴胡、川芎、羌活、荆芥、决明子，治风热目痛；君川芎、细辛、藁本、当归、生熟地、天麦冬、白芍、甘草、童便，治血虚头痛，亦主眩晕。其因痰而作者，无痰药不效。黄而小者，童便浸一宿，晒干为末服，能生精。与枸杞子相对蜜丸，久服终身无目疾，兼不中风及生疔疮。眼目昏花，用甘菊花一斤，红椒去目六两，为末，用新地黄汁和丸梧子大，每服五十丸，临卧茶清下。

辨治：小而气恶者为野菊，味苦茎青者，大伤胃气，谨戒弗用。正月采根，三月采叶，五月采茎，九月采花，十一月采实，皆阴干用。

白菊　生平泽，五月开花紫白色，花不甚甘，亦秋月采之藏器、《濒湖》。今服饵家，多用白者颂。气味苦、辛，平。主去风眩，变白不老，益颜色。染髭发令黑，和巨胜、茯苓蜜丸服之。白菊花酒，治男妇久患头风眩闷，头发干落，胸中痰壅，每发即昏旋欲倒者。先灸两风池各二七壮，并服此酒及散，永瘥。其法春末夏初，收白菊软苗，阴干捣末，空腹取一方寸匕，和无灰酒服之，日再，渐加至三匕，不饮酒者，但和羹粥汁服亦得。秋八月合花收，曝干，切取三斤，以生绢袋盛贮三大斗酒中，经七日服之，日三次，常令酒气相续为佳。

本草害利

【原文摘录】 菊花　修治,滁州菊,单瓣色白味甘者为上。杭州黄白茶菊,微苦者次之。其余苦菊,单不入药。或炒黑,或煨炭,或生用。九月采摘暴干。野菊苦辛惨烈,有小毒,调中破血,治痈肿疔毒,连茎叶捣,敷服皆效。

张聿青医案[76]

【原文摘录】 邵左　遍体风疹,营中郁热也。

粉丹皮二钱　稀莶草二钱　当归二钱,酒炒　白僵蚕三钱,炒打　地骨皮二钱　海桐皮二钱,炒　杭菊花一钱五分,炒　夏枯草三钱　白茅根去心打,七钱

贯唯集[77]

【原文摘录】 案1 王,右。营血不足,水亏木旺,阴火上升,牙痛绵绵不止,脉来左手弦而带搏,右濡弱而数,舌苔光。阴虚阳亢,津液内耗,燥气上淫,头筋板掣。法宜柔肝和阳,兼滋阴液,则不治痛而痛自止矣。

白蒺藜炒,去刺　杭菊炭　丹皮炒　川石斛　制首乌　冬桑叶炙　茯神　细生地炒　橘络　石决明煅　桑白皮　穞豆衣　谷芽

三、小结

(一) 不同炮制方法

1. **净制**　《圣济总录》载"择去梗""去萼",《普济本事方》载"去萼梗",《太平惠民和剂局方》载"须去枝、梗",《本草纲目》载"阴干捣末",《炮炙大法》载"去蒂用",《本草汇言》《本草乘雅半偈》载"惟阴干用",《郑氏家传女科万金方》"去核"。

2. **水制**　《太平圣惠方》载"蒸湿"。

3. **火制**　《太平惠民和剂局方》载"焙干",《本草害利》"或炒黑,或煨炭",《张聿青医案》"杭菊花,炒",《贯唯集》"杭菊炭"。

4. **不同辅料**　《得配本草》载菊花"去心蒂,地骨皮煎汁拌蒸,入补药,酒拌蒸",《本草述》"童便浸"。

(二) 炮制理论

《得配本草》载菊花:"祛风热,生用。入补药,酒拌蒸,晒干用。味苦者伤胃气,勿用。"菊花净制是为了除杂质,经炮制后稍去外散,更适用于内补。

山茱萸

山茱萸为山茱萸科植物山茱萸 *Cornus officinalis* Sieb. et Zucc.的干燥成熟果肉。秋末冬初果皮变红时采收果实，用文火烘或置沸水中略烫后，及时除去果核，干燥。

一、概述

山茱萸味酸、涩，微温。具有补益肝肾，收涩固脱的作用。主要用于眩晕耳鸣，腰膝酸痛，阳痿遗精，遗尿尿频，崩漏带下，大汗虚脱，内热消渴等证。为临床常用中药。主要产于浙江、安徽、陕西、山西、四川等地。

二、炮制研究

雷公炮炙论

【原文摘录】 山茱萸　凡使，勿用雀儿苏，真假山茱萸，只是核八棱，不入药用，使山茱萸，须去肉核，每修事去核了一斤，取肉皮用，只称成四两已来，缓火熬之，方用。能壮元气，秘精，核能滑精。

本草图经

【原文摘录】 山茱萸　生汉中山谷及琅邪、冤句、东海承县，今海州亦有之。木高丈余，叶似榆，花白；子初熟未干，赤色，似胡颓子，有核；亦可啖，既干，皮甚薄，九月、十月采实，阴干。吴普云：一名鼠矢，叶如梅有刺毛。二月花如杏，四月实如酸枣，赤，五月采实，与此小异也。旧说当合核为用。而《雷敩炮炙论》云：子一斤，去核取肉皮用，只秤成四两半。其核八棱者名雀儿苏，别是一物，不可用也。

证类本草

【原文摘录】 山茱萸　味酸，平、微温，无毒。主心下邪气，寒热，温中，逐寒湿痹，去三虫，肠胃风邪，寒热疝瘕，头风，风气去来，鼻塞，目黄，耳聋，面疱，温中下气，出汗，强阴益精，安五脏，通九窍，止小便利。久服轻身，明目，强力长年。一名蜀枣，一名鸡足，一名魃音妓实。生汉中山谷及琅邪、冤句、东海承县。九月、十月采实，阴干。蓼实为之使，恶桔梗、防风、防己。

陶隐居云：出近道诸山中大树。子初熟未干，赤色，如胡蘱子，亦可啖；既干，皮甚薄，当以合核为有尔。臣禹锡等谨按《药性论》云：山茱萸，使，味咸、辛，大热。治脑骨痛，止月水不定，补肾气，兴阳道，坚长阴茎，添精髓，疗耳鸣，除面上疮，主能发汗,止老人尿不节。《日华子》云:暖腰膝,助水脏,除一切风,逐一切气,破癥结,治酒齇。陈藏器云:胡藕子,熟赤,酢涩。小儿食之当果子。止水痢,生平林间,树高丈余,叶阴白,冬不凋,冬花春熟,最早诸果。茎及叶煮汁饲狗,主病。又有一种大相似,冬凋春实夏熟,人呼为木半夏,无别功。根,平,无毒。根皮煎汤,洗恶疮疥疬并马病疮。

《图经》曰:山茱萸,生汉中山谷及琅邪、冤句、东海承县,今海州亦有之。木高丈余,叶似榆,花白。子初熟未干,赤色,似胡藕子,有核,亦可啖;既干,皮甚薄。九月、十月采实,阴干。吴普云:一名鼠矢。叶如梅,有刺毛。二月花如杏,四月实如酸枣,赤,五月采实,与此小异也。旧说当合核为用。而雷敩《炮炙论》云:子一斤去核,取肉皮用,只秤成四两半,其核八棱者名雀儿苏,别是一物,不可用也。

雷公云:凡使,勿用雀儿苏,真似山茱萸,只是核八棱,不入药用。使山茱萸,须去内核。每修事去核了,一斤取肉皮用,只秤成四两已来,缓火熬之方用。能壮元气,秘精,核能滑精。

圣济总录

【原文摘录】 治中风口面㖞斜,白圣散方。

天雄炮裂,去皮脐　山茱萸炒过,候冷。各二两　山芋三两　干姜炮,一分

上四味,捣罗为散,每服用热豆淋酒半盏,调下二钱匕。

【原文摘录】 治骨节风冷,耐寒暑,益气血,四味丸方。

独活去芦头　干姜炮　山茱萸洗,焙　桂去粗皮

上四味,为细末,炼蜜和捣三二千杵,丸梧桐子大。每服二十丸,温酒下,空心食前,渐加至三十丸。

【原文摘录】 补药地骨皮散方。

地骨皮去土　白蒺藜炒　苦参　苍耳　原蚕沙微炒黄　人参　细辛去苗叶　白茯苓去黑皮　山栀子炒香　山茱萸汤浸,去浮者,微炒　小荆子各半两　卷柏一两　蔓荆实一两　丁香三钱　木香三钱

上一十五味,捣罗为散,每服一钱匕,煎水调下。

【原文摘录】 治脾脏久虚,积冷不散,及阴气伤寒,喘闷坚胀,四肢厥逆,荜澄茄饮方。

荜澄茄　附子生,去皮脐　楝实酒浸　取肉　山茱萸麸炒　蘹香子炒　青橘皮汤浸,去白,焙　干姜炮　益智去皮。各三分　天雄生,去皮脐,一两半　沉香半两

上一十味,锉如麻豆,每服三钱匕,水一盏,入生姜三片,盐半钱匕,艾七叶,同煎至六分。去滓稍热,空心食前服。

【原文摘录】 治眼视物不明,茫茫昏暗,补肾续断丸方。

续断　杜仲锉,炒　牛膝切,酒浸,焙　陈曲炒熟　山芋　巴戟天去心　菟丝子酒浸,研,碾末　山茱萸酒浸　人参切　肉苁蓉酒浸,切,焙。各一两半　桑寄生切,焙　熟干地黄焙。各三两

上一十二味,捣罗为末,炼蜜为丸,如梧桐子大。每服二十丸,加至三十丸,温酒下,早、晚服。

普济本事方

【原文摘录】 增损续断丸　治荣卫涩少,寒湿从之痹滞,关节不利而痛者。杨吉老方

川续断洗,推去,焙筋,锉　薏苡仁　牡丹皮　山芋　桂心不见火　白茯苓去皮　黄芪蜜炙　山茱萸连核　石斛去根,净洗,细锉,酒炒　麦门冬用水浥去心。各一两　干地黄九蒸九曝,焙干,秤,三两　人参去芦　防风去钗股炙　白术炮　鹿角胶各七钱

上为细末,炼蜜丸如梧子大。每服三四十丸,温酒下,空心食前。

太平惠民和剂局方

【原文摘录】 山茱萸　凡使,先须捣碎,焙干用,或只和核使亦得。

汤液本草

【原文摘录】 山茱萸 气平微温，味酸，无毒，入足厥阴经、少阴经。本草云：主温中，逐寒湿痹，强阴益精，通九窍，止小便，入足少阴、厥阴。《圣济经》云：滑则气脱，涩剂所以收之。山茱萸之涩以收其滑，仲景八味丸用为君主，知是涩剂以通九窍。雷公云：用之去核。一斤取肉四两，缓火熬用，能壮元气秘精。核能滑精，故去之。《珍》云：温肝。《本经》云：止小便利，以其味酸，可观八味丸用为君主，其性味可知矣。《药性论》亦云：补肾添精。《日华子》亦云：暖腰膝，助水脏也。

本草品汇精要

【原文摘录】 木之木：山茱萸无毒，附胡颓子 植生。

山茱萸出《神农本经》主心下邪气，寒热，温中，逐寒湿痹，去三虫。久服轻身以上朱字《神农本经》。肠胃风邪，寒热疝瘕，头风，风气去来，鼻塞，目黄，耳聋，面疱，温中下气，出汗，强阴益精，安五脏，通九窍，止小便利，明目强力，长年以上黑字《名医》所录。名蜀枣、鸡足、魃实、鼠矢。苗《图经》曰：木高丈余，叶似榆，花白。子初熟未干红色，大如枸杞，亦似胡颓子，有核，九月后采实，亦可啖。既干，皮甚薄。一种名鼠矢，叶如梅，有刺毛，二月花如杏，四月实如酸枣而朱，五月采实，与此小异也。陈藏器云：胡颓子生平林间，树高丈余，叶背白，冬不凋。冬花春熟，最早诸果，其实酢涩，小儿当果食之。地《图经》曰：生汉中山谷及琅琊、冤句、东海承县，今海州亦有之。陶隐居云：出近道诸山中。道地：兖州、海州。时生：春初生叶。采：九月、十月取实。收阴干。用实。质类酸枣，赤而尖小。色赤。味酸。性平、微温，收。气气厚于味，阳中之阴。臭朽。主添精髓，悦颜色。行足厥阴经、少阴经。助蓼实为之使。反恶桔梗、防风、防己。制雷公云：汤润，去核用。治疗《药性论》云：去脑骨疼痛，止月水，疗耳鸣，除面上疮，能发汗，止老人尿不节。《日华子》云：除一切风，逐一切气，破癥结及酒齄。陈藏器云：胡颓子，止水痢。补《药性论》云：兴阳道，添精髓。《日华子》云：暖腰膝，助水脏。雷公云：壮元气，秘精。禁核不宜食，食之滑精。赝其核八棱者名雀儿苏，别是一物，为伪。

本草纲目

【原文摘录】 山茱萸《本经》中品 ［释名］蜀酸枣《本经》、肉枣《纲目》、魃实《别录》、鸡足《吴普》、鼠矢《吴普》。宗奭曰：山茱萸与吴茱萸甚不相类，治疗大不同，未审何缘命此名也？时珍曰：《本经》一名蜀酸枣，今人呼为肉枣，皆象形也。［集解］《别录》曰：山茱萸生汉中山谷及琅琊、冤句、东海承县。九月、十月采实，阴干。颂曰：叶如梅，有刺毛。二月开花如杏。四月实如酸枣，赤色。五月采实。弘景曰：出近道诸山中大树。子初熟未干，赤色，如胡颓子，亦可啖；既干，皮甚薄，当合核用也。颂曰：今海州、兖州亦有之。木高丈余，叶似榆，花白色。雷敩《炮炙论》言一种雀儿苏，真相似，只是核八棱，不入药用。时珍曰：雀儿苏，即胡颓子也。实［修治］敩曰：凡使以酒润，去核取皮，一斤只取四两已来，缓火熬干方用。能壮元气，秘精。其核能滑精，不可服。［气味］酸，平，无毒。《别录》曰：微温。普曰：神农、黄帝、雷公、扁鹊：酸，无毒；岐伯：辛。权曰：咸、辛，大热。好古曰：阳中之阴。入足厥阴、少阴经气分。之才曰：蓼实为之使，恶桔梗、防风、防己。［主治］心下邪气寒热，温中，逐寒湿痹，去三虫。久服轻身《本经》。肠胃风邪，寒热疝瘕，头风风气去来，鼻塞目黄，耳聋面疱，下气出汗，强阴益精，安五脏，通九窍，止小便利。久服，明目强力长年《别录》。治脑骨痛，疗耳鸣，补肾气，兴阳道，坚阴茎，添精髓，止老人尿不节，治面上疮，能发汗，止月水不定甄权。暖腰膝，助水脏，除一切风，逐一切气，破癥结，治酒齄大明。温肝元素。［发明］好古曰：滑则气脱，涩剂所以收之。山茱萸止小便利，秘精气，取其味酸涩以滑精也。仲景八味丸用之为君，其性味可知矣。

［附方］草还丹：益元阳，补元气，固元精，壮元神，乃延年续嗣之至药也。山茱萸酒浸，取肉一斤，破故纸酒浸，焙干半斤，当归四两，麝香一钱，为末，炼蜜丸梧桐子大。每服八十一丸，临卧盐酒下。

（吴旻《扶寿方》）

证治准绳

【原文摘录】 秘传茱萸内消丸 治肾虚为邪所袭,留伏作痛,阴癞偏大,或生疮出黄水。

吴茱萸半酒半醋浸一宿,焙干 山茱萸蒸,去核 马兰花醋浸,焙 黑牵牛炒,取头末 延胡索略炒 川楝子蒸,去皮核 舶上茴香盐炒 海藻洗去咸,焙 橘皮 青皮去白 官桂各一两 桃仁去皮,炒

为细末,酒煮稀糊为丸,如桐子大。每服四十丸,食前温酒、盐汤任下。

本草汇言

【原文摘录】 味酸涩、微甘,气温,性滑,无毒。阳中之阴,降也。入足厥阴、少阴经。《别录》曰:山茱萸,生汉中山谷,及琊琊、冤句。苏氏曰:今海州、兖州、两浙、八闽,近道亦有之。木高一二丈,叶如梅而有刺。二月开花,白色,微红似杏花。四月结实如酸枣,深红色。五六月采实,日干。皮甚薄。雷氏曰:外一种胡颓子,叶干花实俱相似,但核有八棱,又名雀儿苏。气味、功用与山茱萸甚相远,不堪入药,宜细辨之。修治:以酒润,剥去核用。其核味涩,能耗精气,不可服食。

【原文摘录】 集方。

治小水自遗不禁。用山茱萸肉三两,炒,益智子一两,人参、北五味各五钱,牡蛎煅三钱,怀熟地三两酒煮,捣膏,丸梧桐子大。每早、晚各服三钱,白汤下。如内热者,本方加川黄柏一两。

治精滑不固。用山茱萸肉三两,炒,菟丝子、白术、白芍药、牛膝各二两,龙骨、牡蛎俱煅过,各一两,怀熟地四两,酒煮,捣膏。前药俱为细末,拌入熟地膏内,再加金樱子熬膏,和为丸,梧桐子大。每早、晚各服三钱,白汤下。

缪氏家抄治脑骨痛。脑为髓之海,髓足则脑痛自除。用山茱萸肉五两,沙苑、蒺藜、熟地黄各四两,人参、麦门冬去心,牛膝、甘菊花各三两。熟地黄、麦门冬,以人乳和酒同煮,捣烂成膏;余药俱用酒拌炒,研为末;熟地黄、麦门冬膏,再炼蜜为丸,梧桐子大。每早、晚各服三钱,白汤下。

雷公炮制药性解

【原文摘录】 山茱萸 味甘、酸,微温,无毒,入肝、肾二经。主通邪气,逐风痹,破癥结,通九窍,除鼻塞,疗耳聋,杀三虫,安五脏,壮元阳,固精髓,利小便。去梗用,蓼实为使,恶桔梗、防风、防己。

按:山茱萸大补精血,故入少阴、厥阴。六味丸用之,取其补肾而不伤于热耳。若舍是而别求热剂,以为淫欲助,犹弃贤良而搜佞幸也,愚乎哉?

雷公云:凡使勿用雀儿苏,臭似山茱萸,只是核八棱,不入药。使山茱萸,须去内核,每修事去核子一斤,取内皮用,只存成四两已来,缓火熬之,方用。能壮元气精秘,其核最滑精。

炮炙大法

【原文摘录】 山茱萸 凡使勿用雀儿酥,真似山茱萸,只是核八棱,不入药用。圆而红润,肉厚者佳。酒拌,砂锅上蒸去核了,一斤取肉皮用,只秤成四两已来。凡蒸药,用柳木甑,去水八九寸,水不泛上,余悉准此。蓼实为之使,恶桔梗、防风、防己。

景岳全书

【原文摘录】 (薛氏)加减八味丸 治疮疡痊后及将痊,口干渴甚,或舌上生黄,或未患先渴。

此皆肾水枯竭,不能上润,以致心火上炎,水火不能相济,故烦躁作渴,小便频数,或白浊阴痿,饮食不多,肌肤渐消,或腿肿脚先瘦。服此以降心火,滋肾水,则诸证顿止。及治口舌生疮不绝。

熟地八两,酒蒸捣膏　山茱萸酒浸,杵膏　山药各四两　泽泻蒸,焙　白茯苓　牡丹皮各三两　桂心一两　北五味四两半,炒

本草乘雅半偈

【原文摘录】　山茱萸《本经》中品。木胎于火,与龙从火里得,别是一法,此正五行相袭,四时之序也。[气味]酸平,无毒。[主治]主心下邪气寒热,温中,逐寒湿痹,去三虫。久服轻身。[颢]曰:生汉中山谷,及琅琊、冤句,今海州、兖州,近道诸山中亦有。木高一二丈,叶如梅而有刺。二月开花如杏。四月结实如酸枣,深赤色。一种叶干花实俱相似,但核有八棱,名雀儿苏,别是一种,不堪入药。修治,以酒润去核,缓火熬干,勿误食核,令人滑精。蓼实为之使,恶桔梗、防风、防己。先人云:酸温津润,合从水藏之精液亦非自力所能致,必欲待人待时而兴者。

本草备要

【原文摘录】　山茱萸　批补肝肾,涩精气辛温酸涩。补肾温肝入二经气分,固精秘气,强阴助阳,安五脏,通九窍《圣济》云:如何涩剂以通九窍?《经疏》云:精气充则九窍通利。昂按:山茱萸通九窍,古今疑之,得《经疏》一言,而意旨豁然。始叹前人识见深远,不易测识,多有如此类者,即《经疏》一语而扩充之,实可发医人之慧悟也。暖腰膝,缩小便。治风寒湿痹温肝故能逐风,鼻塞目黄肝虚邪客,则目黄,耳鸣耳聋肾虚则耳鸣耳聋,皆固精通窍之功。王好古曰:滑则气脱,涩剂所以收之,仲景八味丸用之为君,其性味可知矣。昂按:《别录》、甄权皆云能发汗,恐属误文。酸剂敛涩,何以反发?仲景亦安取发汗之药为君乎?李士材曰:酸属东方,而功多在北方者,乙癸同源也。批:肝为乙木,肾为癸水。去核核能滑精用。恶桔梗、防风、防己。

本草易读

【原文摘录】　山茱萸　去核酒蒸。蓼实为使,恶防风、防己、桔梗。酸,平,无毒。入足厥阴、少阴。强阴益精,破积通窍。缩小便而温肝,暖腰膝而助水。除一切风,解诸般气。生汉中及琊琅、冤句。九月、十月采实。海州、兖州亦有之。木高丈余,叶似榆,花白色。

得配本草

【原文摘录】　山茱萸　蓼实为之使,恶桔梗、防风、防己。酸,温。入足厥阴、少阴经血分。收少阳之火,滋厥阴之液,补肾温肝,固精秘气。暖腰膝,缩小便,敛内风,涩阴汗,除面,止遗泄。去核酒蒸,带核则滑精。命门火盛服之助火精遗,阴虚血热,肝强脾弱木克土则泻,小便不利,四者禁用。

本草述钩元

【原文摘录】　山茱萸　修治,取红润肉厚者,酒拌润,去核取皮,酒蒸一炷香用。

本草害利

【原文摘录】　山茱萸肉　修治,五月采实阴干,以酒润去核,缓火熬干方用,核能滑精不可服。

三、小结

（一）不同炮制方法

古代中医典籍对山茱萸的炮制方法有炒（熬）法、蒸法、酒制、盐制等方法。山茱萸始载于汉代《神农本草经》，炮制方法最早见于汉代《金匮玉函经》曰："不咀。"其后南北朝雷敩在《雷公炮炙论》中提出"去核取皮"，自雷公提出之后，历代相沿山茱萸去核使用。宋代《圣济总录》提出"麸炒""酒浸""酒拌"加辅料炮制方法后，山茱萸的炮制方法更加成熟。

1. **净制**　去核、连核。《雷公炮炙论》载"去核取皮"，《本草崇原》"山茱萸阴干，去核用肉"，《本草备要》"去核（核能滑精）用"，《本草经解》"山茱萸去核"，《本草求真》"山茱萸去核用"，《普济本事方》"山茱萸连核"，《太平惠民和剂局方》"山茱萸，凡使，先须捣碎，或只和核使亦得"。

2. **水制**　《本草品汇精要》"汤润，去核用"，《证治准绳》"蒸，去核"。

3. **火制**　《本经逢原》"去核，微焙用，核能泄精"，《本草汇言》"炒"，《雷公炮制药性解》"使山茱萸，须去内核，每修事去核子一斤，取内皮用，只存成四两已来，缓火熬之，方用"，《圣济总录》"炒过，候冷"。

4. **水火共制**　《圣济总录》"洗，焙""汤浸，去浮者，微炒"。

5. **不同辅料**　盐、酒、麸。《本草述》"盐炒"，其他多为酒制。《雷公炮炙论》载："凡使山茱萸，以酒润，去核取皮，一斤只取四两已来，缓火熬干方用。"《本草图经》《证类本草》亦载。《圣济总录》"酒浸""麸炒"。《本草纲目》"敩曰：凡使以酒润，去核取皮，一斤只取四两已来，缓火熬干方用。能壮元气，秘精。其核能滑精，不可服""酒浸，取肉"。《本草汇言》"以酒润，剥去核用。其核味涩，能耗精气，不可服食"。《炮炙大法》"酒拌，砂锅上蒸去核了，一斤取肉皮用，只秤成四两已来，凡蒸药，用柳木甑，去水八九寸，水不泛上，余悉准此"。《景岳全书》"酒浸，杵膏"，《本草征要》"酒润，去核，微火烘干"，《本草乘雅半偈》"以酒润，去核，缓火熬干，勿误食核，令人滑精"，《本草易读》《得配本草》"去核，酒蒸"，《本草述钩元》"取红润肉厚者，酒拌润，去核取皮，酒蒸一炷香用"，《本草害利》"以酒润去核，缓火熬干方用，核能滑精不可服"。

（二）炮制理论

《汤液本草》："雷公云：用之去核。一斤取肉四两，缓火熬用，能壮元气秘精。核能滑精，故去之。"在宋代以前多为去核和不加辅料炮制，宋代山茱萸的炮制方法除沿用以上方法外，还提出了加辅料炮制如酒制的方法，元明时期其炮制方法更加丰富成熟。

当然历代对是否去核也持有不同观点，有连核为用，有打碎用，有认为核与肉之性相反，有认为剥取肉而弃核，非古人之意。

厚 朴

厚朴为木兰科植物厚朴 *Magnolia of ficinalis* Rehd. et Wils.或凹叶厚朴 *Magnolia of finalis* Rehd. et Wils. var. *biloba* Rehd. et Wils.的干燥干皮、根皮及枝皮。4—6 月剥取,根皮和枝皮直接阴干;干皮置沸水中微煮后,堆置阴湿处,"发汗"至内表面变紫褐色或棕褐色时,蒸软,取出,卷成筒状,干燥。

一、概述

厚朴味苦、辛,温,入脾、胃、肺、大肠经。功用燥湿消痰,下气除满。治湿滞伤中,脘痞吐泻,食积气滞,腹胀便秘,痰饮喘咳。温中,下气,燥湿,消痰,治胸腹痞满胀痛,反胃,呕吐,宿食不消,痰饮咳喘,寒湿泻痢。厚朴分布浙江、广西、江西、湖南、湖北等地,凹叶厚朴分布浙江、江西、安徽、广西等地。

二、炮制研究

雷公炮炙论

【原文摘录】 厚朴 凡使,要用紫色、味辛为好,或丸散便去粗皮,每修一斤,用酥四两,炙了细锉,用若汤饮中,使用自然生姜汁八两,炙一升为度。又《雷公炮炙论》序云:益食加觞①,须煎芦、朴。

本草经集注

【原文摘录】 厚朴 味苦,温大温,无毒。主治中风,伤寒,头痛,寒热,惊悸,气血痹,死肌,去三虫。温中,益气,消痰下气,治霍乱及腹痛,胀满,胃中冷逆,胸中呕逆不止,泄痢,淋露,除惊,去留热,止烦满,厚肠胃。一名厚皮,一名赤朴。其树名榛,其子名逐杨。治鼠瘘,明目,益气。生交址、冤句。三月、九月、十月采皮,阴干。干姜为之使,恶泽泻、寒水石、硝石。今出建平、宜都,极厚、肉紫色为好,壳薄而白者不如。用之削去上甲错皮。世方多用,道家不须也。

千金翼方

【原文摘录】 厚朴汤 主妇人下焦劳冷,膀胱肾气损弱,白汁与小便俱出。

---

① 觞(shāng):古代酒器。

厚朴如手大,四寸,去皮,炙,削。以酒五升,煮两沸,去滓,取桂心一尺,绢筛,纳汁中调和。宿勿食,晓顿服之。

【原文摘录】 大投杯汤 主脚弱,举体肿满,气急,日夜不得眠方。

麻黄去节 杏仁去皮尖及双仁 桂心 黄芩 橘皮 石膏二两,碎 生姜六两,切 半夏洗 厚朴炙 枳实炙,各三两 茯苓四两 秦艽一两半 大戟 细辛各一两 大枣二十枚,擘 甘草二两,炙

上一十六味,㕮咀,以水一斗二升,煮取四升。分五服,日三夜二。

太平圣惠方

【原文摘录】 治伤寒里虚,心下悸,腹中气不和,宜服白茯苓散方。

槟榔一两 青橘皮半两,汤浸去白瓤,焙 桂心一两 厚朴一两,去粗皮,涂生姜汁,炙令香熟 白茯苓半两 甘草半两,炙微赤,锉 附子一两,炮裂,去皮脐

上件药,捣筛为散。每服四钱,以水一中盏,入生姜半分,煎至六分,去滓,不计时候温服。

金匮玉函经

【原文摘录】 大承气汤方第七十五。

大黄四两,酒洗 厚朴半斤,炙,去皮 枳实五枚,炙 芒硝三合

上四味,以水一斗先煮二味,取五升,去滓,内大黄煮,取二升,去滓,内芒硝更上微火一二沸,分温再服,得下,余勿服。

本草衍义

【原文摘录】 厚朴 今西京伊扬县及商州亦有,但薄而色淡,不如梓州者厚而紫色有油。味苦,不以姜制,则棘人喉舌。平胃散中用,最调中。至今此药盛行,既能温脾胃气,又能走冷气,为世所须也。

证类本草

【原文摘录】 厚朴 味苦,温、大温,无毒。主中风伤寒,头痛,寒热,惊悸,气血痹,死肌,去三虫,温中益气,消痰下气,疗霍乱及腹痛胀满,胃中冷逆,胸中呕不止,泄痢淋露,除惊,去留热,心烦满,厚肠胃。一名厚皮,一名赤朴。其树名榛,其子名逐折。疗鼠瘘,明目,益气。生交址、冤句。三、九、十月采皮,阴干。干姜为之使,恶泽泻、寒水石、消石。

陶隐居云:今出建平、宜都。极厚,肉紫色为好,壳薄而白者不如。用之削去上甲错皮,俗方多用,道家不须也。今注出梓州、龙州者最佳。臣禹锡等谨按吴氏云:厚朴,神农、岐伯、雷公:苦,无毒。季氏:小温。范子厚朴,出洪农。《药性论》云:厚朴,臣,忌豆。食之者动气。味苦、辛,大热。能主疗积年冷气,腹内雷鸣虚吼,宿食不消,除痰饮,去结水,破宿血,消化水谷,止痛,大温胃气,呕吐酸水,主心腹满,病人虚而尿白。《日华子》云:健脾,主反胃,霍乱转筋,冷热气,泻膀胱、泄五脏一切气,妇人产前、产后腹脏不安,调关节杀腹脏虫,除惊,去烦闷,明耳目。入药去粗皮,姜汁炙,或姜汁炒用。又名烈朴。

《图经》曰:厚朴,出交址、冤句,今京西、陕西、江淮、湖南、蜀川山谷中往往有之,而以梓州、龙州者为上。木高三四丈,径一二尺。春生叶如槲叶,四季不凋。红花而青实。皮极鳞皱而厚,紫色多润者佳,薄而白者不堪。三月、九月、十月采皮,阴干。《广雅》谓之重皮。方书或作厚皮。张仲景治杂病。厚朴三物汤主腹胀,脉数。厚朴半斤,枳实五枚,以水一斗二升,煎二物,取五升,内大黄四两,再煎取三升。温服一升,腹中转动更服,不动勿服。又厚朴七物汤主腹痛胀满。厚朴半斤,甘草、大黄各三两,枣十枚,大枳实五枚,桂二两,生姜五两,以水一斗,煎取四升,去滓。温服八合,日三。呕者,加半夏五合;

下利者,去大黄;寒多者,加生姜至半斤。陶隐居治霍乱厚朴汤:厚朴四两,炙,桂心二两,枳实五枚,生姜三两,四物切,以水六升,煎取二升,分三服。唐石泉公王方庆《广南方》云:此方不惟霍乱可医,至于诸病皆疗,并须预排比也。此方与治中汤等并行,其方见人参条中。

雷公云:凡使,要用紫色味辛为好,或丸散,便去粗皮,用酥炙过。每修一斤用酥四两,炙了细锉用。若汤饮中使用,自然姜汁八两,炙,一升为度。《圣惠方》:治霍乱。制之以姜汁,火上炙,令香,为末。非时新水调下二钱匕,佳。又方治痰壅呕逆,心胸满闷,不下饮食。用一两涂生姜汁,炙令黄,为末。非时粥饮调下二钱匕。《梅师方》:治水谷痢久不差。厚朴三两,黄连三两,锉,水三升,煎取一升。空心服。《斗门方》:治男子、女人久患气胀心闷,饮食不得,因食不调,冷热相击,致令心腹胀满。厚朴火上炙,令干,又蘸姜汁炙,直待焦黑为度,捣筛如面。以陈米饮调下二钱匕,日三服,良。亦治反胃止泻,甚妙。《子母秘录》:治月水不通。厚朴三两,炙,水三升,煎取一升,为三服,空心。不过三四剂,差。

《衍义》曰:厚朴,今西京伊阳县及商州亦有。但薄而色淡,不如梓州者厚而紫色有油,味苦,不以姜制,则棘人喉舌。平胃散中用,最调中。至今此药盛行,既能温脾胃气,又能走冷气,为世所须也。

普济本事方

【原文摘录】 治药制度惣例:厚朴,去粗皮,生姜汁制炒。

扁鹊心书

【原文摘录】 荜澄茄散 治脾胃虚满,寒气上攻于心,心腹刺痛,两胁作胀,头昏,四肢困倦,吐逆发热,泄泻饱闷等证。

荜澄茄 高良姜 肉桂 丁香 厚朴姜汁炒 桔梗去芦 陈皮 三棱炮,醋炒 甘草各一两五钱 香附制,三两

为细末,每服四钱,姜三片,水一盏,煎七分,和渣服。

【原文摘录】 八仙丸 治脾胃久冷,大便泄泻,肠中疗痛,米谷不化,饮食不进等证。

附子炮 高良姜 荜拨 砂仁 肉豆蔻各一两 生姜三两 厚朴四两,姜汁制

为末,醋糊丸梧子大,米饮下五十丸。

太平惠民和剂局方

【原文摘录】 厚朴 凡使,先刮去粗皮,令见赤心,以生姜汁炙三次,取令香熟为度。或只锉碎使,姜汁炒亦得。

汤液本草

【原文摘录】 厚朴 气温,味辛,阳中之阴,苦而辛,无毒。《象》云:能治腹胀,若虚弱,虽腹胀斟酌用之。寒胀是大热药中兼用。结者散之神药,误用脱人元气,切禁之。紫色者佳,去皮,姜汁制,微炒。《珍》云:去腹胀,厚肠胃。《心》云:味厚阴也,专去腹胀满,去邪气。《本草》云:主中风伤寒头痛,寒热惊悸,气血痹,死肌,去三虫,温中益气,消痰下气,疗霍乱及腹痛胀满,胃中冷逆,胸中呕不止,泄痢淋露,除惊,去留热心烦满,厚肠胃。《本经》云:治中风伤寒头痛,温中益气,消痰下气,厚肠胃,去腹胀满,果泄气乎?果益气乎?若与枳实、大黄同用,则能泄实满,《本经》谓消痰下气者是也;若与橘皮、苍术同用,则能除湿满,《本经》谓温中益气者是也。与解利药同用,则治伤寒头痛;与痢药同用,则厚肠胃。大抵苦温,用苦则泄,用温则补。《衍义》云:平胃散中用之最调中,至今盛行,既能温脾胃,又能走冷气。海藏云:加减随证,如五积散治疗同。《本草》又云:干姜为使,

恶泽泻、寒水石、硝石。

卫生宝鉴

【原文摘录】 厚朴气温,味辛 能除腹胀。若虚弱人,虽腹胀宜斟酌用之,寒胀是也。大热药中兼用,结者散之,神药也,误服脱人元气,切禁之。紫色者佳。去皮,铡碎,姜制,微炒锉,桶锉,竹筛齐,用。

本草品汇精要

【原文摘录】 木之木:厚朴无毒 植生。

厚朴出《神农本经》主中风,伤寒,头痛,寒热,惊悸,气血痹,死肌,去三虫以上朱字《神农本经》。温中益气,消痰下气,疗霍乱及腹痛胀满,胃中冷逆,胸中呕不止,泄痢,淋露,除惊,去留热,心烦满,厚肠胃。子,疗鼠瘘,明目益气以上黑字《名医》所录。名厚皮、赤朴、榛、逐折。苗《图经》曰:木高三四丈,径一二尺,春生叶如槲叶,四季不凋,红花而青实,皮极鳞皱而厚。紫色多润者佳,薄而白者不堪入药。地《图经》曰:出交趾、冤句,今京西、陕西、江淮、湖南山谷中皆有之。道地:蜀川、商州、归州、梓州、龙州最佳。时生:春生叶。采:二月、九月、十月取皮。收阴干。用皮紫厚者佳。质类桂皮而粗厚。色紫。味苦、辛。性大温,散。气气厚味薄,阳中之阴。臭香。主温胃气,除腹胀。助干姜为之使。反恶泽泻、寒水石、消石。制雷公云:去粗皮,姜汁炙或姜汁炒用,一用酥炙。治疗:《药性论》云:治积冷气,腹内雷鸣虚吼,宿食不消,除痰饮,去结水,破宿血,消化水谷,止痛,大温胃气,呕吐酸水及心腹满,病人虚而尿白。《日华子》云:健脾,主反胃,霍乱转筋,冷热气,泻膀胱,泄五脏一切气,妇人产前、产后腹脏不安,调关节,杀腹脏虫,除惊,去烦闷,明耳目。合治合枳实、大黄,治腹胀。合桂心、枳实、生姜,治霍乱。禁妊娠不可服。忌与豆同食,动气。

本草蒙筌

【原文摘录】 厚朴 味苦、辛,气大温。属土,有火。阴中之阳,可升可降。无毒。树甚高大,榛乃别名。陕西川蜀多生,梓州属四川出者独胜。凡资治病,秋尽采皮。择厚脂颜色紫莹佳,去粗皮,姜汁炒褐用。恶寒水、硝、泽寒水石、硝石、泽泻,使炮熟干姜。诸豆忌之,食则动气。主中风寒热,治霍乱转筋。止呕逆吐酸,禁泻痢淋露。消痰下气,与枳实、大黄同用,实满能泄;温中益气,与陈皮、苍术同用,湿满能除。与解利药同用,则治伤寒头疼;与泄痢药同用,则厚肠胃止泄。大抵味苦气温,故用苦则泄,用温则补。《衍义》云:平胃散中,用之最当。既温脾胃,又走冷气。再随证加减,妙不可胜言。洁古亦曰:治腹痛胀满,散结之神药也。倘患者虚弱,须斟酌少加。对证不真,误服太过,则反脱人元气,岂不慎哉!若气实人服多参、芪,致成喘闷者,正此泄除,不在禁也。孕妇忌用,女科当知。子入医方,又名逐折。散结疗鼠瘘,益气明眼睛。谟按:丹溪云,厚朴气药,温而能散,故泄胃中实也。平胃散用佐苍术,正乃泄去上焦之湿,不使胃土太过,得复其平致于和而已,非谓温补脾胃焉。习以成俗,皆谓之补。哀哉!然治腹胀者,因味辛能提其气故尔。

本草纲目

【原文摘录】 《本经》中品[校正]并入有名未用逐折。[释名]烈朴《日华》、赤朴《别录》、厚皮同、重皮《广雅》,树名榛《别录》,子名逐折《别录》。时珍曰:其木质朴而皮厚,味辛烈而色紫赤,故有厚朴、烈、赤诸名。颂曰:《广雅》谓之重皮,方书或作厚皮也。[集解]《别录》曰:厚朴生交趾、冤句。三月、九月、十月采皮,阴干。弘景曰:今出建平、宜都。极厚,肉紫色为好,壳薄而白者不佳。俗方多用,道家不须也。颂曰:今洛阳、陕西、江淮、湖南、蜀川山谷中往往有之,而以梓州、龙州者为上。木高三四丈,径一二尺。春生叶如槲叶,四季不凋。红花而青实。皮极鳞皱而厚,紫色多润者佳,薄而白者不堪。宗奭曰:今伊阳县及商州亦有,但薄而色淡,不如梓州者厚而紫色有油。时珍曰:朴树肤白肉紫,叶如槲叶。五、六月开细花,结实如冬青子,生青熟赤,有核。七、八月采之,味甘美。皮[修治]敩曰:凡使要紫色味辛者为好,刮去粗皮。入丸散,每一斤用酥四两炙熟用。若入汤饮,用自然姜汁八两炙尽为度。大明曰:凡入药去粗皮,用姜汁炙,或浸炒用。宗奭曰:味苦,不以姜制,则棘人喉舌。[气味]苦,温,无毒。《别录》曰:大温。《吴普》曰:神农、岐伯、雷公:苦,无毒。李当之:小温。权曰:苦、辛,大热。元素曰:气温,味苦、辛。气味俱厚,体重浊而微降,阴中阳也。杲曰:可升可降。之才曰:干姜为之使。恶泽泻、硝石、寒水石。忌豆,食之动气。[主治]中风伤寒,头痛寒热惊悸,气血痹,死肌,去三虫《本经》。温中益气,消痰下气,疗霍乱及腹痛胀满,胃中冷逆,胸中呕不止,泄痢淋露,除惊,去留热心烦满,厚肠胃《别录》。健脾,治反胃,霍乱转筋,冷热气,泻膀胱及五脏一切气,妇人产前产后腹脏不安,杀肠中虫,明耳目,调关节大明。治积年冷气,腹内雷鸣虚吼,宿食不消,去结水,破宿血,化水谷,止吐酸水,大温胃气,治冷痛,主病人虚而尿白甄权。主肺气胀满,膨而喘咳好古。[发明]宗奭曰:厚朴,平胃散中用,最调中。至今此药盛行,既能温脾胃,又能走冷气,为世所须也。元素曰:厚朴之用有三,平胃,一也;去腹胀,二也;孕妇忌之,三也。虽除腹胀,若虚弱人,宜斟酌用之,误服脱人元气。惟寒胀大热药中兼用,乃结者散之之神药也。震亨曰:厚朴属土,有火,其气温,泻胃中之实也,平胃散用之。佐以苍术,正为泻胃中之湿,平胃土之太过,以致于中和而已,非谓温补脾胃也。习以成俗,皆谓之补,哀哉!其治腹胀者,因其味辛以提其滞气,滞行则宜去之。若气实人,误服参、芪药多补气,胀闷或作喘,宜此泻之。好古曰:《本草》言厚朴治中风伤寒头痛,温中益气,消痰下气,厚肠胃,去腹满,果泄气乎?果益气乎?盖与枳实、大黄同用,则泄实满,所谓消痰下气是也。若与橘皮、苍术同用,则能除湿满,所谓温中益气是也。与解利药同用,则治伤寒头痛;与泻痢药同用,则厚肠胃。大抵其性味苦温,用苦则泄,用温则补也。故成无己云:厚朴之苦,以泄腹满。杲曰:苦能下气,故泄实满;温能益气,故散湿寒。

[附方]旧九,新五。

厚朴煎丸:孙兆云,补肾不如补脾。脾胃气壮,则能饮食。饮食既进,则益营卫,养精血,滋骨髓。是以《素问》云,精不足者补之以味;形不足者,补之以气。此药大补脾胃虚损,温中降气,化痰进食,去冷饮、呕吐、泄泻等证。用厚朴去皮,锉片,用生姜二斤,连皮切片,以水五升,同煮干,去姜,焙朴。以干姜四两,甘草二两,再同厚朴以水五升煮干,去草,焙姜、朴为末。用枣肉、生姜同煮熟,去姜,捣枣和,丸梧子大。每服五十丸,米饮下。

痰壅呕逆,心胸满闷,不下饮食:厚朴一两,姜汁炙黄为末。非时米饮调下二钱匕。(《圣惠方》)

腹痛胀满:厚朴七物汤,用厚朴半斤,制,甘草、大黄各三两,枣十枚,大枳实五枚,桂二两,生姜五两,以水一斗,煎取四升。温服八合,日三。呕者,加半夏五合。(《金匮要略》)

男女气胀,心闷,饮食不下,冷热相攻,久患不愈:厚朴姜汁炙焦黑为末。以陈米饮调服二钱匕,日三服。(《斗门方》)

中满洞泻:厚朴、干姜等分为末,蜜丸梧桐子大。每服五十丸,米饮下。(鲍氏方)

霍乱腹痛:厚朴汤,用厚朴炙四两,桂心二两,枳实五枚,生姜二两,水六升,煎取二升,分三服。此陶隐居方也。唐石泉公王方庆《广南方》云:此方不惟治霍乱,凡诸病皆治。《圣惠方》:用厚朴姜汁炙,研末。新汲水服二钱,如神。

大肠干结:厚朴生研,猪脏煮捣和,丸梧桐子大。每姜水下三十丸。(《十便良方》)

尿浑白浊,心脾不调,肾气浑浊:用厚朴姜汁炙一两,白茯苓一钱,水、酒各一碗,煎一碗,温服。(《经验良方》)

月水不通:厚朴三两炙,切,水三升,煎一升,分二服,空心饮。不过三四剂,神验。一加桃仁、红花。(《子母秘录》)

医宗粹言

【原文摘录】 药性纂：厚朴宽利肠胃，姜制堪投。

本草汇言

【原文摘录】 厚朴　味苦、辛，气温，性燥。气味俱厚，阳中之阴，降也。入足太阴、手足阳明经。陶隐居曰：厚朴，出交趾、冤句，及陕西、洛阳、江淮、湖南、蜀川山谷中。今《滑氏抄》以建平、宜都及梓州、龙州者为最。木高三四丈，径一二尺，木皮鳞皱，叶似槲叶，四季不凋。李氏曰：五、六月开细花，红色，结实如冬青子，生青熟赤，有细核，嚼之味甘美。寇氏曰：采朴以肉厚色紫、多润者，入药最良。今伊阳县及商州亦有，肉薄而枯，色淡白不紫者不堪用。雷氏曰：修治，刮去粗皮，每一斤，用生姜四两，捣烂，拌，微炒，方可入药。如不制，则棘人喉舌。

【原文摘录】 集方：《全幼心鉴》治痞积年久不愈。用厚朴姜水炒、晒干，於白术土拌炒，枳实麸拌炒，三棱、莪术、红曲俱酒拌炒，各一两，作丸。每食前服三钱，米汤下。

雷公炮制药性解

【原文摘录】 厚朴　味苦、辛，性温，无毒，入脾、胃二经。去实满而治腹胀，除湿结而和胃气，止呕清痰，温中消食。干姜为使，恶泽泻、寒水石、硝石，忌食豆。

按：厚朴辛则能发，温则能行，脾胃之所喜也，故入之以理诸证。丹溪曰：厚朴属土而有火，平胃散用之以佐苍术，正谓泻上焦之湿，平胃土不使太过，以致于和而已。若以为温补而泛用之，非也。体重浊而微降，最能耗气，春夏秋宜用，冬间忌之。气虚之人及孕妇，亦不可服。

雷公云：凡使要用紫色味辛为好，或丸散，便去粗皮，用醋炙过，每条一斤，用酥四两，炙了细锉，若用汤饮下，使用自然姜汁八两，炙一日为度。

炮炙大法

【原文摘录】 厚朴　凡使要用紫色、有油质厚者良，去粗皮，用酥炙过。每修一斤，用酥四两炙了，细锉用。若汤饮下，使用自然姜汁八两，炙一升为度。干姜为之使，恶泽泻、硝石、寒水石，忌豆。

本草崇原[78]

【原文摘录】 厚朴　气味苦，温，无毒。主治中风，伤寒，头痛寒热，惊悸，气血痹，死肌，去三虫。厚朴取其木质朴而皮厚以命名，一名烈朴，又名赤朴，谓其性辛烈而色紫赤也。洛阳、陕西、江淮、河南、川蜀山谷中，往往有之，近以建平、宜都及梓州、龙州者为上。木高三四丈，径一二尺，肉皮极厚，以色紫油湿润者为佳，春生叶如槲叶，四季不凋，五、六月开红花，结实如冬青子，生青熟赤，实中有核，其味甘美。厚朴之实，别名逐折。《别录》云：主疗鼠瘘，明目，益气。厚朴气味苦温，色赤性烈，花实咸红，冬不落叶，肉厚色紫，盖禀少阳木火之精，而通会于肌腠者也。主治中风伤寒头痛寒热者，谓能解肌而发散也。助木火之精气，故能定肝心之惊悸也。气血痹者，津液随三焦出气以温肌肉，肝主冲任之血，充肤热肉，痹则气血不和于肌腠。厚朴气温，色紫，能解气血之痹而活死肌也。去三虫者，三焦火气内虚，则生虫。厚朴得少阳之火化，而三虫自去矣。愚按：厚朴色赤性烈，生用则解肌而达表，禀木火之气也。炙香则运土而助脾，木生火而火生土也。《金匮》方中厚朴大黄汤，用厚朴一尺，取象乎脾也。

本草备要

【原文摘录】 厚朴　批泻，下气，散满苦降能泻实满，辛温能散湿满。王好古曰：《别录》言厚朴温中益气,消痰下气,果泄气乎? 益气乎? 盖与枳实、大黄同用,则泻实满,所谓消痰下气是也;与橘皮、苍术同用,则除湿满,所谓温中益气是也。与解利药同用,则治伤寒头痛;与泻利药同用,则厚肠胃。大抵味苦性温,用苦则泻,用温则补也。批:同大黄、枳实,即承气汤。同橘皮、苍术,即平胃散。按:胀满证多不同,清、补贵得其宜。气虚宜补气,血虚宜补血,食积宜消导,瘀滞宜行瘀,挟热宜清热,湿盛宜利湿,寒郁者散寒,怒郁者行气,蓄血者消瘀,不宜专用行散药。亦有服参、芪而胀反甚者,以挟食、挟血、挟热、挟寒,不可概作脾虚气弱治也。入足太阴、阳明脾、胃。平胃调中佐苍术为平胃散。平湿土之太过,以致于中和,消痰化食,厚肠胃,行结水,破宿血,杀脏虫。治反胃呕逆,喘咳泻痢,冷痛霍乱。误服脱人元气,孕妇忌之。榛树皮也。肉厚、紫润者良。去粗皮,姜汁炙,或醋炒用。干姜为使,恶泽泻、硝石,忌豆,犯之动气。

本草易读

【原文摘录】 厚朴 姜炙用。干姜为使,恶泽泻、消石、寒水石,忌豆。色紫味辛者乃真也。去粗皮用。温,苦,无毒。健脾温胃,厚肠和中,除烦化痰,止呕消胀。破宿血而化水谷,导宿食而开水结,定霍乱而止喘咳,除反胃而疗吐酸。解风热之头痛,却膜满之腹痛。泄痢淋露之疾,寒热惊悸之疴。能泄五脏诸气,兼安胎产诸病。生交趾、冤句。三、九、十月采皮。洛阳、陕西、湖南、江淮、蜀川山谷中往往有之。木高三四丈,四季不凋,红花而青实。皮极鳞皱,肉厚色紫而味辛者为胜。今伊阳及商州亦有之,但薄而色淡,不如梓州者厚而紫色有油也。近世一种,其貌颇似之,全失气味,未知何木皮也。

本经逢原

【原文摘录】 厚朴 苦、辛,温,小毒。紫厚者佳,姜汁炒用。忌黑豆,宜用滚水泡数次,切之不可久浸,气有伤脾气。《本经》主中风伤寒,头痛寒热,惊悸逆气,血痹死肌,去三虫。发明厚朴苦温,先升后降,为阴中之阳药,故能破血中气滞。《本经》中风伤寒头痛寒热者,风寒外伤于阳分也。其治惊悸逆气,血痹死肌者,寒湿入伤于腠理也。湿热内着于肠胃而生三虫,此药辛能散结,苦能燥湿,温能祛虫,故悉主之,消风散用之,深得《本经》之义。今世但知厚朴为温中散滞之药。而治肠胃湿满寒胀,温中下气,消痰止吐,平胃散用以治腹胀者,味辛能散滞气也。若气实人误服参、芪胀闷作喘,宜此泻之。与枳实、大黄同用能泻实满,所谓消痰下气也。与苓、术、橘皮同用能泻湿满,所谓温中益气也。然行气峻猛,虚者勿服。气温即止,不可久服。

本草经解

【原文摘录】 厚朴 气温,味苦,无毒。主中风伤寒头痛,寒热惊悸,血痹死肌,去三虫。姜汁炒。

本草从新

【原文摘录】 厚朴 泻,下气散满苦降能泻实满,辛温能散湿满胀满证不同,消补贵得其宜。气虚宜补气,血虚宜补血,食积宜消导,痰滞宜行痰,挟热宜清热,湿盛宜利湿,寒郁者散寒,怒郁者行气,蓄血者消瘀,不宜专用行散药。入足太阴、阳明脾、胃。平胃调中佐苍术为平胃散,平湿土之太过,以致于中和,消痰化食,行结水,破宿血,散风寒,杀脏虫。治反胃呕利,喘咳泻痢,冷痛霍乱,一切客寒犯胃,湿气侵脾之证。但可施于元气未虚,邪气方盛。若脾胃虚者,切勿沾唇,虽一时未见其害,而清纯冲和之气,潜伤默耗矣。孕妇服之,大损胎元。榛树皮也,肉厚紫润,味辛者良。刮去粗皮,切片,姜汁炒。干姜为使,恶泽泻、硝石,忌豆犯之动气。

得配本草

【原文摘录】 厚朴 干姜为之使,恶泽泻、硝石、寒水石,忌豆。苦、辛,温,入足太阴、阳明经气分。除肠胃之浊邪,涤膜原之秽积。破郁血,去结水,消宿食,散沉寒。得炒姜,治肠风下血邪去血自归经。配黄连,治带下湿热消也。配杏仁,治气逆急喘寒邪去也。佐白茯苓,治尿浑邪气消也。佐解表药,却卫气之有余寒邪乘之则有余。佐分理药,清大肠之多阻。去粗皮,姜汁炒,或醋炒用。暴泻如水肠胃虚,忌辛散,胃虚呕恶,脾阴不足,孕妇服之损胎元,四者禁用。

本草求真

【原文摘录】 厚朴乔木[批]散脾胃湿满 厚朴专入脾、胃。辛苦,书言同枳实、大黄,即承气汤,则于实满能泻;同苍术、橘皮,即平胃散,则于湿满能除;同解利药,则于伤寒头痛可治;同泻痢药,则于肠胃能厚。大抵气辛则散,故于湿满则宜;味苦则降,故于实满则下。《经》曰:太阴所至为中满。又曰:诸湿肿满,皆属于脾,诸胀腹大,皆属于热。又曰:清气在下,则生飧泄,浊气在上,则生膜胀。治宜察其腹满而痛者,属实,腹满不痛者,属虚;腹满不减,按之愈痛者,属实,腹满时减,按之不痛者,属虚;腹满而见散漫不实,兼有倦怠嗳气饱闷等证,则为胃气有亏;腹满而见光亮不暗,按之汩汩有声,及无燥渴等证,则为水邪内结;腹满而见大便不坚,时结时溏,溏则稍减,结则渐加,小便清利,甚则浑白如泔,其脉缓大而滞气日益甚,则为气虚不摄。但腹满属热者少,而属寒者多。今人治胀,非属牵牛、商陆利水通道,即属厚朴、枳实破气通结,殊为可惜。今人不解,误以书载厚朴温中益气,及厚肠胃数语,不论虚实辄投。讵知实则于气有益,虚则于气无损乎! 实则肠胃可厚,虚则肠胃不薄乎! 震亨曰:习以成俗,皆谓之补,哀哉。至云破血杀虫,亦是气行而血自通,味苦而虫则杀之意。凡书表药功能,总是由药气味勘出,非是别药著治以自逞其意见也。朴即榛树皮,以肉厚紫色者良。去粗皮,姜汁炒用。即干姜为使意,恶泽泻、硝石、寒水石,忌豆,犯之动气。

本草述钩元

【原文摘录】 厚朴 修治,去粗皮,用姜汁拌浸,仍用姜渣同炒,以姜渣黑色为度。

神农本草经赞

【原文摘录】 厚朴 《日华子》曰:凡入药须用姜汁炙浸。

本草害利

【原文摘录】 厚朴 修治,七、八月采之,味甘美,取皮阴干,姜汁炒,刮去粗皮,用生姜汁炒炙,或浸炒用。味苦,不以姜制,则棘喉舌。梓州龙州者为上,皮极鳞皱而紫色多润,味辛者佳。薄而白者,不堪入药。

三、小结

(一)不同炮制方法
1. 净制 《雷公炮炙论》"刮去粗皮",《本草经集注》"用之削去上甲错皮",《千金翼方》"去皮"。
2. 火制 《千金翼方》"去皮,炙,削。以酒五升,煮两沸,去滓,取桂心一尺,绢筛,纳汁中调和"，《千金翼方》"炙"，《太平圣惠方》"去粗皮，涂生姜汁，炙令香熟"，《金匮玉函经》"炙，去皮"。

3. **不同辅料**　姜、酥、醋、枣肉等。《证类本草》收录"姜汁炙，或姜汁炒用"，《普济本事方》"生姜汁制炒"，《扁鹊心书》"姜汁炒""姜汁制"，《太平惠民和剂局方》"厚朴，以生姜汁炙三次，取令香熟为度。或只锉碎使，姜汁炒亦得"，《汤液本草》"姜汁制，微炒"，《卫生宝鉴》"姜制，微炒锉"，《本草品汇精要》"姜汁炙，或姜汁炒用，一用酥炙"，《本草蒙筌》"姜汁炒褐用"，《本草纲目》"入丸散，每一斤用酥四两炙熟用。若入汤饮，用自然姜汁八两炙尽为度。大明曰：凡入药去粗皮，用姜汁炙，或浸炒用。宗奭曰：味苦。不以姜制，则棘人喉舌"，《本草纲目》"厚朴煎丸，用厚朴去皮，锉片，用生姜二斤，连皮，切片，以水五升，同煮干，去姜，焙朴。以干姜四两，甘草二两，再同厚朴，以水五升煮干，去草，焙姜，朴为末。用枣肉、生姜同煮熟，去姜，捣枣和，丸梧子大""姜汁炙黄，为末""厚朴姜汁炙焦黑，为末""用厚朴姜汁炙，研末"，《医宗粹言》"姜制堪投"，《本草汇言》"每一斤，用生姜四两，捣烂，拌，微炒，方可入药。如不制，则棘人喉舌"，《本草汇言》"姜水炒，晒干"，《雷公炮制药性解》《炮炙大法》"用醋炙过，每条一斤，用酥四两，炙了，细锉，若用汤饮下，使用自然姜汁八两，炙一日为度"，《本草征要》"姜汁炒"，《本草乘雅半偈》"每斤用生姜汁八两，炙尽为度；若入丸散，用乳酥四两，炙之"，《本草备要》"姜汁炙，或醋炒用"，《本草易读》"姜炙用"，《本经逢原》《本草经解》《本草从新》《本草求真》"姜汁炒"，《得配本草》"姜汁炒，或醋炒用"，《本草述钩元》"用姜汁拌浸，仍用姜渣同炒，以姜渣黑色为度"，《神农本草经赞》"凡入药须用姜汁炙浸"，《本草害利》"修治：七、八月采之，味甘美，取皮阴干，姜汁炒，刮去粗皮，用生姜汁炒炙，或浸炒用。味苦，不以姜制，则棘人喉舌"。

综上所述，厚朴的历代炮制方法有净制、炒制、辅料制几大类。炮制方法始载于《雷公炮炙论》，除了刮去粗皮，辅料为酥炙和姜炙。此后历代本草和炮制著作均有收录记载。唐代炮制方法主要为净制法、姜炙法和酥炙法。宋代是厚朴炮制方法发展较快的历史时期，出现了较多创新的炮制方法，例如：姜煮焙法、姜枣制法、糯米粥制法、土姜酒制法、姜淹法等，并且对于每一种方法的记载都较为详尽，提出了姜制厚朴的目的是"不以姜制，则棘人舌喉"。金元时期没有过多的创新，只是继承或稍加改进前人的炮制方法。明代对于厚朴炮制方法的创新和发展贡献较大，如李时珍的《本草纲目》在继承前人的姜汁制的基础上，又增加了姜、甘草同制的方法。并且这一时期对于炮制辅料的用量、炮制程度、炮制工艺等也有较为详尽的记载。清代主要是继承了前人的炮制方法，未见有创新之法。

（二）炮制理论

《本草崇原》"愚按：厚朴色赤性烈，生用则解肌而达表，禀木火之气也。炙香则运土而助脾，木生火而火生土也。《金匮》方中厚朴大黄汤，用厚朴一尺，取象乎脾也"，《本草衍义》"厚朴味苦，不以姜制，则棘人喉舌。平胃散中用，最调中"。

前　胡

前胡为伞形科植物白花前胡 *Peucedanum praeruptorum* Dunn 的干燥根。冬季至次春茎叶枯萎或未抽花茎时采挖,除去须根,洗净,晒干或低温干燥。

一、概述

前胡为常用中药,味苦辛,性微寒,归肺经。具宣散风热,降气化痰的功效。用于治疗风热感冒、咳嗽痰多、咯痰黄稠、喘满吐逆及胸胁不畅等症。前胡始载于南北朝时期梁朝陶弘景所著《名医别录》一书,列为中品,记其"味苦,微寒,无毒。主治痰满,胸胁中痞,心腹结气,风头痛。去痰实,下气,治伤寒寒热,推陈致新,明目益精"。同时陶氏亦在其《本草经集注》中载:"前胡根似柴胡而柔软,为疗殆欲同,而本经上品有柴胡而无此,晚来医乃用之。"由此可见,前胡虽非《神农本草经》所载药物,但在梁朝时期已作为比较正式的中药品种使用,实际应用的历史应更久远。

二、炮制研究

雷公炮炙论

【原文摘录】　前胡　凡使,勿用野蒿根,缘真似前胡,只是味粗酸,若误用,令人胃反,不受食,若是前胡,味甘,微苦。凡修事,先用刀刮去苍黑皮并髭土了,细锉,以甜竹沥浸令润,日中晒干用之。

太平圣惠方

【原文摘录】　治肝脏虚寒,头目昏疼,四肢不利,胸膈虚烦,宜服补肝防风散方。

防风一两,去芦头　芎䓖三分　黄芪三分,锉　五味子三分　人参三分,去芦头　茯神三分　独活三分　羚羊角屑三分　前胡三分,去芦头　细辛半两　酸枣仁半两,微炒　甘草半两,炙微赤,锉

上为散,每服三钱,以水一中盏,入枣三枚,同煎至六分。去滓,不计时候,温服。

证类本草

【原文摘录】　前胡　味苦,微寒,无毒。主疗痰满,胸胁中痞,心腹结气,风头痛,去痰实,下气。治伤寒寒热,推陈致新,明目,益精。二月、八月采根,暴干。半夏为之使,恶皂荚,畏藜芦。陶隐居云:前胡,似柴胡而柔软,为疗殆欲同,而《本经》上品有柴胡而无此,晚来医乃用之。亦有畏恶,明畏恶非尽出《本经》也。此近道皆

有,生下湿地,出吴兴者为胜。臣禹锡等谨按《药性论》云:前胡,使,味甘、辛。能去热实,下气。主时气内外俱热。单煮服佳。《日华子》云:治一切劳,下一切气,止嗽,破癥结,开胃下食,通五脏,主霍乱转筋,骨节烦闷,反胃呕逆,气喘,安胎,小儿一切疳气。越、衢、婺、睦等处皆好。七、八月采,外黑里白。《图经》曰:前胡,旧不著所出州土,今陕西、梁、汉、江淮、荆襄州郡及相州、孟州皆有之。春生苗,青白色,似斜蒿。初出时有白芽,长三四寸,味甚香美,又似芸蒿。七月内开白花,与葱花相类。八月结实,根细,青紫色。二月、八月采,暴干。今郦延将来者,大与柴胡相似。但柴胡赤色而脆,前胡黄而软不同耳。一说,今诸方所用前胡皆不同。京师北地者,色黄白,枯脆,绝无气味。江东乃有三四种,一种类当归,皮斑黑,肌黄而脂润,气味浓烈。一种色理黄白,似人参而细短,香味都微。又有如草乌头,肤黑而坚,有两三歧为一本者,食之亦戟人咽喉。中破以姜汁渍,捣服之,甚下膈,解痰实。然皆非前胡也。今最上者出吴中。又寿春生者,皆类柴胡而大,气芳烈,味亦浓苦,疗痰下气最要,都胜诸道者。雷公云:凡使,勿用野蒿根,缘真似前胡,只是味粗酸。若误用,令人胃反不受食。若是前胡,味甘、微苦。凡修事,先用刀刮上苍黑皮并髭土了,细锉,用甜竹沥浸令润,于日中晒干用之。《外台秘要》:治小儿夜啼。前胡捣筛,蜜丸如小豆。日服一丸,熟水下,至五六丸,以差为度。

普济本事方

【原文摘录】 治药制度惣例:前胡,皆去苗净洗。

太平惠民和剂局方

【原文摘录】 前胡 凡使,先去芦头,洗、锉,焙干,方入药用。

卫生宝鉴

【原文摘录】 前胡气微寒,味苦 主痰满,胸胁中痞,心腹强气。治伤寒热实,明目益精,推陈致新。半夏为使,铡锉用。

本草品汇精要

【原文摘录】 草之草:前胡无毒 植生。

前胡主疗痰满,胸胁中痞,心腹结气,风头痛,去痰实,下气,治伤寒寒热,推陈致新,明目益精《名医》所录。苗《图经》曰:苗青白色,似斜蒿,初出时有白芽,长三四寸,味甚香美。又似芸蒿,七月开白花,与葱花相类,八月结实,根细青紫色。今郦延将来者大,与柴胡相似,但柴胡赤色而脆,前胡黄而柔软不同耳。今诸方所用前胡皆不同。京师北地者,色黄白,枯脆,绝无气味。江东乃有三四种,一种类当归,皮斑黑,肌黄而脂润,气味浓烈;一种色理黄白,似人参而细短,香味都微;又有如草乌头,肤黑而坚,有两三歧为一本者,食之亦戟人咽喉。然此皆非前胡也。地《图经》曰:出陕西、梁汉、江淮、荆襄州郡,及相州、孟州皆有之。道地:吴中、寿、春及越、衢、婺、陆等处皆好。时生:春生苗。采:二月、八月取根。收暴干。用根润实者为好。质类北柴胡而柔软。色黄褐。味苦。性微寒,泄。气气味俱薄,阴中之阳。臭香。主止痰嗽,去寒热。助半夏为之使。反畏藜芦,恶皂荚。制雷公云:凡修事,用刀刮去苍黑皮并髭土了,细锉。用甜竹沥浸令润,于日中晒干用之。治疗:《图经》曰:下气化痰。《药性论》云:去热实,下气并时气,内外俱热。《日华子》云:去一切劳,下一切气,止嗽,破癥结,开胃下食,通五脏及霍乱转筋,骨节烦闷,反胃呕逆,气喘,安胎,小儿一切疳气。禁野蒿根为伪,误服之,令人反胃。

本草蒙筌

【原文摘录】 前胡 味苦,气微寒,无毒。山谷多产,秋月采根。色白兼黄,气香甚审。凡用入药,须日曝干。畏藜芦,恶皂荚。以半夏为使,去痰实如神。胸胁中痞满立除,心腹内结气即逐。治伤寒寒热,又推陈致新。消风止头疼,保婴利疳气。

本草纲目

【原文摘录】 前胡《别录》中品 [释名]时珍曰：按：孙愐《唐韵》作湔胡，名义未解。[集解]《别录》曰：前胡，二月、八月采根，曝干。弘景曰：近道皆有，生下湿地，出吴兴者为胜。根似柴胡而柔软，为疗殆欲同，而《本经》上品有柴胡而无此，晚来医乃用之。大明曰：越、衢、婺、睦等处者，皆好，七、八月采之，外黑里白。颂曰：今陕西、梁汉、江淮、荆襄州郡及相州、孟州皆有之。春生苗，青白色，似斜蒿。初出时有白茅，长三四寸，味甚香美，又似芸蒿。七月内开白花，与葱花相类。八月结实，根青紫色。今鄘延将来者，大与柴胡相似。但柴胡赤色而脆，前胡黄而柔软，为不同尔。一说：今诸方所用前胡皆不同。汴京北地者，色黄白，枯脆，绝无气味。江东乃有三四种：一种类当归，皮斑黑，肌黄而脂润，气味浓烈；一种色理黄白，似人参而细短，香味都微；一种如草乌头，肤赤而坚，有两三歧为一本，食之亦载人咽喉，中破以姜汁渍捣服之，甚下膈解痰实。然皆非真前胡也。今最上者，出吴中。又寿春生者，皆类柴胡而大，气芳烈，味亦浓苦，疗痰下气，最胜诸道者。教曰：凡使勿用野蒿根，缘真似前胡，只是味粗酸。若误用之，令人反胃不受食。若是前胡，味甘微苦也。时珍曰：前胡有数种，惟以苗高一二尺，色似斜蒿，叶如野菊而细瘦，嫩时可食。秋月开黪白花，类蛇床子花，其根皮黑肉白，有香气为真。大抵北地者为胜，故方书称北前胡云。根[修治]教曰：修事，先用刀刮去苍黑皮并髭土了，细锉，以甜竹沥浸令润，日中晒干用。[气味]苦，微寒，无毒权曰：甘、辛，平。之才曰：半夏为之使，恶皂荚，畏藜芦。[主治]痰满，胸胁中痞，心腹结气，风头痛，去痰实，下气，治伤寒寒热，推陈致新，明目益精《别录》。能去热实，及时气内外俱热，单煮服之甄权。治一切气，破癥结，开胃下食，通五脏，主霍乱转筋，骨节烦闷，反胃呕逆，气喘咳嗽，安胎，小儿一切疳气大明。清肺热，化痰热，散风邪时珍。[发明]时珍曰：前胡味甘、辛，气微平，阳中之阴，降也。乃手足太阴、阳明之药，与柴胡纯阳上升入少阳、厥阴者不同也。其功长于下气，故能治痰热喘嗽、痞膈呕逆诸疾，气下则火降，痰亦降矣。所以有推陈致新之绩，为痰气要药。陶弘景言其与柴胡同功，非矣。治证虽同，而所入所主则异。

[附方]小儿夜啼：前胡捣筛，蜜丸小豆大。日服一丸，熟水下，至五六丸，以瘥为度。(《普济方》)

雷公炮制药性解

【原文摘录】 前胡 味苦、甘、辛，性微，无毒，入肺、肝、脾、膀胱四经。主伤寒痰嗽痞满，心腹结气，解热开胃，推陈致新，亦止夜啼儿，佐、使、畏、恶同柴胡。

按：前胡辛可畅肺，以解风寒，甘可悦脾，以理胸腹，苦能泄厥阴之火，温能散太阳之邪。

雷公云：凡使勿用野蒿根，缘真似前胡，只是味粗酸，若误用，令人反胃不受食。若是前胡，味甘气香，凡修事，先用刀刮去苍黑皮并髭，细锉，用甜水浸令润，于日中晒干用之。

炮炙大法

【原文摘录】 前胡 切开白色者良，水洗，用竹刀刮去苍黑皮并髭土了，细锉以甜竹沥浸，令润，日中晒干用。使、恶、畏同柴胡。

本草述

【原文摘录】 修治，时珍曰：其根皮黑肉白，有香气为真。雷公曰：凡使，勿用野蒿根，缘真似前胡，只是味粗酸苦，误用令人反胃不受食。若是，前胡味甘微苦也。水洗，刮去黑皮并芦，或用竹沥浸润，晒干。

本草择要纲目

【原文摘录】 前胡 [气味]苦，微寒，无毒，阳中之阴降也凡用以刀刮去苍黑皮，甜竹沥浸令润，日中晒干用,入手足太阳、阳明经。[主治]痰热喘嗽,痞膈呕逆,伤寒寒热,小儿疳气,有推旧致新之绩,降痰下气之功。恶与柴胡同,畏亦同。

得配本草

【原文摘录】 前胡 半夏为之使,畏藜芦,恶皂荚。辛、苦,微寒,入手足太阴、阳明、足厥阴经气分。功专下气降火,清肺热,散风邪,化痰热,定喘嗽,止呕逆,除烦闷,治小儿疳热。得桔梗,治热痰咳逆。去皮及髭丫,甜竹沥浸润,日干用。气虚逆满,病非外邪实热者,禁用。

本草述钩元

【原文摘录】 前胡 凡使,水洗,刮去黑皮并芦,或用竹沥浸润晒干。

三、小结

不同炮制方法

1. 净制 《雷公炮炙论》《证类本草》"先用竹刀刮去苍黑皮并髭,细锉",《太平圣惠方》"去芦头",《普济本事方》"皆去苗净洗",《卫生宝鉴》"锉锉用",《本草蒙筌》"须日曝干",《本草述钩元》"水洗,刮去黑皮并芦"。

2. 火制 《太平惠民和剂局方》"焙干"。

3. 不同辅料炮制 蜜、甜竹沥等。《证类本草》《本草纲目》载"蜜丸",《本草品汇精要》《本草纲目》《炮炙大法》《本草择要纲目》《得配本草》"用甜竹沥浸令润",《雷公炮制药性解》"用甜水浸令润"。

杭白芷

白芷为伞形科植物白芷 *Angelica dahurica*（Fisch. ex Hoffm.）Benth. et Hook. f.或杭白芷 *Angelica dahurica*（Fisch. ex Hoffm.）Benth. et Hook. f. var. *formosana*（Boiss.）Shan et Yuan 的干燥根。夏、秋间叶黄时采挖，除去须根和泥沙，晒干或低温干燥。

一、概述

《药典》载白芷辛，温，归胃、大肠、肺经。具有解表散寒，祛风止痛，宣通鼻窍，燥湿止带，消肿排脓的功效。用于感冒头痛、眉棱骨痛、鼻塞、鼻渊、牙痛、白带、疮疡肿痛。杭白芷又名浙白芷、台湾白芷，分布于浙江、台湾等地，浙江、江苏有栽培，主产浙江。

二、炮制研究

雷公炮炙论

【原文摘录】 白芷 凡采得后，勿用四条作一处生者，此名丧公藤。兼勿用马蔺，并不入药中。凡使，采得后，刮削上皮，细锉，用黄精亦细锉，以竹刀切二味等分，两度蒸一伏时后，出，于日中晒干，去黄精用之。

太平圣惠方

【原文摘录】 治耳聋年久，耳中常鸣，鱼脑膏方。

生鲤鱼脑三两　当归半两,捣为末　细辛半两　白芷半两,捣为末　附子半两,去皮脐,为末　羊肾脂三两

上件药，将鱼脑及羊肾脂，合煎诸药，三上三下，膏成，滤去滓，令冷，即丸如枣核大。以绵裹塞鼻中，每日一易，以瘥为度。

【原文摘录】 治白屑立效方，又方。

白芷五两,细锉　鸡子三枚,去壳　川芒硝三两

上件药，以水七升，先煎白芷取四升，滤去滓，停少冷，纳鸡子及消，搅令匀，密室中洗头。

【原文摘录】 治火烧疮，薤白膏方。

薤白二两　当归二两,锉　白芷二两,炒　羊髓一斤

上件药，和煎，候白芷色黄，膏成去滓，以敷疮。日再用之。

证类本草

【原文摘录】 味辛,温,无毒。主女人漏下赤白,血闭,阴肿,寒热,风头侵目泪出,长肌肤,润泽作面脂,疗风邪,久渴,吐呕,两胁满,风痛,头眩目痒。可作膏药、面脂,润颜色。一名芳香,一名白茞,一名嚣许骄切,一名莞,一名苻蓠,一名泽芬。叶名蒚音历麻,可作浴汤。生河东川谷下泽。二月、八月采根,暴干。当归为之使,恶旋覆花。陶隐居云:今出近道处处有,近下湿地东间甚多。叶亦可作浴汤,道家以此香浴,去尸虫,又用合香也。臣禹锡等谨按范子计然云:白芷出齐郡,以春取黄泽者善然。《药性论》云:白芷,君。能治心腹血刺痛,除风邪,主女人血崩及呕逆,明目止泪出。疗妇人沥血腰痛,能蚀脓。《日华子》云:治目赤努肉,及补胎漏滑落,破宿血,补新血,乳痈发背,瘰疬,肠风,痔瘘,排脓,疮痍疥癣,止痛,生肌,去面皯疵瘢。《图经》曰:白芷,生河东川谷下泽,今所在有之,吴地尤多。根长尺余,白色,粗细不等,枝秆去地五寸以上。春生叶,相对婆娑,紫色,阔三指许。花白微黄。入伏后结子,立秋后苗枯。二月、八月采根曝干。以黄泽者为佳,楚人谓之药。《九歌》云:辛夷楣兮药房。王逸注云:药,白芷是也。雷公云:凡采得后,勿用四条作一处生者,此名丧公藤。兼勿用马蔺,并不入药中。采得后刮削上皮,细锉,用黄精细锉,以竹刀切,二味等分,两度蒸一伏时后,出,于日中晒干,去黄精用之。《外台秘要》:治丹瘾疹。白芷及根叶煮汁洗之,效。《子母秘录》:治小儿身热。白芷煮汤浴儿,避风。《衍义》曰:白芷,蒩是也。出吴地者良。《经》曰:能蚀脓。今人用治带下,肠有败脓,淋露不已,腥秽殊甚,遂至脐腹更增冷痛。此盖为败脓血所致。卒无已期,须以此排脓。白芷一两,单叶红蜀葵根二两,芍药根白者、白矾各半两,矾烧枯别研,余为末,同以蜡丸如梧子大,空肚及饭前,米饮下十丸或十五丸。俟脓尽,仍别以他药补之。

普济本事方

【原文摘录】 治药制度惣例:香白芷,不见火。

【原文摘录】 白芷丸 治气虚头晕。

白芷不见火 石斛去根,净洗,细锉,酒炒 干姜炮 各一两半 细辛去叶 五味子拣 厚朴姜汁炙 茯苓去皮 肉桂去粗皮,不见火 防风去钗股 甘草炙 陈皮各一两,去白 白术一两一分

上为细末,炼蜜丸如梧子大。每服三十丸,清米饮下,不饥不饱服。

太平惠民和剂局方

【原文摘录】 白芷 并锉碎,焙干,方入药用。

卫生宝鉴

【原文摘录】 香白芷气温味大辛 治手阳明头痛,中风寒热,解利药也。以四味升麻汤中加之,通行手、足阳明经。先铡碎锉,桶内锉,过竹筛齐之,用。

本草品汇精要

【原文摘录】 草之草:白芷无毒 植生。

白芷出《神农本经》主女人漏下,赤白,血闭,阴肿,寒热风头侵,目泪出,长肌肤,润泽,可作面脂以上朱字《神农本经》。疗风邪久渴,吐呕,两胁满,风痛,头眩,目痒。可作膏药面脂,润颜色以上黑字《名医》所录。名芳香、白茞、蒭、莞、苻蓠、泽芬。叶:蒚麻、药。苗《图经》曰:根长尺余,白色,粗细不等。枝干去地五六寸,春生叶,相对婆娑,紫色,阔三指许,花白微黄。入伏后结子,立秋后苗枯,楚人谓之药。《九歌》云:辛夷楣兮药局。王逸注云:药,白芷也。地《图经》曰:出河东川谷、下泽及齐郡,今所在有之。陶隐居云:生下湿地,今近道处处有之。道地:泽州、吴地尤胜。时生:春生叶。采:二月、八月取根。收暴干。用根大而不蛀者佳。质类栝楼根而细。色白。味辛。性

温。气气味俱轻，阳也。臭香。主头风侵目，排脓生肌。行手阳明经、足阳明经。助当归为之使。反恶旋覆花。制雷公云：采得后，刮削上皮，细锉，用黄精亦细锉，以竹刀切二味，等分，两度蒸一伏时后出，于日中晒干，去黄精用。或生用。治疗：陶隐居云：作汤浴以去尸虫。《药性论》云：止心腹血刺痛及呕逆，明目，止泪出，女人血崩，沥血，腰痛，能蚀脓。《日华子》云：退目赤，胬肉，止胎漏滑落，破宿血，消乳痈，发背，瘰疬，肠风，痔瘘，排脓疮痍疥癣，止痛生肌，去面皯疵瘢。补：《日华子》云：生新血。赝丧公藤为伪。

本草纲目

【原文摘录】《本经》中品[释名]白茝音止，又昌海切、芳香《本经》、泽芬《别录》、苻蓠《别录》、虈许骄切、莞音官，叶名蒚麻音力、药音约。时珍曰：徐锴云：初生根干为芷，则白芷之义取乎此也。王安石《字说》云：茝香可以养鼻，又可养体，故茝字从臣。臣音怡，养也。许慎《说文》云：晋谓之虈，齐谓之茝，楚谓之蒚，又谓之药。生于下泽，芬芳与兰同德，故骚人以兰茝为咏，而本草有芬香、泽芬之名，古人谓之香白芷云。[集解]《别录》曰：白芷生河东川谷下泽，二月、八月采根曝干。弘景曰：今处处有之，东间甚多。叶可合香。颂曰：所在有之，吴地尤多。根长尺余，粗细不等，白色。枝干去地五寸以上。春生叶，相对婆娑，紫色，阔三指许。花白微黄。入伏后结子，立秋后苗枯。二月、八月采根曝干。以黄泽者为佳。敩曰：凡采勿用四条一处生者，名丧公藤。又勿用马兰根。根[修治]敩曰：采得刮去土皮，细锉，以黄精片等分，同蒸一伏时，晒干，去黄精。时珍曰：今人采根，洗刮寸截，以锻石灰拌匀，晒收，为其易蛀，并欲色白也。入药微焙。[气味]辛，温，无毒元素曰：气温，味苦，大辛。气味俱轻，阳也。手阳明引经本药，同升麻则通行手、足阳明经，亦入手太阴经。之才曰：当归为之使，恶旋覆花，制雄黄、硫黄。[主治]女人漏下赤白，血闭阴肿，寒热，头风侵目泪出，长肌肤，润泽颜色，可作面脂《本经》。疗风邪，久渴吐呕，两胁满，风痛，头眩目痒。可作膏药《别录》。治目赤胬肉，去面皯疵瘢，补胎漏滑落，破宿血，补新血，乳痈发背瘰疬，肠风痔瘘，疮痍疥癣，止痛排脓大明。能蚀脓，止心腹血刺痛，女人沥血腰痛，血崩甄权。解利手阳明头痛，中风寒热，及肺经风热，头面皮肤风痹燥痒元素。治鼻渊鼻衄，齿痛，眉棱骨痛，大肠风秘，小便去血，妇人血风眩晕，翻胃吐食，解砒毒蛇伤，刀箭金疮时珍。[发明]杲曰：白芷疗风通用，其气芳香，能通九窍，表汗不可缺也。刘完素曰：治正阳明头痛，热厥头痛，加而用之。好古曰：同辛夷、细辛治鼻病，入内托散用长肌肉，则入阳明可知矣。时珍曰：白芷色白味辛，行手阳明庚金；性温气厚，行足阳明戊土；芳香上达，入手太阴肺经。肺者，庚之弟，戊之子也。故所主之病不离三经。如头目眉齿诸病，三经之风热也；如漏带痈疽诸病，三经之湿热也。风热者辛以散之，湿热者温以除之。为阳明主药，故又能治血病胎病，而排脓生肌止痛。按王璆《百一选方》云：王定国病风头痛，至都梁求明医杨介治之，连进三丸，即时病失。恳求其方，则香白芷一味，洗晒为末，炼蜜丸弹子大。每嚼一丸，以茶清或荆芥汤化下。遂命名都梁丸。其药治头风眩晕，女人胎前产后，伤风头痛，血风头痛，皆效。戴原礼《要诀》亦云：头痛挟热，项生磊块者，服之甚宜。又《臞仙神隐书》言：种白芷能辟蛇，则《夷坚志》所载治蝮蛇伤之方，亦制以所畏也，而本草不曾言及。宗奭曰：《药性论》言白芷能蚀脓。今人用治带下，肠有败脓，淋露不已，腥秽殊甚，遂致脐腹冷痛，皆由败脓血所致，须此排脓。白芷一两，单叶红蜀葵根二两，白芍药、白枯矾各半两。为末，以蜡化丸梧子大。每空心及饭前，米饮下十丸或十五丸。俟脓尽，乃以他药补之。

[附方]

小儿流涕，是风寒也：白芷末、葱白，捣丸小豆大。每茶下二十丸。仍以白芷末，姜汁调，涂太阳穴，乃食热葱粥取汗。（《圣惠方》）

头面诸风：香白芷切，以萝卜汁浸透，晒干为末。每服二钱，白汤下。或以搐鼻。（《直指方》）

偏正头风：百药不治，一服便可，天下第一方也。香白芷炒二两五钱，川芎炒、甘草炒、川乌头半生半熟各一两，为末。每服一钱，细茶、薄荷汤调下。（《谈野翁试效方》）

血风反胃：香白芷一两切片，瓦炒黄，为末，用猪血七片，沸汤泡七次，蘸末食之，日一次。（《妇人良方》）

妇人白带：白芷四两，以石灰半斤，淹三宿，去灰切片，炒研末。酒服二钱，日二服。（《医学

集成》)

大便风秘：香白芷,炒,为末。每服二钱,米饮入蜜少许,连进二服。(《十便良方》)

小便气淋,结涩不通：白芷醋浸焙干二两,为末。煎木通、甘草,酒调下一钱,连进二服。(《普济方》)

鼻衄不止：就以所出血调白芷末,涂山根,立止。(《简便方》)

痔疮肿痛：先以皂角烟熏之,后以鹅胆汁调白芷末涂之,即消。(《医方摘要》)

肿毒热痛：醋调白芷末敷之。(《卫生易简方》)

本草汇言

【原文摘录】 味辛、苦,气温,无毒。气味俱轻,阳也。为手阳明引经药。《别录》曰：生河东川谷,今仁和笕桥亦种莳矣。春生苗叶,叶对生,花白微黄,人伏后结子。叶干辛芳,可合香料。立秋后苗枯,根长尺余,粗细不等,黄泽者为佳。四条并生者,名丧公藤,勿用。八月采,暴干,去皮用。近时用石灰拌蒸,暴晒,收藏不蛀,并欲色白,不特失其本性,而燥烈之毒最深。痘家、疡家用之无忽也。

雷公炮制药性解

【原文摘录】 白芷 味辛,性温,无毒,入肺、脾、胃三经。去头面皮肤之风,除肌肉燥痒之痹,止阳明头痛之邪,为肺部引经之剂。主排脓托疮,生肌长肉,通经利窍,止漏除崩,明目散风,驱寒燥湿。当归为使,恶旋覆花。

按：白芷味辛,为肺所喜,而温燥为脾胃所喜,宜其入矣。然香燥而发散,主治虽多,能伤气血,不宜多用。

雷公云：凡采得后,勿用四条,低处生者,此名张公藤,兼勿用马蔺,并不入药中,采得后刮削去皮,细锉,用黄精亦细锉,以竹刀切二味等分,同蒸一伏时,候出。于日晒干,去黄精用之。

本草乘雅半偈

【原文摘录】 白芷《本经》中品。毒家、痘疹家多用此,宁不寒心。暖然齐春仁之洁,鼎新革故之象乎。[气味]辛温,无毒。[主治]主女人漏下亦白,血闭,阴肿,寒热,风头,侵目泪出,长肌肤,润泽颜色,可作面脂。[觐]曰：所在有之,吴地尤多。近钱唐笕桥亦种莳矣。春生苗,叶叶对生,花白微黄。入伏后结子,立秋后苗枯。根长尺余,粗细不等,黄泽者为佳。修事,勿使四条一处生者,名丧公藤。又勿用马兰根。采得刮去皮,细锉,以黄精片等分,同蒸一伏时,晒干,去黄精用。近时用石灰蒸煮,及拌石灰暴晒,为不易蛀,并欲色白,不特失其本性,而燥烈之毒最深,用之无忽也。当归为之使,恶旋覆花、制雄黄、硫黄。

本草述

【原文摘录】 修治,白色不蛀者良。入药微焙。治女子漏下等证宜炒黑用。之颐曰：近时用石灰蒸煮及拌石灰暴晒,为不易蛀并欲色白,不特失其本性,而燥烈之毒最深,用之无忽也。

本草备要

【原文摘录】 白芷 批宣,发表,祛风,散湿辛散风,温除湿,芳香通窍而表汗。行手、足阳明大肠、胃,入手太阴肺,色白味辛,故入肺,而为阳明主药阳明之脉营于面,故治头面诸疾。治阳明头目昏痛杨吉老方：

白芷汤泡四五遍,蜜丸弹子大,名都梁丸。每服一丸,荆芥点醋茶嚼下。批:杨吉老,名介,治王定国病时在都梁,因以名丸,眉棱骨痛风热与痰,同酒浸黄芩为末,茶下,牙痛上龈属足阳明,下龈属手阳明,二经风热,鼻渊肺主鼻,风热乘肺,上烁于脑,故鼻多浊滋而渊。《经》曰:脑渗为涕,宜同细辛、辛夷治之,目痒泪出,面皯干去声,面黑气,瘢疵可作面脂,皮肤燥痒,三经风热之病;及血崩血闭,肠风痔瘘,痈疽疮疡,三经湿热之病。活血排脓肠有败脓血,淋露腥秽,致脐腹冷痛,须此排之,生肌止痛。解砒毒、蛇伤先以绳扎伤处,酒调下白芷末五钱。种白芷,能辟蛇。又治产后伤风,血虚头痛自鱼尾上攻,多在日晚,宜四物加辛、芷。如气虚头痛,多在清晨,宜芎、藁,倍参、芪。保寿堂治正、偏头痛,白芷、川芎各三钱,搽牛脑上,加酒炖熟,热食尽醉,其病如失。批:鱼尾,目之上角。然其性升散,血热有虚火者禁用。色白、气香者佳。或微炒用,当归为使,恶旋覆花。

本草易读

【原文摘录】 白芷 微焙用。

得配本草

【原文摘录】 白芷 当归为之使,恶旋覆花、制雄黄、硫黄。辛,温,入手、足阳明经气分。其气芳香,通窍发汗,除湿散风。退热止痛,排脓生肌。凡鼻渊目泪,头疼颊热,眉棱骨痛,牙痛疮,项生块垒,崩带肠风,败脓腥秽,因风湿致疾者,皆可施治。解砒石、蛇虫毒。得辰砂,治盗汗不止湿热去也,并擦风热牙痛。得荆芥、腊茶,治风寒流涕;得椿根皮,治湿热带下;配黄芩,治眉棱骨痛湿热致痛;配白芥子、生姜汁,调涂脚气肿痛;配红葵根、白芍、枯矾,以蜡化丸,治带下败脓如脓尽,以他药补之;佐蒌仁,治乳痈;和猪血,治血风。色白气香者佳。削去皮切碎,用黄精等分拌蒸两次,晒干去黄精用。提女人崩带,炒炭用。去面上黑斑,生用。其性燥烈而发散,血虚、气虚者,禁用。痈疽已溃者勿用。怪症:饥饱失时,不能消化,腹中生鳖,行止无常,人形消瘦者,用白芷为君,合雄黄、白马尿和丸,童便下三钱,每日不断,至愈而止。

本草求真

【原文摘录】 白芷芳草[批]散足阳明胃经风湿 白芷专入胃,兼入肺、大肠色白味辛,气温力厚,通窍行表,为足阳明胃经祛风散湿主药。故能治阳明一切头面诸疾阳明之脉起于鼻,络于目,故病多属头面,如头目昏痛王璆《百一选方》云:王定国病风头痛,至都梁求明医杨介治之,连进三丸,即时病失,恳求其方,则用香白芷一味,洗晒为末,炼蜜丸,弹子大,每嚼一丸,以茶清或荆芥汤化下,遂命名都梁丸,眉棱骨痛《丹溪纂要》属治风热与痰,白芷、片芩酒炒,等分为末,每服二钱,茶清下,暨牙龈骨痛用香白芷一钱,朱砂五分,为末蜜丸,频用擦牙,或以白芷、吴茱萸等分,浸水漱涎,面黑瘢疵者是也。且其风热乘肺,上烁于脑,渗为渊涕,移于大肠,变为血崩、血闭、肠风、痔瘘、痈疽。风与湿热发于皮肤,变为疮疡燥痒,皆能温散解托,而使腠理之风悉去,留结之痈肿潜消,诚祛风上达散湿之要剂也。好古曰:同辛夷、细辛,用治鼻病,内托散,用长肌肉。宗奭曰:《药性论》言白芷能蚀脓,今人用治带下,肠有败脓,淋露不已,腥秽殊甚,遂致脐腹冷痛,皆由败脓所致,须此排脓。白芷一两,单叶红蜀葵二两,白芍药、白枯矾各半两,为末,以蜡化丸梧子大,每空心米饮下,俟脓尽,以他药补之。又解蛇毒,昔临川有人被蝮伤,即昏死,一臂如股,少顷遍身皮胀黄黑色,一道人以新汲水调香白芷水一斤灌之,觉脐中淴淴①然,黄水自口出,腥秽逆人,良久消缩如故云。以麦冬汤调尤妙,仍以末擦之。然其性升散,血热有虚火者禁用。色白气香者佳。或微炒用,当归为使,恶旋覆花。

---

① 淴(hú)淴:象声词。

本草害利

【原文摘录】 白芷　修治,二八月采根曝干,以黄泽者为佳。洗刮寸截,以石灰拌匀晒收,为其易蛀并欲色白,入药微焙切片用,勿用四条一处生者,名丧公藤,又勿用马兰根。

三、小结

（一）不同炮制方法

1. 净制　《雷公炮炙论》《本草品汇精要》《证类本草》"刮削上皮,细锉,用黄精亦细锉,以竹刀切二味等分",《太平圣惠方》"捣为末""细锉",《普济本事方》"不见火",《卫生宝鉴》"先铡碎,锉,桶内锉过竹筛齐之,用",《本草纲目》"嚼烂涂之",《得配本草》"去面上黑斑,生用"。

2. 水制　《雷公炮炙论》《雷公炮制药性解》"蒸"。

3. 火制　炒、焙等。《太平圣惠方》《本草纲目》"炒",《太平惠民和剂局方》"焙干",《本草纲目》"微焙""瓦炒黄""炒,为末",《本草备要》"微炒用",《本草易读》"微焙用",《得配本草》"炒炭用",《本草害利》"微焙,切片用"。

4. 不同辅料炮制　《本草纲目》"以萝卜汁浸透,晒干为末""炼蜜丸龙眼大,朱砂为衣""以石灰半斤,淹三宿,去灰切片,炒研末""醋浸,焙干""以所出血调白芷末""以鹅胆汁调白芷末涂之""醋调白芷末敷之"。《本草乘雅半偈》"采得刮去皮,细锉,以黄精片等分,同蒸一伏时,晒干,去黄精用。近时用石灰蒸煮,及拌石灰曝晒,为不易蛀,并欲色白,不特失其本性,而燥烈之毒最深,用之无忽也"。《本草害利》"以石灰拌匀晒收"。《得配本草》"用黄精等分,拌蒸两次,晒干去黄精用"。《本草求真》"炼蜜丸"。

（二）炮制理论

历史上白芷的炮制品种多,主要分为净制、焙、炒、煨、加辅料炒、浸、与药物同用等方面。净制主要是除去非药用部分和杂质,保证疗效;微焙有益于干燥;炒制白芷主要作用是使白芷易于粉碎,但是白芷本身粉碎并不困难,故可弃之不用;石灰制在《本草纲目》中记载是为了防止白芷生虫,并且石灰制的白芷色泽较好,而《本草乘雅半偈》则记载说石灰制白芷燥性增强,不利于白芷作用的发挥,由此可见石灰制亦有不足之处。

半 夏

半夏为天南星科植物半夏 *Pinellia ternata*（Thunb.）Breit.的干燥块茎。夏、秋二季采挖，洗净，除去外皮和须根，晒干。

一、概述

半夏药用历史悠久，首载于《神农本草经》。半夏辛，温，有毒，归脾、胃、肺经。《药典》载具有燥湿化痰，降逆止呕，消痞散结的功效。多用于治疗湿痰寒痰，咳喘痰多，痰饮眩悸，风痰眩晕，痰厥头痛，呕吐反胃，胸脘痞满，梅核气，外治痈肿痰核。因其有毒性，对其炮制极为重视，历代炮制的方法很多，炮制的辅料有生姜、白芥子、皂荚、白矾、醋、酒、甘草、石灰等。

二、炮制研究

名医别录

【原文摘录】 半夏 生微寒、熟温，有毒。主消心腹胸中膈痰热满结，咳嗽上气，心下急痛坚痞，时气呕逆，消痈肿，胎堕，治痿黄，悦泽面目。生令人吐，熟令人下。用之汤洗，令滑尽。一名守田，一名示姑。生槐里。五月、八月采根，曝干。射干为之使，恶皂荚，畏雄黄、生姜、干姜、秦皮、龟甲，反乌头。

《本经》原文：半夏，味辛，平。主伤寒寒热，心下坚，下气，喉咽肿痛，头眩，胸胀咳逆，肠鸣，止汗。一名地文，一名水玉。生川谷。

雷公炮炙论

【原文摘录】 半夏 凡使，勿误用白傍子，真似半夏。只是咬着微酸，不入药用。若修事，半夏四两，用捣了白芥子末二两，头醋六两，二味搅令浊，将半夏投于中，洗三遍用之。半夏上有隙涎，若洗不净，令人气逆，肝气怒满。

本草经集注

【原文摘录】 半夏 味辛，平生微寒、熟温，有毒。主治伤寒寒热，心下坚，下气，喉咽肿痛，头眩，胸胀，咳逆，肠鸣，止汗。消心腹胸中膈痰热满结，咳嗽上气，心下急痛坚痞，时气呕逆，消痈肿，胎堕，治痿黄，悦泽面目。生令人吐，熟令人下。用之汤洗，令滑尽。一名地文，一名水玉一名守田，一名示姑。生槐里川谷。五月、八月采根，曝干。射干为之使，恶皂荚，畏雄黄、生姜、干姜、秦皮、龟甲，反乌头。槐里属扶风,今第一出青州,吴中亦有,以肉白者为佳,不厌陈久,用之皆汤洗十许过,令滑尽,不尔戟人咽喉。方中有半夏,必须生姜者,亦以制其毒故也。

新修本草

【原文摘录】 半夏　味辛,平、生微寒、熟温,有毒。主伤寒寒热,心下坚,下气,喉咽肿痛,头眩,胸胀,咳逆,肠鸣,止汗。消心腹胸中膈淡热满结,咳嗽上气,心下急痛坚痞,时气呕逆,消痈肿,胎堕,疗痿黄,悦泽面目。生令人吐,熟令人下。用之汤洗,令滑尽。一名地文,一名水玉,一名守田,一名示姑。生槐里川谷。五月、八月采根,曝干。射干为之使,恶皂荚,畏雄黄、生姜、干姜、秦皮、龟甲,反乌头。槐里属扶风,今第一出青戈,吴中亦有,以肉白自者为佳,不厌陈久,用之皆汤洗十许过,令滑尽,不尔戟人咽喉。方中有半夏,必须生姜者,亦以制其毒故也。谨案:半夏所在皆有,生泽中者,名羊眼半夏,圆白为胜。然江南者,大乃径寸,南人特重之。顷来互相用,功状殊异,问南人说:苗,乃是由跋。陶注云:虎掌极似半夏,注由跋,乃说鸢尾,于此注中,似说由跋。三事混淆,陶竟不识。

太平圣惠方

【原文摘录】 脾脏风壅痰滞,睡即多涎,头目胸膈不利,宜服半夏散方。

半夏半两,汤浸,洗七遍,去滑　旋覆花半两　防风三分,去芦头　赤茯苓三分　前胡三分,去芦头　桑根白皮三分,锉　麦门冬三分,去心　枳实半两,麸炒　甘草半两,炙微赤,锉

上件药,捣筛为散,每服三钱,以水一中盏,入生姜半分,煎至六分。去滓,不计时候温服。

【原文摘录】 治伤寒二日,痰逆头疼,四肢壮热,宜服半夏散方。

半夏一两,水煮一伏时,晒干　泽泻一两　桂心一两　干姜一分,炮裂,锉　甘草一分,炙微赤,锉

上件药,捣细罗为散,每服一钱,以水一中盏,入生姜半分,煎至六分。不计时候,和滓热服。

【原文摘录】 治风毒攻脑疼痛,摩顶散方。

蔄茹三分　半夏三分,生用　川乌头一两半,去皮脐　莽草半两　川椒三分,去目及闭口者　桂心三分　附子半两,生,去皮脐　细辛半两

上件药,捣细罗为散,以醋调,旋取时时摩顶上,以瘥为度。

【原文摘录】 治妇人中风,言语謇涩,心膈痰涎不利,四肢时有抽掣,宜服藿香散方。

藿香半两　白附子半两,炮裂　白僵蚕半两,微炒　天南星半两,炮裂　干蝎半两,微炒　桑螵蛸半两,微炒　麻黄三分,去根节　半夏半两,汤洗七遍,以生姜半分,去皮,同捣令烂,炒令干　腻粉一分研入　麝香一分,研入

上件药,捣细罗为散,入研了药令匀,每服不计时候,以生姜汤调下一钱。

【原文摘录】 治妇人阴挺出下脱方,又方:

皂荚一两,去皮炙黄焦,锉　半夏一两,炒令黄　大黄一两　细辛一两　蛇床子一两半

上件药,捣罗为末。薄绢袋盛,如指长,纳阴中,日二易之。

【原文摘录】 治小儿中风,手足筋脉挛急,一字散方。

朱砂半两,细研,水飞过　蝉壳微炒　干蝎微炒　白僵蚕微炒　半夏末,用生姜汁拌炒令熟　天南星炮裂。以上各一分

上件药,捣罗为末。每服一字,以荆芥薄荷汤调下,量儿大小,加减服之,日三四服。

【原文摘录】 治肝风,筋脉拘挛,四肢疼痛,心膈痰壅,不欲饮食,宜服防风散方。

防风三分,去芦头　麻黄二分,去根节　半夏半两,汤洗七遍,去滑　白术半两　赤茯苓一两　芎䓖半两　杏仁三分,汤浸去双仁,麸炒微黄　麦门冬一两,去心　当归半两,锉,微炒　川大黄半两,锉碎,微炒　甘草半两,

炙微赤,锉 犀角屑—两

上为末,每服三钱。以水一中盏,入生姜半分,同煎至六分,去滓。不计时候,温服。

本草图经

【原文摘录】 半夏 生槐里川谷,今在处有之,以齐州者为佳。二月生苗,一茎,茎端出三叶,浅绿色,颇似竹叶而光,江南者似芍药叶;根下相重生,上大下小,皮黄肉白;五月、八月内采根,以灰裹二日,汤洗暴干。一云:五月采者虚小,八月采者实大,然以圆白陈久者为佳。其平泽生者甚小,名羊眼半夏。又由跋绝类半夏,而苗高近一二尺许,根如鸡卵,大多生林下,或云即虎掌之小者,足以相乱。半夏主胃冷呕哕,方药之最要。张仲景治反胃呕吐,大半夏汤。半夏三升,人参三两,白蜜一升,以水一斗二升,和扬之一百四十遍,煮取三升半,温服一升,日再。亦治膈间支饮。又主呕哕,谷不得下,眩悸,半夏加茯苓汤。半夏一升,生姜半斤,茯苓三两,切,以水七升,煎取一升半,分温服之。又主心下悸,半夏麻黄丸,二物等分,筛末,蜜丸,大如小豆,每服三丸,日三。其余主寒厥,赤风,四逆,呕吐。附子粳米汤,及伤寒方。用半夏一升,洗去滑,焙干,捣末,小麦面一升,合和,以水搜令熟,丸如弹丸,以水煮令面熟,则药成。初吞四五枚,日二稍稍增至十五枚,旋煮旋服,觉病减,欲更重合亦佳。禁食饧与羊肉。

证类本草

【原文摘录】 半夏 味辛,平,生微寒、熟温,有毒。主伤寒寒热,心下坚,下气,喉咽肿痛,头眩,胸胀咳逆,腹鸣,止汗,消心腹胸膈痰热满结,咳嗽上气,心下急有痛坚痞,时气呕逆,消痈肿,堕胎,疗痿黄,悦泽面目。生令人吐,熟令人下。用之汤洗令滑尽。一名守田,一名地文,一名水玉,一名示姑。生槐里川谷。五月、八月采根,暴干。射干为之使,恶皂荚,畏雄黄、生姜、干姜、秦皮、龟甲,反乌头。

陶隐居云:槐里属扶风,今第一出青州,吴中亦有。以肉白者为佳,不厌陈久,用之皆先汤洗十许过,令滑尽,不尔,戟人咽喉。方中有半夏,必须生姜者,亦以制其毒故也。唐本注云:半夏,所在皆有。生平泽中者,名羊眼半夏,圆白为胜,然江南者大,乃径寸,南人特重之,顷来互用,功状殊异。问南人,说苗乃是由跋,陶注云:虎掌极似半夏,注,由跋乃说鸢尾,于此注中似说由跋,三事混淆,陶终不识。臣禹锡等谨按蜀本云:熟可以下痰。又《图经》云:苗一茎,茎端三叶,有二根相重,上小下大,五月采则虚小,八月采实大。采得当以灰裹二日,汤洗暴干之。《药性论》云:半夏,使,忌羊血、海藻、饴糖,柴胡为之使,有大毒。汤淋十遍去涎尽,其毒以生姜等分制而用之。能消痰涎,开胃健脾,止呕吐,去胸中痰满,下肺气,主咳结。新生者,摩涂痈肿不消,能除瘤瘿气。虚而有痰气,加而用之。《日华子》云:味咸、辛。治吐食反胃,霍乱转筋,肠腹冷痰疟。

《图经》曰:半夏,生槐里川谷,今在处有之,以齐州者为佳。二月生苗一茎,茎端出三叶,浅绿色,颇似竹叶而光,江南者似芍药叶。根下相重生,上大下小,皮黄肉白。五月、八月内采根,以灰裹二日,汤洗曝干。一云五月采者虚小,八月采者实大。然以圆白,陈久者为佳。其平泽生者甚小,名羊眼半夏。又由跋绝类半夏,而苗高近一二尺许,根如鸡卵,大多生林下,或云即虎掌之小者,足以相乱。半夏主胃冷呕哕,方药之最要。张仲景治反胃呕吐,大半夏汤,半夏三升,人参三两,白蜜一升,以水一斗二升和,扬之一百二十遍,煮取三升半,温服一升,日再。亦治膈间支饮。又主呕哕,谷不得下,眩悸。半夏加茯苓汤,半夏一升,生姜半斤,茯苓三两,切,以水七升,煎取一升半,分温服之。又主心下悸。半夏麻黄丸,二物等分,筛末蜜丸,大如小豆。每服三丸,日三。其余主寒厥赤风,四逆呕吐。附子粳米汤乃伤寒方,用半夏一升,洗去滑,焙干,捣末,小麦面一升,合和,以水搜令熟,丸如弹丸,以水煮令面熟则药成。初吞四五枚,日二,稍稍增至十五枚,旋煮旋服,觉病减,欲更重合亦佳。禁食饧与羊肉。

雷公云:凡使,勿误用白傍蒐子,真似半夏,只是咬着微酸,不入药用。若修事半夏四两,用捣了白芥子末二两,头醋六两,二味搅令浊,将半夏投于中,洗三遍用之。半夏上有隙涎,若洗不净,令人气逆,肝气怒满。《圣惠方》:治时气,呕逆不下食。用半夏半两,汤浸洗七遍去滑,生姜一两同锉碎,以水一大盏,煎至六分去滓。分二服,不计时候温服。又方治蝎瘘五孔皆相通。半夏一分为末,以水调傅之。《经验后方》:正胃。半夏二两,天南星二两,右以为末,用水五升,入坛子内,与药搅匀,浸一宿,去清水,焙干,重碾令细。每服水二盏,药末二钱,姜三片同煎至八分,温服,至五服效。《斗门方》:治胸膈壅滞,去痰开胃。用半夏净洗焙干,捣罗为末,以生姜自然汁和为饼子,用湿纸裹,于慢火中煨令香熟。水二盏,用饼子一块如弹丸大,入盐半钱,煎取一盏,温服。能去胸膈壅逆,大压痰毒及治酒食所伤,其功极验。《简要济众》:治久积冷,不下食,呕吐不止,冷在胃中。半夏五两,洗过为末,每服二钱,白面一两,以水和搜,切作棋子,水煮面熟为度。用生姜、醋调和服之。《古今录验》:治喉痹。半夏末方寸匕,鸡子一枚头开窍子,去内黄白,盛淳苦酒令小满,内半夏末着中,搅和鸡子内,以环子坐之,于炭上煎,药成置杯中,稍暖咽之。钱相公箧中方:治蝎螫人,取半夏以水研涂之立止。《深师方》:治伤寒病哕不止。半夏熟洗干末之,生姜汤服一钱匕。《子母秘录》:治小儿腹胀。半夏少许洗,捣末,酒和丸如粟米大。每服二丸,生姜汤吞下。不差,加之,日再服。又若以火炮之为末,贴脐亦佳。又方治五绝。一曰自缢,二曰墙壁压,三曰溺水,四曰魇魅,五曰产乳。凡五绝,皆以半夏一两,捣筛为末,丸如大豆,内鼻中愈。心温者,一日可治。《产书》:治产后运绝。半夏一两,捣为末,冷水和丸如大豆,内鼻孔中即愈。此是扁鹊法。御药院治膈壅风痰。半夏不计多少,酸浆浸一宿,温汤洗五七遍,去恶气,日中晒干,捣为末,浆水搜饼子,日中干之,再为末。每五两入生脑子一钱,研匀,以浆水浓脚丸鸡头大。纱袋盛,通风处阴干。每一丸,好茶或薄荷汤下。紫灵元君南岳夫人内传,治卒死。半夏末如大豆许,吹鼻中。

《衍义》曰:半夏,今人惟知去痰,不言益脾,盖能分水故也。脾恶湿,湿则濡而困,困则不能制水。《经》曰:湿胜则泻。一男子夜数如厕,或教以生姜一两碎之,半夏汤洗,与大枣各三十枚,水一升,瓷瓶中,慢火烧为熟水,时时呷,数日便已。

圣济总录

【原文摘录】　治胸膈热壅,化痰涎,止咳嗽,半夏丸方。

半夏六两,去脐浆,水五升,生姜半斤,薄切,甘草,桑白皮一两,锉,银石铫内慢火煮一复时,只取半夏,余药不用　郁李仁一两,去皮尖,焙　青橘皮汤浸,去白,焙　木香　槟榔锉。各一分

上五味,捣罗为末,面糊和丸,如豌豆大。每服十丸,稍加至二十丸,食后临卧,淡生姜汤下。

普济本事方

【原文摘录】　钩藤散　治肝厥头晕,清头目。

钩藤　陈皮去白　半夏汤浸洗七遍,薄切,焙干　麦门冬略用水泡去心　茯苓去皮　茯神去木　人参去芦　甘菊花去萼梗　防风去钗股。各半两　甘草一分,炙　石膏一两,生

上为粗末,每服四钱,水一盏半,生姜七片,煎八分,去滓,温服。

【原文摘录】　治药制度惣例:半夏,沸汤浸至温,洗去滑,换汤洗七遍,薄切焙。

扁鹊心书

【原文摘录】　半硫丸　治胃虚,心腹胀满,呕吐痰涎,头目旋晕,困倦不食,或大便滑泄,水谷不化,小儿面目浮肿,小便赤淋。

半夏姜矾牙皂煎水炒　倭硫　生姜各五两

同捣碎,水浸蒸饼糊丸,梧子大。每服五十丸,小儿二三十丸,白汤下。

【原文摘录】　当归柴胡汤　治伤寒头痛,发热恶寒,肢节痛,吐逆。

柴胡五钱　半夏二钱,以生姜一钱同捣　当归一钱　甘草五分

加姜、枣,以水二盏煎至八分,热服取汗,微微即止。

【原文摘录】　朱砂丸　治小儿膈热消痰。

半夏制　辰砂各五钱　杏仁三十粒,去皮

共为末,蒸饼丸,梧子大。每服十丸,或五七丸,食后薄荷汤下。

太平惠民和剂局方

【原文摘录】 半夏 凡使,先以沸汤浸,候温,洗去滑,如此七遍方用。如入汤剂,切片完用。或尚戟人咽喉,可杵为末,以生姜等分捣,研和为剂,淹一宿,捏作饼子,焙干使。如更杵为末,再以姜和剂淹之,焙干尤佳,此用合汤妙。

【原文摘录】 治脾胃气虚,痰饮不散,呕逆酸水,腹肋胀痞,头旋恶心,不思饮食。又方见后。

缩砂仁 神曲炒 草果仁 橘红净洗,去白。各五两 白豆蔻仁 丁香各半两 甘草生炙,二两 大半夏四两,汤浸洗七次,每个切作二片,用白矾末一两,沸汤浸一昼夜,漉出,别用汤洗去矾,俟干,一片切作两片,再用生姜自然汁于银盂中浸一昼夜,却于汤中炖,令姜汁干尽,以慢火焙燥,为细末,再用生姜自然汁搜成饼子,日干或焙干,炙黄勿令色焦

上为细末。每服一钱,先用生姜自然汁调成膏,入炒盐少许,沸汤点服。

汤液本草

【原文摘录】 半夏 气微寒,味辛、平,苦而辛。辛厚苦轻,阳中阴也。生微寒,熟温,有毒,入足阳明经、太阴经、少阳经。《象》云:治寒痰,及形寒饮冷伤肺而咳,大和胃气,除胃寒,进食。治太阴痰厥头痛,非此不能除。《心》云:能胜脾胃之湿,所以化痰,渴者禁用。《珍》云:消胸中痞,去膈上痰。本草云:主伤寒寒热,心下坚,下气,咽喉肿痛,头眩,胸胀咳逆,肠鸣,止汗,消心腹胸膈痰热满结,咳嗽上气,心下急痛坚痞,时气呕逆,消痈肿,堕胎,疗痿黄,悦泽面目。生令人吐,热令人下。用之汤洗去滑令尽。用生姜等分制用,能消痰涎,开胃健脾。射干为之使,恶皂荚,畏雄黄、生姜、干姜、秦皮、龟甲,反乌头。《药性论》云:半夏使,忌羊血、海藻、饴糖。柴胡为之使,俗用为肺药,非也。止吐为足阳明,除痰为足太阴。小柴胡中虽为止呕,亦助柴胡能止恶寒,是又为足少阳也。又助黄芩能去热,是又为足阳明也。往来寒热在表里之中,故用此有各半之意。本以治伤寒之寒热,所以名半夏。《经》云肾主五液,化为五湿,自入为唾,入肝为泣,入心为汗,入脾为痰,入肺为涕。有涎曰嗽,无涎曰咳,痰者因咳而动脾之湿也。半夏能泄痰之标,不能泄痰之本,泄本者,泄肾也。咳无形,痰有形,无形则润,有形则燥,所以为流湿润燥也。

卫生宝鉴

【原文摘录】 半夏气微寒,味辛平 治寒痰及形寒饮冷,伤肺而咳,大和胃气,除胃寒,进饮食,太阳厥痰头痛,非此药不能除也。汤泡七次,铡细用。

本草衍义补遗

【原文摘录】 半夏 属金属土,仲景用于小柴胡汤,取其补阳明也,岂非燥脾土之功。半夏,今人惟知去痰,不言益脾,盖能分水故也。又诸血证禁服,仲景伤寒渴者去之,半夏燥津液故也。又,妊妇姜炒用之。

丹溪心法

【原文摘录】 小省风汤 与导痰汤相合煎服。导痰汤见痰类。

防风 南星生。各四两 半夏米泔浸 黄芩 甘草生。各二两

每服四钱,姜十片。

【原文摘录】　青礞石丸　解食积,去湿痰,重在风化硝。

南星二两,切作片,用白矾末五钱,水浸一二日,晒干。又云一两　半夏一两,汤泡,切作片,以皂角水浸一日,晒干　黄芩姜汁炒　茯苓　枳实炒　各一两　法制硝同莱菔水煮化去卜,绵滤令结,入腊月牛胆内,风化,秤五钱,或只风化硝亦可。又云一两　礞石二两,捶碎,焰硝二两,同入小砂罐内,趄瓦片盖之,铁线缚定,盐泥固济,晒干,火煅红,候冷取出

上为末,神曲糊丸梧子大,每服三五十丸,白汤下。一方加苍术半两,滑石一两,看病冷热虚实,作汤使。一本礞石、南星各一两,无枳实。

本草品汇精要

【原文摘录】　草之草:半夏有毒　植生。

半夏出《神农本经》伤寒寒热,心下坚,下气,喉咽肿痛,头眩,胸胀,咳逆,肠鸣,止汗以上朱字《神农本经》。消心腹胸膈痰热满结,咳嗽上气,心下急痛,坚痞,时气呕逆,消痈肿,堕胎,疗痿黄,悦泽面目。生令人吐,熟令人下以上黑字《名医》所录。名守田、地文、水玉、示姑。苗《图经》曰:春生苗,一茎高尺许,茎端三叶,浅绿色,颇似竹叶而光,江南者似芍药叶。根下相重生,上大下小,皮黄肉白。五月采者虚小,八月采者实大,然以圆白陈久者为佳。其平泽生者甚小,名羊眼半夏。一种由跋生林下,苗高一二尺许,其根绝类半夏,足能乱真。地《图经》曰:生槐里川谷,今在处有之。陶隐居云:出青州,吴中亦有。道地:齐州者为佳。时生:二月苗。采:八月取根。收暴干。用根。质类南星而圆小。色白。味辛。性平。生:微寒。熟:温。气气之薄者,阳中之阴。臭朽。主开胃健脾,消痰止呕。行足阳明经、太阴经、少阳经。助射干、柴胡为之使。反乌头,畏雄黄、生姜、干姜、秦皮、龟甲、恶皂荚。制初采得,当以灰裹二日,却,用汤泡洗十遍,漉出,洗去滑令尽,生姜汁制之。不尔,戟人咽喉,令人呕逆。治疗《药性论》云:消痰涎,去胸中痰满,下肺气,除咳。新生者,涂痈肿不消,能除瘤瘿,气虚而有痰者加用之。《日华子》云:治吐食反胃,霍乱转筋,腹冷及痰疟。《别录》云:蝎瘘有孔皆相通者,作末水调,傅之,瘘。治五绝,一曰自缢,二曰墙壁压,三曰溺水,四曰魇寐,五曰产晕。凡五绝,皆以半夏一两捣为末,冷水和丸,如大豆许,内鼻中即愈。及诸卒死如心温者,以大豆许末吹鼻可瘥。合治以三升合人参三两,白蜜一斤,用水一斗二升和,扬之一百四十遍,煮取三升,半温服一升,日再服,治反胃呕吐及膈间支饮。以一升合生姜半斤,茯苓三两,切锉,用水七升煎取一升半,温分服,疗呕哕谷不得下及眩悸者。以半两汤浸洗七次,去滑,合生姜一两同锉,用水一大盏煎至六分,去滓,分二服,治时气呕逆不下食。以四两净洗,焙干,捣罗为末,合生姜自然汁和为饼子,以湿纸裹,于慢火中煨令香熟,用水两盏煎弹丸大饼子一块,入盐半钱同煎,取一盏温服,治胸膈壅滞,去痰开胃,及治酒食所伤,其功极验。以末三钱合白面一两,和水溲作棋子块,用水煮,以面熟为度,加生姜、醋,调和服之,治久积不下食,呕吐不止,冷在胃中者,愈。洗干作末,合生姜汤服一钱匕,治伤寒病哕不止。以少许洗,捣末,合酒和丸如粟米大,每服二丸,生姜汤吞下,治小儿腹胀。如未瘥,加数丸服,或以火炮为末,贴脐亦佳。不计多少,酸浆浸一宿后,用温汤洗五七遍,去恶气,晒干,捣为末,浆水溲作饼子,仍晒干,再为末,每五两合脑子一钱研匀,以浓浆脚和丸如鸡头实子大,以纱袋盛,挂通风处阴干,每服一丸,茶汤或薄荷汤下,治膈壅风痰。禁妊娠不可服,渴病人不可服。解误食此中毒者,以生姜汁解之。忌羊血、羊肉、海藻、饴糖。赝白傍尢子为伪。

本草蒙筌

【原文摘录】　半夏一名守田　味辛、微苦,气平,生寒熟温。沉而降,阴中阳也。有毒。山谷川泽,处处有之。苗起一茎,茎端三叶。根名半夏,八月采收。反乌头,恶皂荚,畏雄黄、生姜、干姜、秦皮、龟甲,忌羊肉、羊血、海藻、饴糖。使宜射干柴胡,经入足胆脾胃。久藏入药,同橘皮谓二陈;生嚼戟喉生用则麻,戟人喉咙,宜沸汤制七次。仍加姜制,才可投瓶。若研末搀少枯矾每泡过半夏四两,入枯矾一两共研,拌姜汁捏作小饼。诸叶包裹,风际阴干,此又名半夏曲也。片则刀峻,曲则力柔。总主诸痰,验证佐助。火痰黑,老痰胶,加芩、连、栝楼、海粉;寒痰清,湿痰白,入姜、附、苍术、陈皮。风痰卒中

昏迷,皂角、天南星和;痰核延生肿突,竹沥、白芥子搀。劫痰厥头疼,止痰饮胁痛。散逆气,除呕恶,开结气,发音声。脾泻兼驱,心汗且敛。盖脾恶湿,半夏专能燥湿胜水故尔。孕妇忌用,恐堕胎元。如不得已用之,复加姜汁炒过。消渴并诸血证尤禁莫加,因燥反助火邪,真阴愈被熬害,津枯血耗,危殆日侵,不得不预防也。生半夏,消痈肿,成颗者摩水,敷蝎子螫人,涂上即愈。妇人产后晕绝,为丸塞两鼻中,能顷刻回苏。此扁鹊捷法。谟按:《内经》云,肾主五液,化为五湿。自入为唾,入肝为泪,入心为汗,入脾为痰,入肺为涕。丹溪又云,有痰曰嗽,无痰曰咳,因嗽而动脾之湿也。半夏惟入脾以泻痰之标,不能入肾以泻痰之本。然咳无形,嗽有形。无形则润,有形则燥,所以为流湿润燥之剂也。又小柴胡汤中加之,以治伤寒寒热。半助柴胡以主恶寒,半助黄芩而能去热,及往来寒热皆用之,有各半之意,故因而名曰半夏云。《本经》别以守田目之者,盖缘夏半前后,人多耘莳在田,斯又指名而生意也。第二卷贝母款后谟按:宜参看。

本草纲目

【原文摘录】 半夏《本经》下品 [释名]守田《别录》、水玉《本经》、地文《本经》、和姑《吴普》。时珍曰:《礼记·月令》:五月半夏生。盖当夏之半也,故名。守田会意,水玉因形。[集解]《别录》曰:半夏生槐里川谷。五月、八月采根,曝干。普曰:生微丘或生野中,二月始生叶,三三相偶。白花圆上。弘景曰:槐里属扶风。今第一出青州,吴中亦有,以肉白者为佳,不厌陈久。恭曰:所在皆有。生平泽中者,名羊眼半夏,圆白为胜。然江南者大乃径寸,南人特重之。顷来互用,功状殊异。其苗似是由跋,误以为半夏。颂曰:在处有之,以齐州者为佳。二月生苗一茎,茎端三叶,浅绿色,颇似竹叶,而生江南者似芍药叶。根下相重,上大下小,皮黄肉白。五月、八月采根,以灰裹二日,汤洗曝干。蜀《图经》云:五月采则虚小,八月采乃实大。其平泽生者甚小,名羊眼半夏。由跋绝类半夏,而苗不同。敩曰:白傍子真似半夏,只是咬着微酸,不入药用。[修治]弘景曰:凡用,以汤洗十许过,令滑尽。不尔,有毒戟人咽喉。方中有半夏必须用生姜者,以制其毒故也。敩曰:修事半夏四两,用白芥子末二两,酽醋六两,搅浊,将半夏投中,洗三遍用之。若洗涎不尽,令人气逆,肝气怒满。时珍曰:今治半夏,惟洗去滑垢,以汤泡浸七日,逐日换汤,晾干切片,姜汁拌焙入药。或研为末,以姜汁入汤浸澄三日,沥去涎水,晒干用,谓之半夏粉。或研末以姜汁、白矾汤和作饼,日干用,谓之半夏饼。或研末以姜汁、白矾汤和作饼,楮叶包置篮中,待生黄衣,日干用,谓之半夏曲。白飞霞《医通》云:痰分之病,半夏为主,造而为曲尤佳。治湿痰,以姜汁、白矾汤和之;治风痰,以姜汁及皂荚煮汁和之;治火痰,以姜汁、竹沥或荆沥和之;治寒痰,以姜汁、矾汤,入白芥子末和之,此皆造曲妙法也。

根[气味]辛,平,有毒。《别录》曰:生微寒,熟温。生令人吐,熟令人下。汤洗尽滑用。元素曰:味辛、苦,性温,气味俱薄,沉而降,阴中阳也。好古曰:辛厚苦轻,阳中阴也。入足阳明、太阴、少阴三经。之才曰:射干为之使,恶皂荚,畏雄黄、生姜、干姜、秦皮、龟甲,反乌头。权曰:柴胡为之使。忌羊血、海藻、饴糖。元素曰:热痰,佐以黄芩;风痰,佐以南星;寒痰,佐以干姜;痰痞,佐以陈皮、白术。多用则泻脾胃。诸血证及口渴者禁用,为其燥津液也。孕妇忌之,用生姜则无害。

[主治]伤寒寒热,心下坚,胸胀咳逆,头眩,咽喉肿痛,肠鸣,下气止汗《本经》。消心腹胸膈痰热满结,咳嗽上气,心下急痛坚痞,时气呕逆,消痈肿,疗痿黄,悦泽面目,堕胎《别录》。消痰,下肺气,开胃健脾,止呕吐,去胸中痰满。生者,摩痈肿,除瘤瘿气甄权。治吐食反胃,霍乱转筋,肠腹冷,痰疟大明。治寒痰,及形寒饮冷伤肺而咳,消胸中痞,膈上痰,除胸寒,和胃气,燥脾湿,治痰厥头痛,消肿散结元素。治眉棱骨痛震亨。补肝风虚好古,除腹胀,目不得瞑,白浊梦遗带下时珍。

[发明]权曰:半夏使也。虚而有痰气,宜加用之。颂曰:胃冷呕哕,方药之最要。成无己曰:辛者散也,润也。半夏之辛,以散逆气结气,除烦呕,发音声,行水气,而润肾燥。好古曰:《经》云肾主五液,化为五湿。自入为唾,入肝为泣,入心为汗,入脾为痰,入肺为涕。有痰曰嗽,无痰曰咳。痰者,因咳而动脾之湿也。半夏能泄痰之标,不能泄痰之本。泄本者,泄肾也。咳无形,痰有形;无形则润,有形则燥,所以为流湿润燥也。俗以半夏为肺药,非也。止呕吐为足阳明,除痰为足太阴。柴胡为之使,故今柴胡汤中用之,虽主止呕,亦助柴胡、黄芩主往来寒热,是又为足少阳、阳明也。宗奭曰:今人惟知半夏去痰,不言益脾,盖能分水故也。脾恶湿,湿则濡困,困则不能治水。《经》云:湿胜则泻。一男子夜数如厕,或教以生姜一两、半夏、大枣各三十枚,水一升,瓷瓶中慢火烧为熟水,时呷之,便已。赵继宗曰:丹溪言二陈汤治一身之痰,世医执之,凡有

痰者皆用。夫二陈内有半夏,其性燥烈,若风痰、寒痰、湿痰、食痰则相宜;至于劳痰、失血诸痰,用之反能燥血液而加病,不可不知。机曰:俗以半夏性燥有毒,多以贝母代之。贝母乃太阴肺经之药,半夏乃太阴脾经、阳明胃经之药,何可代也? 夫咳嗽吐痰,虚劳吐血,或痰中见血,诸郁,咽痛喉痹,肺痈肺痿,痈疽,妇人乳难,此皆贝母为向导,半夏乃禁用之药。若涎滑脾之液,美味膏粱炙煿,皆能生脾胃湿热,故涎化为痰,久则痰火上攻,令人昏愦口噤,偏废僵仆,謇涩不语,生死旦夕,自非半夏、南星,曷可治乎? 若以贝母代之,则翘首待毙矣。时珍曰:脾无留湿不生痰,故脾为生痰之源,肺为贮痰之器。半夏能主痰饮及腹胀者,为其体滑而味辛性温也。涎滑能润,辛温能散亦能润,故行湿而通大便,利窍而泄小便。所谓辛走气,能化液,辛以润之是矣。洁古张氏云:半夏、南星治其痰,而咳嗽自愈。丹溪朱氏云:二陈汤能使大便润而小便长。聊摄成氏云:半夏辛而散,行水气而润肾燥。又《和剂局方》,用半硫丸治老人虚秘,皆取其滑润也。世俗皆以南星、半夏为性燥,误矣。湿去则土燥,痰涎不生,非二物之性燥也。古方治咽痛喉痹,吐血下血,多用二物,非禁剂也。二物亦能散血,故破伤打扑皆主之。惟阴虚劳损,则非湿热之邪,而用利窍行湿之药,是乃重竭其津液,医之罪也,岂药之咎哉?《甲乙经》用治夜不眠,是果性燥者乎? 岐伯云:卫气行于阳,阳气满,不得入于阴,阴气虚,故目不得瞑。治法:饮以半夏汤一剂,阴阳既通,其卧立至。方用流水千里者八升,扬之万遍,取清五升,煮之,炊以苇薪,大沸,入秫米一升,半夏五合,煮一升半,饮汁一杯,日三,以知为度。病新发者,覆杯则卧,汗出则已。久者,三饮而已。

[附方]旧十四,新五十四。

法制半夏,清痰化饮,壮脾顺气:用大半夏,汤洗七次,焙干再洗,如此七转,以浓米泔浸一日夜。每一两用白矾一两半,温水化,浸五日。焙干,以铅白霜一钱,温水化,又浸七日。以浆水慢火内煮沸,焙干收之。每嚼一二粒,姜汤送化下。(《御药院方》)

红半夏法,消风热,清痰涎,降气利咽:大半夏,汤浸焙制如上法。每一两入龙脑五分,朱砂为衣染之。先铺灯草一重,约一指厚,排半夏于上,再以灯草盖一指厚。以炒豆焙之,候干取出。每嚼一两粒,温水送下。(《御药院方》)

化痰镇心,祛风利膈:辰砂半夏丸,用半夏一斤汤泡七次,为末筛过,以水浸三日,生绢滤去滓,澄清去水,晒干一两,入辰砂一钱,姜汁打糊丸梧子大。每姜汤下七十丸。此周府方也。(《袖珍》)

消痰开胃,去胸膈壅滞:《斗门方》,用半夏洗净,焙干为末,自然姜汁和作饼,湿纸裹煨香。以熟水二盏,同饼二钱,入盐五分,煎一盏,服之。大压痰毒,及治酒食伤,极验。《经验后方》,用半夏、天南星各二两,为末,水五升,入坛内浸一宿,去清水,焙干重研。每服二钱,水二盏,姜三片,煎服。

中焦痰涎,利咽,清头目,进饮食:半夏泡七次四两,枯矾一两,为末,姜汁打糊,或煮枣肉,和丸梧子大。每姜汤下十五丸。寒痰,加丁香五钱;热痰,加寒水石煅四两。名玉液丸。(《和剂局方》)

老人风痰,大腑热不识人,及肺热痰实,咽喉不利:半夏泡七次,焙、硝石各半两,为末,入白面一两搞匀,水和丸绿豆大。每姜汤下五十丸。(《普济》)

膈壅风痰:半夏不计多少,酸浆浸一宿,温汤洗五七遍,去恶气,日干为末,浆水搜作饼,日干再研为末。每五两,入生龙脑一钱,以浆水浓脚和丸鸡头子大。纱袋盛,通风处阴干。每服一丸,好茶或薄荷汤嚼下。(《御药院方》)

搜风化痰,定志安神,利头目:辰砂化痰丸,用半夏曲三两,天南星炮一两,辰砂、枯矾各半两,为末,姜汁打糊丸梧子大。每服三十丸,食后姜汤送下。(《和剂局方》)

痰厥中风:省风汤,用半夏汤泡八两,甘草炙二两,防风四两。每服半两,姜二十片,水二盏,煎服。(《奇效方》)

风痰头晕,呕逆目眩,面色青黄,脉弦者:水煮金花丸,用生半夏、生天南星、寒水石煅各一两,天麻半两,雄黄二钱,小麦面三两,为末,水和成饼,水煮浮起,漉出,捣丸梧子大。每服五十丸,姜汤下,极效。亦治风痰咳嗽,二便不通,风痰头痛。(洁古《活法机要》方)

风痰喘急:千缗汤,用半夏汤洗七个,甘草炙、皂荚炒各一寸,姜二片,水一盏,煎七分,温服。

（《苏沈良方》）

上焦热痰，咳嗽：制过半夏一两，片黄芩末二钱，姜汁打糊丸绿豆大。每服七十丸，淡姜汤食后服。此周宪王亲制方也。（《袖珍方》）

肺热痰嗽：制半夏、栝蒌仁各一两，为末，姜汁打糊丸梧子大。每服二三十丸，白汤下。或以栝蒌瓤煮熟丸。（《济生方》）

湿痰心痛，喘急者：半夏油炒为末，粥糊丸绿豆大。每服二十丸，姜汤下。（《丹溪心法》）

停痰冷饮，呕逆：橘皮半夏汤，用半夏水煮熟、陈橘皮各一两。每服四钱，生姜七片，水二盏，煎一盏，温服。（《和剂局方》）

停痰留饮，胸膈满闷，气短恶心，饮食不下，或吐痰水：茯苓半夏汤，用半夏泡五两，茯苓三两。每服四钱，姜七片，水一钟半，煎七分，去滓空心服，甚捷径。（《和剂局方》）

支饮作呕，呕家本渴，不渴者，心下有支饮也，或似喘不喘，似呕不呕，似哕不哕，心下愦愦：并宜小半夏汤，用半夏泡七次一升，生姜半斤，水七升，煮一升五合，分服。（张仲景《金匮要略》）

伤寒干婉：半夏熟洗，研末。生姜汤服一钱匕。（《深师方》）

呕逆厥逆，内有寒痰：半夏一升洗滑焙研，小麦面一升，水和作弹丸，水煮熟。初吞四五枚，日三服。稍增至十五枚，旋煮旋吞。觉病减，再作。忌羊肉、饧糖。此乃许仁则方也。（《外台秘要》）

胃寒哕逆，停痰留饮：藿香半夏汤，用半夏汤泡，炒黄二两，藿香叶一两，丁香皮半两。每服四钱，水一盏，姜七片，煎服。（《和剂局方》）

小儿吐泻，脾胃虚寒：齐州半夏泡七次、陈粟米各一钱半，姜十片。水盏半，煎八分，温服。（钱乙《小儿》）

小儿痰吐，或风壅所致，或咳嗽发热，饮食即呕：半夏泡七次半两，丁香一钱，以半夏末水和包丁香，用面重包，煨熟，去面为末，生姜自然汁和丸麻子大。每服二三十丸，陈皮汤下。（《活幼口议》）

小儿腹胀：半夏末少许，酒和丸粟米大。每服二丸，姜汤下。不瘥，加之。或以火炮研末，姜汁调贴脐，亦佳。（《子母秘录》）

伏暑引饮，脾胃不利：消暑丸，用半夏醋煮一斤，茯苓半斤，生甘草半斤，为末，姜汁面糊丸梧子大。每服五十丸，热汤下。（《和剂局方》）

老人虚秘，冷秘，及痃癖冷气：半硫丸，半夏泡炒、生硫黄等分，为末，自然姜汁煮糊丸如梧子大。每空心温酒下五十丸。（《和剂局方》）

失血喘急，吐血下血，崩中带下，喘急痰呕，中满宿瘀：用半夏捶扁，以姜汁和面包煨黄，研末，米糊丸梧子大。每服三十丸，白汤下。（《直指方》）

白浊梦遗：半夏一两，洗十次，切破，以木猪苓二两，同炒黄，出火毒，去猪苓，入煅过牡蛎一两，以山药糊丸梧子大。每服三十丸，茯苓汤送下。肾气闭而一身精气无所管摄，妄行而遗者，宜用此方。盖半夏有利性，猪苓导水，使肾气通也。与下元虚惫者不同。（许学士《本事方》）

八般头风，三次见效：半夏末，入百草霜少许，作纸捻烧烟，就鼻内搐之。口中含水，有涎，吐去再含。（《卫生宝鉴》）

少阴咽痛，生疮，不能言语，声不出者，苦酒汤主之：半夏七枚打碎，鸡子一枚，头开一窍，去黄，纳苦酒令小满，入半夏在内，以镮子坐于炭火上，煎三沸，去滓，置杯中，时时咽之，极验。未瘥更作。（仲景《伤寒论》）

喉痹肿塞：生半夏末搐鼻内，涎出效。（《集简方》）

重舌木舌，胀大塞口：半夏煎醋，含漱之。又方，半夏二十枚，水煮过，再泡片时，乘热以酒一升浸之,密封良久,热漱冷吐之。

　　小儿囟陷,乃冷也:水调半夏末,涂足心。

　　面上黑气:半夏焙研,米醋调敷。不可见风,不计遍数,从早至晚,如此三日,皂角汤洗下,面莹如玉也。(《摘玄方》)

　　癫风眉落:生半夏、羊屎烧焦等分,为末。自然姜汁日调涂。(《圣济录》)

　　小儿惊风:生半夏一钱,皂角半钱,为末。吹少许入鼻,名嚏惊散,即苏。(《直指方》)

　　痈疽发背及乳疮:半夏末,鸡子白调,涂之。(《肘后方》)

　　吹奶肿痛:半夏一个,煨研酒服,立愈。一方,以末,随左右搐鼻效。(刘长春《经验方》)

　　打扑瘀痕:水调半夏末涂之,一宿即没也。(《永类钤方》)

　　飞虫入耳:生半夏末,麻油调,涂耳门外。(《本事方》)

医宗粹言

【原文摘录】 药性纂:半夏姜制,和中止呕,善医痰厥头痛。

本草汇言

【原文摘录】 半夏　味辛、苦,气平,有小毒。气味俱薄,沉而降,阴中阳也。入手阳明、太阴、少阴三经。苏氏曰:半夏在处有之。今青州、齐州、吴中、浙中亦有,以齐州者为胜。生田野丘泽间。二月生苗,一茎或三四茎,高七八寸,茎端三叶,浅绿色,颇似竹叶。五月生,连缀茎下,形似羊眼,圆而且白,八月采用。又江南一种,叶似芍药,形大径寸,南人特重之。又一种,白傍几子,绝似半夏,但咬嚼味不甚辛麻,微酸者,伪充半夏,不可入药用,宜辨之。修治:每半夏一斤,用白芥子四两为末,以酽醋先调芥子末,次将半夏投入,浸洗之,以涎尽为度,再以生姜四两,泡汤浸半夏,冬五夏三日,晒干切片用。如法修治,不切片,或研末,用姜汁共酒,和作饼子,布包,待发点出黄白衣,谓之半夏曲。

【原文摘录】 集方。

　　仲景方治伤寒病在少阳,寒热往来,头角痛,胸胁痛,口苦,或心胸痞满,或烦而呕。用半夏姜制一钱,柴胡、黄芩、人参,各八分,甘草六分,生姜二片,水煎服。

　　《方脉正宗》共方七首治脾胃虚寒,兼有湿痰,泄泻肿胀者。用姜制半夏、苍术、白术俱炒各三钱,砂仁、木香、人参各一钱,炮姜一钱五分,水煎服。

　　治肠鸣,由里虚有湿痰者。用姜制半夏、人参、黄芪、茯苓各二钱,广陈皮、木香各八分,加生姜、大枣各一钱,水煎服。

　　治痰火喘嗽。用姜制半夏、黄芩、花粉、杏仁、白芥子各一钱五分,水煎,加竹沥十余茶匙。

　　治风寒喘嗽。用姜制半夏一钱五分,桂枝一钱,干姜一钱,甘草五分,陈皮、杏仁各八分,水煎服。

　　治气滞喘嗽。用姜制半夏、陈皮、枳壳、桑皮、茯苓、桔梗、前胡、苏子、杏仁各一钱,甘草五分,水煎服。

　　治气虚喘嗽。用姜制半夏、广陈皮各一钱五分,茯苓、人参、白术各一钱,甘草五分,水煎服。

　　治肺热喘嗽。用姜制半夏一钱,黄芩、黑山栀、桑皮、薄荷、玄参、知母、蒌仁各一钱二分,甘草五分,水煎服。

　　方龙潭《本草》方共五则治阴霍乱吐泻。用姜制半夏、於白术、干姜、附子、人参、肉桂各二钱,陈皮、甘草各八分,水煎冷服。

　　治伤暑热,霍乱吐泻,口渴喜冷水者。用姜制半夏、厚朴、陈皮各一钱,川黄连、黄芩、滑石、木通各一钱五分,伤食者加枳实二钱,水煎服。

治疟疾瘴气。用姜制半夏、陈皮、厚朴、苍术各一钱,黄芩、柴胡、干葛、知母各一钱五分,加姜、枣煎服。

治久疟气虚。用姜制半夏、陈皮、白术、黄耆各一钱五分,当归、白芍、肉桂、鳖甲、牛膝各二钱,加姜、枣煎服。

以下十二方见龚竹林家抄治中风中气,里虚有痰者。宜参、耆、附、桂药中,倍加姜制半夏、胆星。

治风痰食痰,气闭生痰。用姜制半夏三钱,杏仁二钱去皮研,水一大盏,煎八分,临服时加沉香末五分调入,大压痰积,或酒食伤,极验。

治中风痰厥昏迷。用姜制半夏四两,甘草五钱,防风一两,俱炒研为末。每服五钱,姜汤调下。

治留痰成痿,手足无力,时呕痰涎者。用姜制半夏四两,酒炒苍术二两,真草薢、枸杞子各三两,俱炒研为末,作丸,空心服。

治诸病因痰流入筋络成痉者。用姜制半夏、胆星、天麻各等分,炒研为末。每服三钱,当归汤调下。

治癫痫痰结。用姜制半夏四两,天竺黄、胆星、天麻各三两,牙皂五钱,朱砂八钱,俱研极细。每服三钱,灯心汤调下。

治惊悸不宁,闻声即振乱者。用姜制半夏、胆星、天麻、天竺黄、人参、朱砂各等分,为末。每服一钱,灯心汤调下。

治痰聚心络,癫狂跳越者。用姜制半夏、胆星、川黄连各五钱,软石膏一两,火煅,俱为细末。每服三钱,姜汤调下。

治心烦闷乱,若怔忡者。用姜制半夏三两,茯苓、胆星、白术、人参各一两,研末。每早、晚各服三钱,龙眼汤调下。

治痰厥眩晕。用姜制半夏三两,姜制南星二两,天麻一两,寒水石、雄黄各八钱,共研细末,神曲打糊,丸如黍米大。每服三钱,姜汤送下。

治痰厥头痛,或眩晕,时吐冷涎者。用姜制半夏、姜制南星、天麻、蒌仁霜各二两,川芎、川黄连各五钱,研细末,水发丸,如绿豆大。每早、晚各服三钱,白汤送。

治痰包心络,终年夜不寐者。用姜制半夏、姜制南星、蒌仁霜各二两,川黄连、远志肉、石菖蒲、当归身、茯苓各一两,俱炒研为末,炼蜜丸如弹子大。每早、晚各服二丸,灯心汤调下。

《妇人良方》治盘肠生产,产后子肠不收者。以生半夏末撸鼻中,则上也。

《肘后方》治产后晕绝不苏。以生半夏末,冷水和丸如大豆大,纳鼻中,即苏。

《直指方》治小儿惊风。用生半夏末一钱,牙皂末五分,吹少许入鼻中,有嚏即苏。

《保赤全书》治小儿重舌木舌,胀大塞口。用生半夏煎醋,含泪之。

娄东臣《救急方》治魇死,溺水死,自缢死,心头有温气者。用生半夏末吹人鼻中,半日即苏。

费善士自验方治打扑瘀痕。用生半夏末,水调涂之,一夜即散也。

钱阁老方治蝎虿螫人。用生半夏末,水调涂之,即止疼。

外科小品治诸瘘五六孔相通。用生半夏末,水调涂孔内,一日二次,渐平。

续集痰证杂方

《活法机要》治风痰喘逆,兀兀欲吐,眩晕欲倒。用姜制半夏二两,雄黄三钱,共为末,姜汁为丸,如梧子大。每服七八十丸,米汤下。

《和剂局方》治风痰喘急。用姜制半夏七个,炙甘草一寸,牙皂一挺,俱微炒,水煎服。

《活法机要》治湿痰咳嗽，面黄身重，嗜卧心惊，食饮不消。用姜制半夏、姜制南星、白术各二两，俱炒研为末，红曲打糊，丸如梧子大。每服百丸，白汤下。

《金匮要略》治痰积支饮，似喘非喘，似呕非呕，似渴非渴，似哕非哕，心下愦愦。用姜制半夏一两，生姜二两，水三升，煮一升服。

《和剂局方》治停痰冷饮，胸膈满闷，气短恶心，饮食不下，或吐痰水。用姜制半夏二两，陈皮一两，茯苓三两，分作五剂，水煎服。

《活法机要》治结痰不出，语音不清。用姜制半夏一两，肉桂二钱，草乌头切片炒，三分，共为末，姜汁打米糊为丸，如芡子大。每卧时服二丸，含咽化下。

《金匮要略》治呕哕眩悸，谷食不得下，因痰者。用姜制半夏一升，生姜八两，茯苓三两，分作五剂，水煎服。

同前治呕吐反胃。用姜制半夏三升，人参二两，水二升，煮取一升，渣用水如法再煮升五合，总和熬成稠膏，加炼白蜜一升，收之。每早、午、晚各服数茶匙。

《和剂局方》治胃寒哕逆。用姜制半夏一两炒，真藿香叶一两，丁皮五钱，共为末。每服四钱，姜汤调服。

《金匮要略》治妊娠呕吐。用姜制半夏二两，人参、干姜各一两，为末。每服一钱，白汤调下。

仲景方治黄疸喘满，小便自利者。用生半夏半斤，水煮五百沸，去水，加生姜片四两，水七升，煮取一升六合，不住手，徐徐服。有人气闭而死，心下暖，以此半升遂活。

《本事方》治白浊并梦遗。用生半夏二两，浸洗去涎，再煮百沸，切片晒干，猪苓二两同炒黄，去猪苓，入煅过牡蛎、茯苓各一两，以山药糊为丸，梧子大。每服百丸，白汤下。肾气闭而一身精气无所分泄，妄行而遗者，宜用此方。盖半夏有利性，猪苓能导水，使肾气通也。如下元虚惫者，不可用此。

《集简方》治喉痹肿塞。用生半夏，塞鼻内，涎出效。

雷公炮制药性解

【原文摘录】　半夏　味辛，平，性生寒、熟温，有毒，入肺、脾、胃三经。下气止呕吐，闭郁散表邪，除湿化痰涎，大和脾胃。须汤淋十遍，姜矾甘草制用。射干、柴胡为使，恶皂荚，畏雄黄、生姜、干姜、秦皮、龟甲，反乌头，忌羊肉、羊血、饴糖、海藻。

按：半夏味辛入肺，性燥入脾胃，中其毒者，口噤发吐，烦渴及血证勿用，惟气证发渴者不禁。

雷公云：凡使勿用白傍子，真似半夏，只是咬着微酸，不入药用。若修事半夏四两，用捣了白芥子末二两，头醋六两，二味搅令浊，将半夏投中，洗三遍用之。半夏上有隙涎，若洗不净，令人气逆肝气怒满。

炮炙大法

【原文摘录】　半夏　陈久者良。若修事四两，用捣了白芥子末二两，头醋六两，二味搅令浊，将半夏投中，洗三遍用之。半夏上有隙涎，若洗不净，令人气逆，肝气怒满。若入治痰饮，药用白矾汤，入姜汁浸透洗净，用无白星为度。造曲法：用半夏不拘多少，将滚汤泡过宿捣烂，每一斗入生姜一斤同捣之，作饼子用干稻秆或粟麦秆。之如曲法干久用。射干、柴胡为之使，恶皂荚、海藻、饴糖、羊血，畏生姜、干姜、秦皮、龟甲、雄黄。

本草乘雅半偈

【原文摘录】　半夏《本经》下品　[气味]辛，平，有毒。[主治]主伤寒寒热，心下坚，胸胀，咳逆，头眩，咽喉肿痛，肠鸣，下气，止汗。[敩]曰：出槐里川谷，槐里属扶风。今青州、齐州、吴中、浙中亦有之，生丘泽田野间。二月发苗，一茎，或三茎，高八九寸，茎端叶三，浅绿色。夏至半夏生，连缀茎下也。形似羊眼，圆白者为胜。江南一种大径寸，南人特重之，乃繇跋，误作半夏也。又一种绝似半夏，但咬着微酸者，名白傍机子，并不入药用。修事，每半夏四两，用白芥子末三两，以酽醋先调芥子末，次将半夏投入洗之，涎尽为度，否则令人气逆怒满也。射干为之使，恶皂荚，畏雄黄、生姜、干姜、秦皮、龟甲、乌头。

本草择要纲目

【原文摘录】 半夏 [气味]辛，平，有毒，沉而降，阴中阳也，入手阳明、太阴、少阴三经。凡采得以白芥子为末二两，酽醋三两，搅浊投半夏于内，浸洗去涎。涎若不尽，令人气逆，肝气怒满。又造曲法云：以半夏为主，入姜汁白矾，加以干面和搅作面。入楮叶包置篮中，候生黄衣，日干，久贮听用，极为良品。

本草备要

【原文摘录】 半夏 批燥湿痰，润肾燥，宣通阴阳辛温有毒。体滑性燥，能走能散，能燥能润。和胃健脾去湿，补肝辛散，润肾，除湿化痰，发表开郁，下逆气，止烦呕，发音声，利水道燥去湿，故利水；辛通气，能化液，故润燥。丹溪谓：二陈汤能使大便润而小便长，救暴卒葛生曰：凡遇五绝之病，用半夏末吹入鼻中即活，盖取其能作嚏也。五绝，谓缢死、溺死、压死、魇死、产死也。治咳逆头眩火炎痰升则眩，痰厥头痛，眉棱骨痛风热与痰，咽痛成无己曰：半夏辛散，行水气而润肾燥。又《局方》半硫丸，治老人虚秘，皆取其润滑也。俗以半夏、南星为性燥，误矣。湿去则土燥，痰涎不生，非二物之性燥也。古方用治咽痛、喉痹、吐血、下血，非禁剂也。二物亦能散血，故破伤、扑打皆主之。惟阴虚劳损，则非湿热之邪，而用利窍行湿之药，是重竭其津液，医之罪也，岂药之咎哉。《甲乙经》用治之眠，是果性燥者乎？半夏、硫黄等分，生姜糊丸，名半硫丸，胸胀仲景小陷胸汤用之。伤寒寒热故小柴胡汤用之。痰疟不眠《素问》曰：胃不和则卧不安。半夏能和胃气而通阴阳。《灵枢》曰：阳气满，不得入于阴；阴气虚，故目不得瞑，饮以半夏汤，阴阳既通，其卧立安。又有喘嗽不得眠者。左不得眠属肝胀，宜清肝；右不得眠属肺胀，宜清肺，反胃吐食痰膈，散痞除瘿瘿多属痰，消肿止汗胜湿。孕妇忌之王好古曰：肾主五液，化为五湿，本经为唾、入肝为泪、入心为汗、入肺为涕、入脾为痰。痰者因咳而动，脾之湿也，半夏泄痰之际，不能治痰之本，治本者治肾也。咳无形，痰有形，无形则润，有形则燥，所以为流脾湿而润肾燥之剂也。俗以半夏为肺药，非也，止呕为足阳明，除痰为足太阴。柴胡为之使，故柴胡汤用。虽云止呕，亦助柴、芩主寒热往来，是又为足少阳也。时珍曰：脾无湿不生痰，故脾为生痰之源，肺为贮痰之器。按：有声无痰曰咳，盖伤于肺气；有痰无声曰嗽，盖动于脾湿也；有声有痰曰咳嗽，或因火、因风、因寒、因湿、因虚劳、因食积，宜分证论治。大法治嗽，当以治痰为先，而治痰又以顺气为主。宜以半夏、南星燥其湿，枳壳、橘红利其气，肺虚加温敛之味，肺热加凉泻之剂。赵继宗曰：二陈治痰，世医执之，内有半夏，其性燥烈，若风、寒、湿、食诸痰则相宜，至于劳痰、失血诸痰，用之反能燥血液而加病。按古有三禁，血家、汗家、渴家忌之，然亦间有用之者。批：俗以半夏专为除痰，而半夏之功用，不复见知于世矣。小柴胡汤、半夏泻心汤，皆用半夏，岂为除痰乎？火结为痰，气顺则火降而痰消。圆白而大，陈久者良。浸七日，逐日换水，沥去涎，切片，姜汁拌性畏生姜，用之以制其毒，得姜而功愈彰。柴胡、射干为使，畏生姜、秦皮、龟甲、雄黄，忌羊肉、海藻、饴糖，恶皂角，反乌头合陈皮、茯苓、甘草，名二陈汤，为治痰之总剂。寒痰佐以干姜、芥子，热痰佐以黄芩、栝蒌，湿痰佐以苍术、茯苓，风痰佐以南星、前胡，痞痰佐以枳实、白术。更看痰之所在，加导引药。惟燥痰非半夏所司也。韩飞霞造曲十法一姜汁浸造，名生姜曲，治浅近诸痰；一矾水煮透，兼姜糊造，名矾曲，矾最能却水，治清水痰；一煮皂角汁，炼膏，和半夏末为曲，或加南星，或加麝香，名皂角曲，治风痰开经络；一用白芥子等分，或三分之一，竹沥和成，略加曲糊，名竹沥曲，治皮里膜外结核隐显之痰；一麻油浸半夏三五日，炒干为末，曲糊造成，油以润燥，名麻油曲，治虚热劳咳之痰；一用腊月黄牛胆汁，略加热蜜和造，名牛胆曲，治癫痫风痰；一用香附、苍术、抚芎等分，熬膏，和半夏末作曲，名开郁曲，治郁痰；一用芒硝居半夏十分之三，煮透为末，煎大黄膏和成，名硝黄曲，治中风、卒厥、伤寒之由于痰者；一用海粉一两，雄黄一两，半夏二两，为末炼蜜和造，名海粉曲，治积痰沉痼；一用黄牛肉煎汁炼膏，即霞天膏，和半夏末为曲，名霞天曲，治沉疴痼痰，功效最烈。以上并照造曲法,草淹七日,待生黄衣,晒干,悬挂风处,愈久愈良。蒸过焙用,勿犯铜器。恶黄芪、山茱萸、姜、枣,反藜芦。

本草易读

【原文摘录】　半夏　汤泡数日,姜汁制用。

本草经解

【原文摘录】　半夏　气平,味辛,有毒。主伤寒寒热心下坚,胸胀咳逆头眩,咽喉肿痛,肠鸣,下气,止汗。汤浸去涎净,姜汁拌,焙半夏气平,禀天秋燥之金气,入手太阴肺经。味辛有毒,得地西方酷烈之金味,入足阳明胃经、手阳明大肠经。气平味升,阳也,主伤寒寒热心下坚者。心下脾肺之区,太阴经行之地也。病伤寒寒热而心下坚硬,湿痰在太阴也,半夏辛平,消痰去湿,所以主之。胸者,肺之部也,胀者气逆也,半夏辛平,辛则能开,平则能降,所以主之也。咳逆头眩者,痰在肺,则气不下降,气逆而头眩晕也。东垣曰:太阴头痛,必有痰也。半夏辛平消痰,所以主之。咽喉太阴经行之地,火结则肿痛,其主之者,辛能散结,平可下气,气下则火降也。肠鸣者,大肠受湿,则肠中切痛,而鸣濯濯也。辛平燥湿,故主肠鸣。下气者,半夏入肺,肺平则气下也。阳明之气本下行,上逆则汗自出矣,平能降气,所以止汗也。制方:半夏同黄连、栝蒌实,名小陷胸汤,治心下坚;同甘草、防风、生姜,治痰厥中风;同神曲、南星、白术、枳实、姜汁,治风痰湿痰;同甘草,治风痰喘急;同黄芩、姜汁,治上焦热痰;同白芍、甘草、黄芩,治身热吐泻;同瓜仁,治肺热咳;同陈皮,治痰饮;同白茯,治水饮;同人参,治反胃;同白茯、甘草丸,名消暑丸,治伏暑;同人参、白茯、白术、甘草、陈皮,名六君子汤,治脾湿生痰,不思饮食。

本经逢原

【原文摘录】　半夏　辛,温,有毒。汤浸,同皂荚、白矾煮熟,姜汁拌、焙干用,或皂荚、白矾、姜汁、竹沥四制尤妙。咽痛醋炒用。小儿惊痰发搐及胆虚不得眠,猪胆汁炒。入脾胃丸剂,为细末姜汁拌和作面,候陈炒用。反乌附者,以辛燥鼓激悍烈之性也。忌羊血、海藻、饴糖者,以甘腻凝滞开发之力也。《本经》主伤寒寒热,心下坚,胸胀,咳逆,头眩,咽喉肿痛,肠鸣下气,止汗。发明半夏为足少阳本药,兼入足阳明、太阴。虚而有痰气宜加用之,胃冷呕哕方药之最要。止呕为足阳明,除痰为足太阴,柴胡为之使,故小柴胡汤用之,虽为止呕,亦助柴胡、黄芩主往来寒热之意。《本经》治伤寒寒热,非取其辛温散结之力欤。治心下坚、胸胀,非取其攻坚消痞之力欤。治咳逆、头眩,非取其涤痰散邪之力欤。治咽喉肿痛,非取其分解阴火之力欤。治肠鸣下气止汗,非取其利水开痰之力欤。同苍术、茯苓治湿痰,同栝蒌、黄芩治热痰,同南星、前胡治风痰,同芥子、姜汁治寒痰,惟燥痰宜栝蒌、贝母、非半夏所能治也。半夏性燥能去湿、豁痰、健脾。今人惟知半夏去痰,不言益脾利水,脾无留湿则不生痰,故脾为生痰之源,肺为贮痰之器。半夏能主痰饮及腹胀者,为其体滑而味辛性温也,二陈汤能使大便润而小便长。世俗皆以半夏、南星为性燥,误矣。湿去则土燥,痰涎不生,非二物之性燥也。古方治咽痛喉痹,吐血、下血多用二物,非禁剂也。按:《灵枢》云,阳气满则阳乔盛不得入于阴,阴虚则目不瞑,饮以半夏汤一剂通其阴阳,其卧立至。半夏得栝蒌实、黄连,名小陷胸汤,治伤寒小结胸;得鸡子清、苦酒,名苦酒汤,治少阴咽痛生疮,语声不出;得生姜,名小半夏汤,治支饮作呕;得人参、白蜜,名大半夏汤,治呕吐反胃;得麻黄,蜜丸名半夏麻黄丸,治心下悸怵;得茯苓、甘草,以醋煮半夏共为末,姜汁面糊丸,名消暑丸,治伏暑引饮,脾胃不和,此皆得半夏之妙用。惟阴虚羸瘦,骨蒸汗泄,火郁头痛,热伤咳嗽,及消渴肺痿,咳逆失血,肢体羸瘦禁用,以非湿热之邪,而用利窍行湿之药,重竭其津,医之罪也,岂药之咎哉!

得配本草

【原文摘录】 半夏　射干、柴胡为之使,畏生姜、干姜、秦皮、龟甲、雄黄,恶皂荚,反乌头,忌海藻、羊肉、羊血、饴糖。辛,温,有毒,入足太阴、阳明、少阳经气分。利窍和胃,而通阴阳,为除湿化痰开郁止呕之圣药。发声音,救暴卒,治不眠,疗带浊,除瘿瘤,消痞结,治惊悸,止疟疾。配秫米,和脾胃湿去故也。配猪苓、牡蛎,治梦遗。配白蔹,治金刃入骨。入苦寒药,能散火辛以散之。入气分药,和中气湿气去,中气和。入阴分药,散郁热辛以散之。佐滋阴药,能开燥湿热下行,则脏腑润。佐竹茹,治惊悸痰聚经络则心惊。佐蒌仁,治邪热结胸。佐芩、连,治火痰、老痰。佐姜、附,治寒痰、湿痰。研末吹鼻,治五绝。并治产时子肠先出,产后不收者,名盘肠产,频鼻中则上也。皂荚、白矾煮熟,姜汁拌制。如惊痰,胆汁拌炒用。亦可造曲:湿痰,姜汁、白矾汤拌和造。风痰,姜汁、皂荚汁拌和造。火痰,姜汁、竹沥拌和造。寒痰,姜汁、白芥子末拌和造。肺病咳嗽,痨瘵吐痰,阴虚血少,痰因火动,孕妇配生姜则无害、汗家、渴家、血家,并禁用。

本草纲目拾遗

【原文摘录】 仙半夏各种曲附　近日诸医皆用之,药肆亦多制备。相传制法系仙人所传,故名仙半夏。能化痰如神,若不信,将半夏七八粒研入痰碗内,即化为清水。其法:用大半夏一斤,石灰一斤,滚水七八碗,入盆内搅凉,澄清去渣,将半夏入盆内手搅之,日晒夜露七日足,捞出控干。用井华水洗净三四次,泡三日,每日换水三次,捞起控干。用白矾八两,皮硝一斤,滚水七八碗,将矾硝共入盆内搅晾温,将半夏入内浸七日,日晒夜露足。取出清水洗三四次,泡三日,每日换水三次,取出控干。入后药,甘草、南薄荷各四两,丁香五钱,白豆蔻三钱,沉香一钱,枳实、木香、川芎、肉桂各三钱,陈皮、枳壳、五味子、青皮、砂仁各五钱。上共十四味,切片,滚水十五碗晾温,将半夏同药入盆内,泡二七日足,日晒夜露,搅之,将药取出,与半夏同白布包住,放在热炕,用器皿扣住,三炷香时,药与半夏分胎,半夏干收用。有痰火者服之,一日大便出似鱼胶,一宿尽除痰根,永不生也。《纲目》半夏条附方载法制半夏,其制法与此不同,今药肆所售仙半夏,惟将半夏浸泡,尽去其汁味,然后以甘草浸晒,入口淡而微甘,全失本性。名曰仙半夏,并非照方制法,医家亦视虚人有痰者用之。以为性平和而不伤于燥烈,是无异食半夏渣滓,何益之有,清痰、开郁、行气、理痹。痰疾中风不语,研七八粒,同井华水送下,以手摩运腹上,一炷香时,即醒能语。敏按:龚云林云,仙方制半夏,化痰成水,皆治壮人痰火有余之症,服之有效,虚人痰火忌服。各种半夏曲《纲目》半夏修治条,引韩飞霞《医通》造半夏曲,云能专治各病,又不载其制法,特为补之。生姜曲姜汁浸造,治浅近诸痰。矾曲矾水煮透,兼姜和造,最能却水,治清水痰也。皂角曲煮皂角汁炼膏,和半夏末为曲,或加南星,稍加麝香,治风痰,开经络。竹沥曲用白芥子等分,或三分之一,竹沥和成,略加曲和,治皮里膜外结核隐显之痰。麻油曲麻油浸半夏,浸五日,炒干为末,曲和造成,油以润燥,治虚咳内热之痰。牛胆曲腊月黄牛胆汁略加熟蜜和造,治癫痫风痰。开郁曲香附、苍术、抚芎等分,熬膏。和半夏末造成,治郁痰。硝黄曲用芒硝十分之三,同曲煮透,为末,煎大黄膏和成,治中风卒厥、伤寒宜下由于痰者。海粉曲海粉、雄黄居半夏之半,炼蜜和造,治积痰沉痼。霞天曲用黄牛肉煎汁炼膏,名霞天膏。将膏和半夏末为曲,治沉疴痼痰。以上诸曲,并照造曲法,草盦七日,待生黄衣,悬挂风处,愈久愈佳。

本草求真

【原文摘录】 半夏毒草[批]主散肠胃湿痰　半夏专入脾、胃、胆,兼入心书言辛温有毒,体滑性燥,能走能散,能燥能润,和胃健脾,补肝润肾数语,业已道其主治大要矣。第不详悉注明,犹未有解。盖半夏味辛,辛则液化而便利,故云能润肾燥也。成无己曰:半夏辛散行水而润肾燥。盖燥去湿则水利,辛化液则燥润,《局方》半硫丸治老人虚秘,皆取其润滑也。俗以半夏、南星为性燥,误矣。湿去则土燥,痰涎不生,非二物之性燥也。脾苦湿,必得味辛气温以为之燥。半夏辛温,能于脾中涤痰除垢,痰去而脾自健,故云能以健脾也。王好古曰:肾主五液,化为五湿,在肾为唾,在肝为泪,在心为汗,在肺为涕,在脾为痰,痰者因咳而动脾之湿也。半夏泄痰之标,不能泄痰之本,泄本者泄肾也。咳无形,痰有声,无形则润,有声则燥,所以为疏脾湿而润肾燥之剂也。胃为痰气壅塞,则胃不和之极,半夏既能温脾以除痰,又合生姜暖胃以除呕,若合柴、芩以治少阳寒热往来,则胃更见和谐,故云能以和胃也。王好古曰:俗以半夏为肺药,非也。止呕为足阳明,除痰为足太阴。柴胡为之使,故柴胡汤用之。虽云止呕,亦助柴、芩主寒热往来,是又为足少阳药也。时珍曰:脾无湿不生痰,故脾为生痰之源,肺为贮痰之器,按有声无痰曰咳,盖伤于肺气;有痰无声曰嗽,盖动于脾湿也。有声有痰曰咳嗽,或因火、因风、因寒、因湿、因虚劳、因食积,宜分证论治。大法治嗽当以治痰为先,而治痰又以顺气为主,宜以半夏燥其湿,枳壳、橘红利其气,肺虚加温敛之药,肺热加凉泻之剂。他如气逆能下痰除而气自下,郁结能开痰除而郁与结亦开,暴死,以末吹鼻能救如缢死、溺死、压死、魇死、产死之类。不眠,以半夏汤通其阴阳得卧。《素问》曰:胃不和则卧不安,半夏能和胃气而通阴阳。《灵枢》曰:阳气满不得入于阴,阴气虚故目不得瞑,饮以半夏汤,阴阳既通,其卧立至。又有咳嗽不得眠者,左不得眠属肝胀,右不得眠属肺胀,宜清肺。胸胀,合栝蒌等药名小陷胸汤以除。少阴咽痛生疮,语声不出,合鸡子、苦酒名苦酒汤以服。仲景用此以治少阴咽痛。亦何莫非半夏之妙用,而为开窍利湿之药。合陈皮、茯苓、甘草名二陈汤,为治痰之总剂。寒积佐以干姜、芥子,积热佐以黄芩、栝蒌,湿痰佐以苍术、茯苓,风痰佐以南星、前胡,痞痰佐以枳实、白术,更看痰所在加导引药,惟燥痰非半夏所能司也。但阴虚火盛,热结胎滑痰涌等证,则非所宜,不可不慎。赵继宗曰:二陈治痰,世医执之,内有半夏,其性燥烈,若风湿食诸痰则相宜,至于劳痰失血诸痰,用之反能燥血液而加病。按古半夏有二禁,汗家、渴家忌之,然亦间有用者。批半夏出齐州佳圆白而大,陈久者良。浸七日,逐日换水,沥去涎,同皂荚、白矾、姜煮熟半夏畏姜,偏用姜以制其毒;或七日夜,用净水淘净以除其涎,再用皂荚水浸七日夜同皂荚可治风痰;又用灰水淘浸七日夜可治脾胃痰,又用白矾水淘浸七日夜可治清水痰,又用生姜水淘浸七日夜可治寒痰,又用甘草水淘浸七日夜可解其毒及调制药之性,洗净焙干用。柴胡、射干为使,畏生姜、秦皮、龟甲雄黄,忌羊血、海藻、饴糖以甘腻凝滞故忌,恶皂荚,反乌头乌头辛燥悍烈,故反。其用姜汁浸造,名生姜曲;矾水煮造兼姜糊入,名矾曲;同皂角煮造炼膏,名皂角曲;同白芥子等分煮造有竹沥三分之一,名竹沥曲;同麻油浸造,炒干为末造成,名麻油曲;同黄牛胆与蜜造,名牛胆曲;同香附、苍术、抚芎和半熬膏造,名开郁曲;同芒硝十分之三煮与大黄煎膏造,名硝黄曲;同海粉、雄黄各十分之五炼蜜造,名海粉曲;同生黄牛肉熬膏,名霞天曲;并照造曲法草盒七日。待生黄衣,悬干挂风处。至用曲治之证[批]半夏曲,则随制药能治病证之性以为治焉。如生姜治寒痰,皂荚治风痰,白矾治湿痰,牛肉治沉疴痼痰之类。

本草述钩元

【原文摘录】　半夏　玉液丸治中焦痰涎,利咽清头目,进饮食。半夏泡七次四两,枯矾一两,为末,姜汁打糊或者枣肉和丸,梧子大,每姜汤下十五丸,寒痰加丁香五钱,热痰加寒水石煅四两。老人风痰入腑,热不识人,及肺热痰实不利。半夏泡七次焙,消石半两,为末,入白面捣匀,水和,丸绿豆大,每姜汤下五十丸。风痰头晕,呕逆目眩,面色青黄,脉弦者,水煮金花丸。用生半夏、生南星、寒水石煅各一两,天麻半两,雄黄二钱,小麦面三两,为末,水和成饼,水煮浮起,漉出,捣丸,梧子大,每服五十丸,姜汤下,极效。风痰喘逆,兀兀欲吐,眩晕欲倒,半夏一两,雄黄三钱,为末,姜汁浸蒸饼丸,梧子大,每服三十丸,姜汤下,已吐者,加槟榔。肺热痰嗽,制半夏、栝蒌仁各一两,为末,姜汁糊丸,梧子大,每服二三十丸,白汤下,或以栝蒌瓢煮熟丸。湿痰心痛,喘急者,半夏油炒为末,粥糊丸绿豆大,每服二十丸,姜汤下。心下悸忪,半夏、麻黄等分,为末,蜜丸小豆大,每服三十丸,日三。黄疸喘满,小便自利,不可除热,半夏、生姜各半斤,水七升,煮一升五合,分再服。有人气结而死,心下暖,以此少许,入口遂活。白浊梦遗,有由肾气闭而一身精气无所管摄,遂乃妄行者,用半夏一两,洗十次,切破,同木猪苓二两,炒黄,出火毒,去猪苓,入煅过牡蛎一两,山药糊丸梧子大,每服三十丸,茯苓汤下。此与下元虚惫者不同,取半夏有利性,猪苓导水,使肾气通也。盘肠产,产时子肠先出,产后不收者,以半夏末频嗅鼻中则上。

修治,圆白者为佳,不厌陈久。腊月热水泡洗,置露天,露过又泡,共七次,留久极妙。片则力峻,曲则力柔。造曲法先将半夏汤泡七次,晒干为末,随病用诸药,或煎膏,或绞汁,调末为丸,如弹子大,用楮叶或纸包裹,以稻草上下盒七日,生毛取出,悬风烟之上,愈久愈良。如治诸痰,用生姜自然汁;风痰,用牙皂煎膏,甚者少加麝香;寒痰青,湿痰白,用老姜煎浓汁,加白矾三分之一;火痰黑,老痰胶,用竹沥或荆沥,少入姜汁;皮里膜外痰核,用白芥子、竹沥;治癫痫,一切健忘舌强等似风痿证,用腊月黄牛胆汁,略入熟蜜;小儿惊风,加南星等分,用甘草煎膏;脾虚慢惊及郁痰,用香附、苍术、川芎等分煎膏;中风卒厥,伤寒并诸疮疡内结不便,一切宜下之病,用皮硝、白粉霜十分之三,共用河水煮透,为末,以大黄煎膏;痰积沉痼,取二两,入海粉一两,雄黄五钱,为末,蜜丸;一切沉痼痰病,用黄牛肉煮成膏造曲,日干。

本草害利

【原文摘录】 制半夏 修治,八月采根,暴干,浸七日,逐日换水,沥去涎切片,姜汁拌炒,以黄牛肉汁炼膏,即霞天膏,和半夏末为曲,名霞天曲。治沉疴痼疾。造曲法,草庵七日,待生黄衣,悬挂风处,愈久愈佳。

三、小结

(一) 不同炮制方法

半夏入药,始见于《灵枢经》的"治半夏",古人很早以前已认识到了半夏的毒性,将其总结为戟人咽、令人吐等。因其毒性,半夏多依法炮制,历代为减毒创制的炮制方法达数十种,主要为长时间的浸漂处理和使用多种辅料。但也有生用,现总结如下。

1. **净制生用** 《太平圣惠方》"生用""汤洗七遍,去滑",《证类本草》"半夏熟洗干,末之",《卫生宝鉴》"汤泡七次,铡细用",《本草品汇精要》"捣为末",《本草纲目》"汤泡七次,为末,筛过,以水浸三日,生绢滤去滓,澄清去水,晒干""洗十次,切破"。

2. **火制** 炒、焙、制、油炒、煨、炒黄等。《太平圣惠方》"炒令黄",《本草图经》《普济本事方》"焙干",《本草纲目》"油炒为末""煨,研,酒服""洗净,焙干为末,自然姜汁和作饼,湿纸裹,煨香""洗滑,焙,研""炒黄"等。

3. **不同辅料** 白芥子末、头醋、生姜、甘草、桑白皮、鸡子、酒、酸浆、姜、矾、牙皂等。宋金元时期,半夏的炮制方法也逐渐由单一的浸、汤洗发展至浸洗、炒结合,浸煮结合、浸蒸结合;加入炮制的辅料也由单一的生姜扩展到其他的辅料,辅料的种类可以根据临床的不同需求进行选择,如鸡子、白矾、皂角、猪苓、萝卜、醋、酒、酸浆、米泔等,同时炮制时由加入单一的辅料制发展至以两种或两种以上的辅料共同炮制半夏。

《雷公炮炙论》《证类本草》《本草纲目》《雷公炮制药性解》《炮炙大法》《本草乘雅半偈》《本草择

要纲目》均载用"白芥子和头醋",《圣济总录》用"生姜、甘草、桑白皮",《太平圣惠方》《证类本草》《本草品汇精要》等用"生姜"或"生姜汁拌",《证类本草》还有用"鸡子一枚头开窍子,去内黄白,盛淳苦酒令小满,内半夏末着中,搅和鸡子内",用"酒和丸"和"酸浆浸"。《扁鹊心书》载"姜、矾、牙皂煎水,炒",《本草衍义补遗》载"姜炒用之",《丹溪心法》载"米泔浸"和"以皂角水浸",《本草品汇精要》载"合生姜汤""合酒和丸,生姜汤吞下""酸浆",《本草蒙筌》载"仍加姜制,才可投瓶。若研末,搀少枯矾,每泡过半夏四两,入枯矾一两,共研。拌姜汁捏作小饼",《本草纲目》则用"姜汁""姜汁、白矾汤""姜汁及皂荚煮汁""姜汁、竹沥或荆沥""姜汁、矾汤、白芥子末""酒和丸""酸浆浸""姜汁和面包""醋""酒""米醋调敷""鸡子"等作为辅料,《本草汇言》载"白芥子、生姜",《本草汇言》《本草易读》载"姜制",《本草经解》"姜汁拌,焙",《雷公炮制药性解》《炮炙大法》载"半夏须汤淋十遍,姜、矾、甘草制用",《本经逢原》载"汤浸,同皂荚、白矾煮熟,姜汁拌、焙干用,或皂荚、白矾、姜汁、竹沥四制尤妙。咽痛醋炒用。小儿惊痰发搐及胆虚不得眠,猪胆汁炒。入脾胃丸剂,为细末姜汁拌和作面,候陈炒用"。

原文中仙半夏、法半夏、半夏曲均为半夏的炮制品,有特殊的炮制流程。赵学敏批评一些药商粗制滥造仙半夏"今药肆所售仙半夏,惟将半夏浸泡,尽去其汁味,然后以甘草浸晒,入口淡而微甘,全失本性……是无异食半夏渣滓,何益之有",其要求炮制的仙半夏,炮制工艺繁复,先后加入药材和辅料17种,历时近40日。

从明代半夏曲有了很大的发展,开始加入不同的药物来制曲以用于不同的病症。《本草纲目》记载的法半夏,是半夏传统的炮制技艺,与现代所应用的法制半夏的炮制方法相近,至今仍流传广泛应用。

(二) 炮制理论

《名医别录》就提到"生令人吐,熟令人下",《本草经集注》《新修本草》"以肉白者为佳,不厌陈久,用之皆汤洗十许过,令滑尽,不尔载人咽喉。方中有半夏,必须生姜者,亦以制其毒故也",《证类本草》《药性论》云:半夏,有大毒。汤淋十遍去涎方尽,其毒以生姜等分制而用之",《汤液本草》"生令人吐,热令人下。用之汤洗去滑令尽。用生姜等分制用,能消痰涎,开胃健脾",《医宗粹言》"药性纂:半夏姜制,和中止呕,善医痰厥头痛",《雷公炮炙论》"半夏上有隙涎,若洗不净,令人气逆,肝气怒满",《本草备要》"姜汁拌(性畏生姜,用之以制其毒,得姜而功愈彰)",《本草求真》"浸七日,逐日换水,沥去涎,同皂荚、白矾、姜煮熟;半夏畏姜,偏用姜以制其毒。或七日夜,用净水淘净,以除其涎。再用皂荚水浸七日夜,同皂荚可治风痰。又用灰水淘浸七日夜,可治脾胃痰。又用白矾水淘浸七日夜,可治清水痰。又用生姜水淘浸七日夜,可治寒痰。又用甘草水淘浸七日夜,可解其毒及调制药之性"。

陈 皮

陈皮为芸香科植物橘 *Citrus reticulata* Blanco 及其栽培变种的干燥成熟果皮。药材分为"陈皮"和"广陈皮"。采摘成熟果实,剥取果皮,晒干或低温干燥。

一、概述

陈皮,又名橘皮,味辛、苦,性温,入脾、肺经。具有理气调中,燥湿化痰等功效。主要用于治疗胸腹胀满,不思饮食,呕吐哕逆,咳嗽痰多。主产于四川、浙江、福建、江西、湖南等地亦产。

《神农本草经》载:"橘柚味辛,温,主胸中瘕热逆气,利水谷,久服去臭,下气,通神,一名橘皮。"但是无法确认是否包含橘、柚两种植物,自《本经》以橘柚之名收载后,即存在橘柚基原的争议和讨论。至宋元时期橘皮去白又称橘红,王好古的《汤液本草》载有橘红,清代《本草纲目拾遗》出现化橘红,则不同。

二、炮制研究

外台秘要

【原文摘录】 近效疗妊娠恶食,心中烦愦,热闷呕吐方。

青竹茹　麦门冬去心。各三两　前胡二两　陈橘皮一两,炙令黄焦香气出,佳　芦根一握,取肥白嫩者

上五味切,以水二大升,煮取半大升去滓,分再服,食后一服,无麦门冬,用小麦三合煮之,勿令裂即熟,四肢烦蒸者,加地骨皮,医人夏候极录。

太平圣惠方

【原文摘录】 治肝脏虚寒,胸膈气滞,四肢厥逆,两胁疼痛,宜服补肝细辛散方。

细辛一分　桃仁三分,汤浸去皮尖双仁,麸炒微黄　前胡三分,去芦头　当归三分,锉,微炒　附子三分,炮裂,去皮脐　陈橘皮三分,汤浸去白瓤,焙　人参三分,去芦头　柏子仁半分　芎䓖三分　木香三分　白茯苓三分　吴茱萸半两,汤浸七遍,焙干,微焙　桂心三分

上为散,每服三钱,以水一中盏,入生姜半分,枣三枚,同煎至六分。去滓,不计时候,温服。

【原文摘录】 治肺劳,痰唾稠粘,日晚即寒热,面色赤,胁肋防满,宜服桔梗散方。

桔梗一两,去芦头　知母一两　柴胡一两,去苗　杏仁一两,汤浸去皮尖双仁,麸炒微黄　人参一两,去芦头　鳖甲一两,涂醋,炙令黄,去裙襕　郁李仁一两,汤浸去皮尖,微炒　赤茯苓一两　白前一两　槟榔半两　半夏一

两,汤洗七遍,去滑 陈橘皮半两,汤浸去白瓤,微炒

上件药,捣筛罗为散,每服四钱,以水一中盏,入生姜半分,煎至六分。去滓,每于食后温服。

圣济总录

【原文摘录】 治脚气吃食不下,及一切风毒,橘皮丸方。

陈橘皮一斤,以童子小便浸一日,去白,用炭火半秤,烧地令赤,以酒一升,洒于热地上,将橘皮铺在地上,着盆合一复时 朴硝一斤,浆水二升煎令水尽 白茯苓去黑皮,四两

上三味,捣罗为末,再研细,炼蜜为丸,如梧桐子大。每服三十丸,空心米饮下,以微利为度,如利多即减服。

扁鹊心书

【原文摘录】 来复丹 此丹治饮食伤脾,心腹作痛,胸膈饱闷,四肢厥冷;又治伤寒阴证,女人血气刺痛或攻心腹,或儿枕作痛,及诸郁结之气。真良方也。

陈皮去白 青皮 大川附制 五灵脂各六两 硝石 硫黄各三两

上为末,蒸饼丸梧子大,每服五十丸,白汤下。

【原文摘录】 分气丸 治心腹痞闷疼痛,两胁气胀,痰涎上攻,咽嗌不利,能行气,化酒食。

黑丑半生半熟取头末,四两 青皮炒 陈皮炒 干姜炮 肉桂各一两

共为末,水法梧子大,每服三十丸,空心姜汤下。

太平惠民和剂局方

【原文摘录】 陈皮 凡使,先以汤浸,磨去瓤,曝干,麸炒入药用。或急用,只焙干亦得。

【原文摘录】 石南丸 治风毒,脚弱少力,脚重疼痹,脚肿生疮,脚下隐痛,不能踏地,脚膝筋挛,不能屈伸,项背腰脊拘急不快,风毒上攻,头面浮肿,或生细疮,出黄赤汁,或手臂少力,或口舌生疮,牙龈宣烂,齿摇发落,耳中蝉声,头眩气促,心腹胀闷,小便时涩,大便或难。

赤芍药 薏苡仁 赤小豆 当归去芦 石南叶 牵牛子 麻黄去根、节 陈皮去白 杏仁去皮、尖、双仁,炒 大腹皮连子用 川芎各二两 牛膝去苗 五加皮各三两 草薢 独活去芦 杜仲锉,炒 木瓜各四两

上为细末,以酒浸蒸饼为丸,如梧桐子大。每服十丸至十五、二十丸,木瓜汤下,早起、日中、临卧各一服。常服补益元气,令人筋骨壮健,耳目聪明,妇人血气亦可服之,不拘时候。

【原文摘录】 枣肉平胃散 治脾胃不和,不思饮食,心腹、胁肋胀满刺痛,口苦无味,胸满短气,呕哕恶心,噫气吞酸,面色萎黄,肌体瘦弱,怠惰嗜卧,体重节痛,常多自利,或发霍乱,及五噎八痞,膈气反胃,并宜服之。

橘陈皮去皮 厚朴去粗皮,姜制,炒香。各三斤二两 甘草锉,炒 生姜 红枣各二斤 苍术去粗皮,米泔浸二日,炒,五斤

上件锉碎,拌匀,以水浸过面上半寸许,煮令水干,取出焙燥,碾为细末。每服二钱,用盐汤点,空心,食前。常服调气暖胃,化宿食,消痰饮,辟风、寒、冷、湿四时非节之气。

【原文摘录】 橘皮煎丸 治久虚积冷,心腹疼痛,呕吐痰水,饮食减少,胁肋虚满,脐腹弦急,大肠虚滑,小便利数,肌肤瘦悴,面色痿黄,肢体怠惰,腰膝缓弱,及治痃癖积聚,上气咳嗽,久疟久利,肠风痔瘘。妇人血海虚冷,赤白带下,久无子息,并宜服之。

当归去芦,先焙 草薢 厚朴去粗皮,姜汁制 肉苁蓉酒浸,微炙,切,焙干 肉桂去粗皮 附子炮,去皮、脐 巴戟去心 阳起石酒浸,焙干,研如粉 石斛去根 牛膝去芦,酒浸 杜仲去皮,姜汁炙 吴茱萸水淘去浮者,焙干 鹿茸茄子者燎去毛,劈开,酒浸,炙干 干姜炮 菟丝子酒浸,焙,捣 三棱煨熟,乘热捣碎。各三两 甘草炙,一两 陈橘皮净洗,焙为末,十五两

上为细末,用酒五升,于银、石器内,将橘皮末煎熬如饧,却将诸药末入在内,一处搅和搜匀,仍入臼内,捣五百杵,丸如梧桐子大。每服二十丸,空心温酒下,盐汤亦得。

传信适用方[79]

【原文摘录】 治男子妇人体虚气弱,寒湿相搏,半身不遂,手足麻痹,行步少力,骨节烦疼,足胫浮肿,皮肤不仁,脚膝常冷,状若风吹;或时作热,渐成脚气,脚膝生疮,痛痒不仁。又治肝肾不足,经络留滞,筋脉缓弱,举动皆难,四肢挛急,不可屈伸,臂痛游走,或左或右,风毒攻疰,乍差乍发,肩背相引,腰膝大痛,风痹蝉曳,血脉不周,闪肭打扑内伤,筋骨痛不可忍,男子疝气,膀胱上下奔冲,妇人月水不调,多作腹痛。常服活血脉,止疼痛,补虚损,壮筋骨。樊防御秘方。

天台乌药 威灵仙酒浸 京草薢 茴香炒 陈皮黑豆煮 川楝子肉各一两半 草乌七钱,锉炒 五灵脂半两 乳香半两,别研 黑牵牛取粉八钱

上为细末,却入乳香拌匀,醋糊为圆如梧桐子大。每服三十圆,温酒下,空心食前。

丹溪心法

【原文摘录】 八味顺气散。

白术 白茯苓 青皮 白芷 陈皮去白 台乌 人参各一两 甘草五钱

每服五钱,水一钟半,煎七分,温服。仍以酒化苏合香丸间服。

【原文摘录】 化气汤 治一切气逆,胸膈噎塞,心脾卒痛,呕吐酸水,丈夫小肠气,妇人血气。

沉香 胡椒各一两 砂仁 桂心 木香各二两 陈皮炒 干姜炮 莪术炮 青皮去穰,炒 茴香炒 甘草 丁皮各四两

上为末,每服二钱,姜苏盐汤调下,妇人淡醋汤下。

本草品汇精要

【原文摘录】 果之木:橘无毒,附核、皮 植生。

橘出《神农本经》主胸中瘕热逆气,利水谷。久服去臭,下气通神以上朱字《神农本经》。下气,止呕咳,除膀胱留热,停水,五淋,利小便,主脾不能消谷,气冲胸中,吐逆,霍乱,止泄,去寸白,轻身长年以上黑字《名医》所录。名橘皮、朱橘、塌橘、山橘。苗《图经》曰:木高丈余,叶与枳无辨,刺出茎间,夏开白花,六、七月成实,至冬黄熟,啖之甚美。谨按:青橘、黄橘青者,味苦而小,六、七月未成熟时采之,以刀划开,暴干者,谓之莲花青皮。至十月霜降后已成熟者,味辛而大,谓之橘皮。医家所用陈皮,即经久者是也。盖二药功用虽殊,实出一种。旧本橘、柚同条,然橘与柚自是二种,功用既殊,性味亦异,其柚故析条于下。地《图经》曰:生南山川谷及江南。今江浙、荆襄、湖岭皆有之。道地:广东。时生:春生新叶。采:十月取实。收暴干。用肉、核、皮,陈久者良。质类柚。色黄。味辛、苦。性温,散。气气厚于味,阳中之阴。臭香。主留白者和胃调中,去白者消痰下气。行手太阴经、足太阴经。助白檀为之使。制去瓤,细锉用。治疗:《药性论》云:皮,除胸膈间气,开胃及气痢,消痰涎,止上气咳嗽。《日华子》云:橘,止消渴,开胃,去胸中膈气。皮,消痰,止嗽,破癥瘕,痃癖。橘囊上筋膜,止渴及吐酒。陈藏器云:橘,止泄痢,下食开胃,膈痰,结气。合治合白术,补脾胃。合甘草,补肺气。合葛根、茯苓、甘草、生姜,治气逆上而不下。核合酒服,治腰痛,膀胱、肾冷。解皮,

食鱼中毒。赝柚皮、柀子皮为伪。

本草纲目

【原文摘录】 橘《本经》上品　［校正］志曰：自木部移入此。［释名］时珍曰：橘，从矞(音鹬)，谐声也。又云五色为庆，二色为矞。矞云外赤内黄，非烟非雾、郁郁纷纷之象。橘实外赤内黄，剖之香雾纷郁，有似乎矞云。橘之从矞，又取此意也。［集解］《别录》曰：橘、柚，生江南及山南山谷，十月采。恭曰：柚之皮厚味甘，不似橘皮味辛苦。其肉亦如橘，有甘有酸。酸者名曰胡柑。今俗谓橙为柚，非矣。按：郭璞云：柚似橙而实酢，大于橘。孔安国云：小曰橘，大曰柚，皆为柑也。颂曰：橘、柚，今江浙、荆襄、湖岭皆有之。木高一二丈，叶与枳无辨，刺出茎间。夏初生白花，六、七月成实，至冬黄熟。旧说小为橘，大为柚。今医家乃用黄橘、青橘，不言柚。岂青橘是柚之类乎？宗奭曰：橘、柚自是两种。《本草》云：一名橘皮。后人误加柚字，妄生分别。且青橘、黄橘治疗尚殊，况柚为别种乎？惟郭璞所言，乃真识橘、柚者。若不如此分别，误以柚皮为橘皮，是贻无穷之患矣。时珍曰：橘、柚，苏恭所说甚是。苏颂不知青橘即橘之未黄者，乃以为柚，误矣。夫橘、柚、柑三者相类而不同。橘实小，其瓣味微酢，其皮薄而红，味辛而苦。柑大于橘，其瓣味甘，其皮稍厚而黄，味辛而甘。柚大小皆如橙，其瓣味酢，其皮最厚而黄，味甘而不甚辛。如此分之，即不误矣。按《事类合璧》云：橘树高丈许，枝多生刺。其叶两头尖，绿色光面，大寸余，长二寸许。四月着小白花，甚香。结实至冬黄熟，大者如杯，包中有瓣，瓣中有核也。宋韩彦直著《橘谱》三卷甚详，其略云：柑橘出苏州、台州，西出荆州，南出闽、广、抚州，皆不如温州者为上也。柑品有八，橘品十有四，多是接成。惟种成者，气味尤胜。黄橘，扁小而多香雾，乃橘之上品也；朱橘，小而色赤如火；绿橘，绀碧可爱，不待霜后，色味已佳，隆冬采之，生意如新；乳橘，状似乳柑，皮坚瓢多，味绝酸芳；塌橘，状大而扁，外绿心红，瓣巨多液，经春乃甘美；包橘，外薄内多，其脉瓣隔皮可数；绵橘，微小，软美可爱，而不多结；沙橘，细小甘美；油橘，皮似油饰，中坚外黑，乃橘之下品也；早黄橘，秋半已丹；冻橘，八月开花，冬结春采；穿心橘，实大ово光，而心虚可穿；荔枝橘，出衡阳，肤理皱密如荔枝也。俗传橘下埋鼠，则结实加倍。故《物类相感志》曰：橘见尸而实繁。《涅槃经》云：如橘见鼠，其果实多。《周礼》言：橘逾淮而北，变为枳，地气然也。余见柑下。

橘实［气味］甘、酸，温，无毒。弘景曰：食之多痰，恐非益也。原曰：多食恋膈生痰，滞肺气。瑞曰：同螃蟹食，令人患软痈。［主治］甘者润肺，酸者聚痰藏器。止消渴，开胃，除胸中膈气大明。［发明］时珍曰：橘皮，下气消痰，其肉生痰聚饮，表里之异如此，凡物皆然。今人以蜜煎橘充果食甚佳，亦可酱菹也。

黄橘皮［释名］红皮《汤液》、陈皮《食疗》。弘景曰：橘皮疗气大胜。以东橘为好，西江者不如。须陈久者为良。好古曰：橘皮以色红日久者为佳，故曰红皮、陈皮。去白者曰橘红也。［修治］敩曰：凡使勿用柚皮、柀子皮，二件用不得。凡修事，须去白膜一重，锉细，以鲤鱼皮裹一宿，至明取用。宗奭曰：《本草》橘、柚作一条，盖传误也。后世不知，以柚皮为橘皮，是贻无穷之患矣。此乃六陈之一，天下日用所须。今人又多以乳柑皮乱之，不可不择也。柑皮不甚苦，橘皮极苦，至熟亦苦。或以皮之紧慢分别，又因方土不同，亦互有紧慢也。时珍曰：橘皮，纹细色红而薄，内多筋脉，其味苦辛；柑皮，纹粗色黄而厚，内多白膜，其味辛甘；柚皮，最厚而虚，纹更粗，色黄，内多膜无筋，其味甘多辛少。但以此别之，即不差矣。橘皮性温，柑、柚皮性冷，不可不知。今天下多以广中来者为胜，江西者次之。然亦多以柑皮杂之。柑皮犹可用，柚皮则悬绝矣。凡橘皮，入和中理胃药则留白，入下气消痰药则去白，其说出于《圣济经》。去白者，以白汤入盐洗润透，刮去筋膜，晒干用。亦有煮焙者，各随本方。［气味］苦、辛，温，无毒。［主治］胸中瘕热逆气，利水谷。久服去臭，下气通神《本经》。下气，止呕咳，治气冲胸中，吐逆霍乱，疗脾不能消谷，止泄，除膀胱留热停水，五淋，利小便，去寸白虫《别录》。清痰涎，治上气咳嗽，开胃，主气痢，破癥瘕痃癖甄权。疗呕哕反胃嘈杂，时吐清水，痰痞疟疟，大肠闭塞，妇人乳痈。入食料，解鱼腥毒时珍。［发明］杲曰：橘皮，气薄味厚，阳中之阴也。可升可降，为脾、肺二经气分药。留白则补脾胃，去白则理肺气；同白术则补脾胃，同甘草则补肺，独用则泻肺损脾。其体轻浮，一能导胸中寒邪，二破滞气，三益脾胃。加青皮减半用之，去滞气，推陈致新。但多用久服，能损元气也。原曰：橘皮，能散、能泻、能温、能补、能和，化痰治嗽，顺气理中，调脾快膈，通五淋，疗酒病，其功当在诸药之上。时珍曰：橘皮，苦能泄、能燥，辛能散，温能和。其治百病，总是取其理气燥湿之功。同补药则补，同泻药则泻，同升药则升，同降药则降。脾乃元气之母，肺乃摄气之籥，故橘皮为二经气分之药，但随所配而补泻升降也。洁古张氏云：陈皮、枳壳利其气而痰自下，盖此义也。同杏仁治大肠气闭，同桃仁治大肠血闭，皆取其通滞也。详见杏仁下。按方勺《泊宅编》云：橘皮宽膈降气，消痰饮，极有殊功。

他药贵新,惟此贵陈。外舅莫强中令丰城时得疾,凡食已辄胸满不下,百方不效。偶家人合橘红汤,因取尝之,似相宜,连日饮之。一日忽觉胸中有物坠下,大惊目瞪,自汗如雨。须臾腹痛,下数块如铁弹子,臭不可闻。自此胸次廓然,其疾顿愈,盖脾之冷积也。其方:用橘皮去穰一斤,甘草、盐花各四两。水五碗,慢火煮干,焙研为末,白汤点服。名二贤散,治一切痰气特验。世医徒知半夏、南星之属,何足以语此哉?珍按:二贤散,丹溪变之为润下丸,用治痰气有效。惟气实人服之相宜,气不足者不宜用之也。

[附方]旧八,新二十。

润下丸,治湿痰,因火泛上,停滞胸膈,咳唾稠粘:陈橘皮半斤入砂锅内,下盐五钱,化水淹过,煮干,粉甘草二两去皮,蜜炙。各取净末,蒸饼和丸梧桐子大。每服百丸,白汤下。(丹溪方)

嘈杂吐水:真橘皮去白为末,五更安五分于掌心舐之,即睡,三日必效。皮不真则不验。(《怪证奇方》)

霍乱吐泻,不拘男女,但有一点胃气存者,服之再生:广陈皮去白五钱,真藿香五钱。水二盏,煎一盏,时时温服。出《百一选方》。《圣惠》:用陈橘皮末二钱,汤点服,不省者灌之。仍烧砖沃醋,布裹砖,安心下熨之,便活。

反胃吐食:真橘皮,以日照西壁土炒香,为末。每服二钱,生姜三片,枣肉一枚,水二钟,煎一钟,温服。(《直指方》)

猝然食噎:橘皮一两,汤浸去瓤,焙为末。以水一大盏,煎半盏,热服。(《食医心镜》)

诸气呃噫:橘皮二两,去瓤,水一升,煎五合。顿服,或加枳壳尤良。(孙尚药方)

化食消痰,胸中热气:用橘皮半两,微熬,为末。水煎代茶,细呷。(《心镜》)

下焦冷气:干陈橘皮一斤,为末,蜜丸梧桐子大。每食前温酒下三十九。(《食疗本草》)

大肠閟塞:陈皮连白,酒煮,焙,研末。每温酒服二钱,一方米饮下。(《普济》)

途中心痛:橘皮去白,煎汤饮之,甚良。(谈野翁方)

风痰麻木,凡手及十指麻木,大风麻木,皆是湿痰死血:用橘红一斤,逆流水五碗,煮烂去渣,再煮至一碗,顿服取吐,乃吐痰圣药也。不吐,加瓜蒂末。(《摘玄方》)

脾寒诸疟,不拘老少孕妇,只两服便止:真橘皮去白,切,生姜自然汁浸过一指,银器内重汤煮,焙干,研末。每服三钱,用隔年青州枣十个,水一盏,煎半盏,发前服,以枣下之。(《适用方》)

产后尿闭,不通者:陈皮一两,去白为末。每空心温酒服二钱,一服即通。此张不愚方也。(《妇人良方》)

妇人乳痈,未成者即散,已成者即溃,痛不可忍者即不疼,神验不可云喻也:用真陈橘皮,汤浸去白晒,面炒微黄,为末。每服二钱,麝香调酒下。初发者一服见效。名橘香散。(《张氏方》)

聤耳出汁:陈皮烧研一钱,麝香少许,为末。日掺。名立效散。

嵌甲作痛,不能行履者:浓煎陈皮,汤浸良久,甲肉自离,轻手剪去,以虎骨末敷之即安。(《医林集要》)

医宗粹言

【原文摘录】 药性纂:陈皮留白和中调胃,去白降气消痰。

本草汇言

【原文摘录】 续补集方。

丹溪方治湿痰停滞胸膈,咳唾稠粘。用陈橘皮八两,汤泡洗净,食盐五钱,水五碗,同煮干,晒燥,甘草一两,俱炒燥,研为末,蒸饼打糊为丸梧子大。每早、晚各服二钱,白汤下。

《奇方》治嘈杂吐水。用真陈广橘皮,去白,二两,为末,每日五更,取末药五分,舐之即睡,三日必效。

《孙十四方》治诸气呃噫。用陈橘皮二两,去白,水一升煎五合,顿服。加枳壳一两尤佳。

《食医心镜》治胸中有热兼停食生痰者。用陈橘皮五钱,炒,水煎代茶饮。

《食疗》治脚气冲心,或心下结硬,腹中虚冷。用陈橘皮一斤,炒,杏仁五两去皮,俱研为末,炼蜜和丸,如梧子大。每食前米汤下三钱。

《摘玄方》治脾寒诸疟,不拘老少孕妇。用陈橘皮三两,生姜自然汁浸透,再用水二碗,煮干,晒燥研末。每服三钱,用黑枣汤调下。

《赵氏方》治小儿疳瘦。用陈橘皮二两,炒,川黄连三钱,酒炒,共研末,入麝香二分研匀,粟米糊和为丸,如绿豆大。每服一钱,米汤下。此药大能消食、和脾气。

雷公炮制药性解

【原文摘录】 陈皮 味辛、苦,性温,无毒,入肺、肝、脾、胃四经。主下气消食,化痰破结,止呕咳,定霍乱,疗吐泻,利小便,通五淋,逐膀胱留热,杀寸白诸虫,核治腰痛疝痛,叶治乳痈胁痛,肉能止渴,多食令人气逆生痰。去白者兼能除寒发表,留白者兼能补胃和中,微炒用,产广中,陈久者良。

按:陈皮辛苦之性,能泄肺部。金能制水,故入肝家,土不受侮,故入脾胃,采时性已极热,如人至老成,则酷性渐减,收藏又复陈久,则多历梅夏,而烈气全消,温中而无燥热之患,行气而无峻削之虞,中州之胜剂也。乃大全以为多用独用,有损脾胃,师心之过耳。

炮炙大法

【原文摘录】 真广陈皮,猪鬃纹香,气异常,去白时,不可浸于水中,止以滚汤,手蘸三次,轻轻刮去白,要极净。

本草征要

【原文摘录】 橘皮 味辛,温,无毒,入肺、脾两经。广中者最佳,福建者力薄,浙产便恶劣。陈久愈佳,去蒂及浮膜晒干。止嗽定呕,颇有中和之妙;清痰理气,却无峻烈之嫌。留白者补胃偏宜,去白者疏通甚掌。苦能泄气,又能燥湿,辛能散气,温能和气;同补药则补,同泻药则泻,同升药则升,同降药则降。夫脾乃元气之母,肺乃摄气之籥,故独入两经。其虽中和,然单服久服,亦伤真元。橘皮下气消痰,橘肉生痰聚气,一物也,而相反如此。

本草崇原

【原文摘录】 橘皮 气味苦、辛,温,无毒。主治胸中瘕热逆气,利水谷。久服去臭,下气,通神。橘生江南及山南山谷,今江浙荆襄湖岭皆有。枝多坚刺,叶色青翠,经冬不凋,结实青圆,秋冬始熟,或黄或赤,其臭辛香,肉味酸甜,皮兼辛苦。橘实形圆色黄,臭香肉甘,脾之果也。其皮气味苦辛,性主温散,筋膜似络脉,皮形若肌肉,宗眼如毛孔,乃从脾脉之大络而外出于肌肉毛孔之药也。胸中瘕热逆气者,谓胃上乳郭之间,浊气留聚,则假气成形,而为瘕热逆气之病。橘皮能达胃络之气,出于肌腠,故胸中之瘕热逆气可治也。利水谷者,水谷入胃,藉脾气之散精,橘皮能达脾络之气,上通于胃,故水谷可利也。久服去臭者,去中焦腐秽之臭气,而肃清脾胃也。下气通神者,下肺主之气,通心主之神,橘皮气味辛苦,辛入肺,而苦入心也。愚按:上古诸方,只曰橘皮个用不切,并无去白之说。李东垣不参经义，不礼物性，承雷敩炮制谓：留白则理脾健胃，去白则消痰止嗽。后人习以为法，每用橘红治虚劳咳嗽。夫咳嗽非只肺病，有肝气上逆而咳嗽者，有胃气壅滞而咳嗽者，有肾气奔迫而咳嗽者，有心火上炎而咳嗽者，有皮毛闭拒而咳嗽者，有脾肺不和而咳嗽者。《经》云：五脏六腑皆令人咳，非独肺也。橘皮里有筋膜，外黄内白，其味先甘后辛，其性从络脉而外达于肌肉、毛孔，以之治咳，有从内达外之义。若去其白，其味但辛，只行皮毛，风寒咳嗽似乎相宜，虚劳不足，益辛散矣。后人袭方书糟粕，不穷物性本原，无怪以讹传讹，而莫之止。须知雷敩乃宋人，非黄帝时雷公也。业医者当以上古方制为准绳，如《金匮要略》用橘皮汤治干呕哕，义可知矣。《日华子》谓：橘瓤上筋膜，治口渴吐酒，煎汤饮甚效。以其能行胸中之饮而行于皮肤也。夫橘皮从内达外，凡汗多里虚，阳气外浮者，宜禁用之。

本草备要

【原文摘录】 陈皮　批能燥能宣，有补有泻，可升可降辛能散，苦能燥、能泻，温能补、能和。同补药则补，泻药则泻，升药则升，降药则降。为脾、肺气分之药脾为气母，肺为气龠。凡补药涩药，必佐陈皮以利气。调中快膈，导滞消痰大法治痰，以健脾顺气为主。洁古曰：陈皮、枳壳利其气，而痰自下，利水破癥，宣通五脏，统治百病，皆取其理气燥湿之功人身以气为主，气顺湿除，则百病散。《金匮》云：能解鱼毒、食毒。多服久服，损人元气。入补养药则留白，入下气消痰药则去白《圣济》云：不去白，反生痰。去白名橘红，兼能除寒发表皮能发散皮肤。核治疝痛，叶散乳痈皆能入厥阴，行肝气，消肿散毒。腰肾冷痛，橘核炒酒服良。《十剂》曰：宣可去壅，生姜、橘皮之属是也。《泊宅编》曰：莫强中，食已辄胸满不下，百治不效。偶家人合橘皮汤，尝之似有味，连日饮之。一日坐厅事，觉胸中有物坠下，目瞪汗濡，大惊扶归，腹疼痛，下数块如铁弹，臭不可闻，自此胸次廓然。盖脾之冷积也。半年服药不知，功乃在橘皮。方用橘红一斤，甘草、盐各四两，煮干点服，名二贤散。蒸饼丸，名润下丸。治痰特有验。世医惟知半夏、南星、枳壳、茯苓之属，何足语此哉！丹溪曰：治痰，利药过多则脾虚，痰易生而反多。又曰：胃气亦赖痰以养，不可攻尽，攻尽则虚而愈剧。广中陈久者良，故名陈皮陈则烈气消，无燥散之患。半夏亦然，故同用名二陈汤。治痰咳，童便浸晒；治痰积，姜汁炒；治下焦，盐水炒。去核、皮，炒用。

本草易读

【原文摘录】 橘皮　色红陈久者佳。去白为橘红。去白消痰，留白和中。苦、辛，温，无毒。化痰治嗽，顺气理中，调脾快膈，止呕降冲，利水消谷，通淋润肠。疗霍乱吐泻，除嘈杂吐青，破癥瘕痃癖，解鱼腥肉腐。入食料最宜，杀寸白亦良。橘皮细纹红色，皮薄而多筋，其味苦辛。若纹粗色黄皮厚，内多白膜无筋，味甘辛者，柑皮也。纹极粗色黄，内多膜无筋，皮极厚，味甘多辛少者，柚皮也。今天下多以柑皮杂之，柑皮犹可，柚皮则悬绝矣。去净内白名橘红，专于消痰下气。生江南，十月采。嘈杂吐水，真橘皮为末，五更安五分掌内，以舌舐之，即睡，三日必效验方第一。霍乱吐泻，但有一点胃气存者，服之再生。真橘皮五钱，真藿香五钱，时时煎服第二。反胃吐食，真橘红，西壁土炒，同姜、枣煎服第三。卒然噎食，炒末煎服第四。痰膈气胀，水煎服第五。积年气嗽，同神曲、生姜蒸饼丸服第六。脚气冲心，心下结硬，佐杏仁蜜丸服第七。老人气秘，同上第八。风痰麻木，湿痰死血为患也。橘红一斤，水煎烂，去渣再煎，顿服取吐第九。润下丸橘皮半斤，盐水淹过煮干炙草二两蒸丸豆大，每百丸。治痰停胸膈，咳唾稠粘诸方第一。宽中丸陈皮四两、白术二两，酒丸服。治胀满壅塞不通第二。二贤散橘红一斤，陈皮亦可、甘草四两、食盐五钱，水煮烂，晒干为末，白汤下。治积块，进饮食。有块加姜黄，气滞加香附，噤口加莲肉第三。

本经逢原

【原文摘录】 橘皮　苦、辛，温，无毒。产粤东新会，陈久者良。阴虚干咳，蜜水制用。妇人乳房壅癖,醋拌炒用。《本经》主胸中痰热逆气,利水谷,久服去口臭,下气通神。发明橘禀东南阳气而生,故以闽粤者最胜。其逾淮而北则变为枳,此地气使然,与人之乡音习俗无异。橘之文采焕发于外,故其功用都在于皮,专行脾、肺二经气分。《本经》主治胸中痰热逆气,为消痰运食之要药。留白则补脾胃,去白则理肺气。同人参、白术则补脾胃,同人参、甘草则补肺,独用则泻肺损脾。其治百病,总是取其理气燥湿之功。同补药则补,同泻药则泻,同升药则升,同降药则降。脾乃元气之母,肺乃摄气之龠,故为二经气分药,但随所配而补泻升降也。同生姜则止呕,同半夏则豁痰,同杏仁治大肠气秘,同桃仁治大肠血秘,皆取其通滞也。橘红专主肺寒咳嗽多痰,虚损方多用之。然久嗽气泄又非所宜。按:橘皮下气消痰,其瓤生痰聚饮,一物而性之殊异如此。

本草从新

【原文摘录】 橘皮宣,理气调中,泻,燥湿,消痰 辛能散,温能和,苦能燥能泻,为脾、肺气分之药脾为气母,肺为气籥。凡用补药涩药,有宜佐陈皮以利者。调中快膈,导滞消痰大法治痰,以健脾顺气为主。洁古曰:陈皮枳壳,利其气而痰自下,定呕止嗽,利水破癥,宣通五脏,统治百病,皆取其理气燥湿之功。入和中药,则留白;入疏通药,则去白。去白名橘红,兼能除寒发表皮能发散皮肤。气虽中和,亦损真元,无滞勿用。广产为胜,皮厚不脆,有猪棕纹福建产者,名建皮,力薄。浙江衢州出者,名衢皮,更恶劣矣。陈久者良,故又名陈皮陈则烈气消,无燥散之患。半夏亦然,故同用,名二陈汤。治痰咳,童便浸晒;治痰积,姜汁炒;入下焦,盐水炒化州陈皮,消痰甚灵。然消伐太峻,不宜轻用。况此物真者绝少,无非柚皮而已。

得配本草

【原文摘录】 橘皮 橘皮即黄橘皮,一名红皮,年久者曰陈皮。产广中者曰广皮,尤良。辛、苦,温,入手、足太阴经气分。导滞消痰,调中快膈,运胃气,利水谷,止呕逆,通五淋,除膀胱留热,去寸白虫蛊,解鱼腥毒。得川连、猪胆,治小儿疳瘦;得麝香,治乳痈研末酒下;配干姜,治寒呃;配竹茹,治热呃;配白术,补脾;配人参,补肺;配花粉,治咳嗽;配炙甘草、盐,治痰气;配藿香,治霍乱;配槟榔,治气胀;佐桃仁,治大肠血秘;佐杏仁,治大肠气秘;合生姜、半夏,治呕哕厥冷。去白名橘红,消痰下气,发表邪,理肺经血分之郁;留白和中气,理脾胃气分之滞。治痰,姜汁炒;下气,童便炒;理下焦,盐水炒;虚人气滞,生甘草、乌梅汁煮炒。汗家、血家、痘疹灌浆时,俱禁用。

本草求真

【原文摘录】 橘皮山果[批]宣肺气,燥脾湿 橘皮专入脾、肺,兼入大肠味辛而温,治虽专主脾肺时珍曰:脾乃元气之母,肺乃摄气之龠,故橘皮为二经气分药,调中快膈,导痰消滞,利水破癥,宣五脏,理气燥湿。汪昂曰:大法治痰以健脾顺气为主。洁古曰:陈皮、枳壳利其气而痰自下。然同补剂则补,同泻剂则泻,同升剂则升,同降剂则降,各随所配而得其宜凡补药涩药,必佐陈皮以利气。且同生姜,则能止呕;十剂篇云:宣可去壅,生姜、橘皮之属是也,同半夏则豁痰;同杏仁则治大肠气闭;同桃仁则治大肠血闭。至其利气,虽有类于青皮,但此气味辛温,则入脾肺而宣壅,不如青皮专入肝疏泄,而无入脾燥湿,入肺理气之故也诸湿皆属于脾,诸气皆属于肺。然多服亦能损气胃气亦赖痰养,不可用此尽攻。用补留白,下气消痰除白出《圣济》,即书所名橘红今人有以色红形小如枳实者代充,其破气实甚,然亦寓有发表之意以皮治皮意。核[批]橘核治疝痛偏坠凡核多入肾,而橘核尤入囊核,亦物类相感意。时珍曰:橘核入足厥阴肝,与青皮同功,故治腰痛溃疝痛,及内溃卵肿偏坠,或硬如石,或肿至溃,有极核丸。用之有效。叶[批]橘叶散痛肿莫强中为丰城令时得疾,反食已,辄胸满不下,百方不效,偶佳人合橘红汤,因取尝之,似相宜,连日饮之,一日,忽觉胸中有物坠下,大惊目瞪,自汗如雨。须臾腹痛,下数块如铁弹子,臭不可闻,自此胸次廓然。其疾顿愈,盖脾之冷积也。其方用橘皮去穰一斤,甘草、盐花各四两,为末,煮干点服,名二肾散,丹溪变为润下丸,用治痰气有效。惟气实人服之相宜,气不足者,不宜用之也。取广陈久者良陈则烈气消散,故名陈皮。与半夏同用,名为二陈。治火痰童便制,寒痰姜汁制,治下焦盐水制。核去皮,炒用。

本草害利

【原文摘录】 橘皮 修治,广东新会皮为胜,陈久者良,故名陈皮。福建产者名建皮,力薄。浙江衢州出者名衢皮,更次矣。去白名橘红,痰嗽童便浸晒,痰积姜汁拌,入下焦盐水炒济,和蜜炙。去红曰橘白,疏通滞气,盐水炒用。化州陈皮,消痰甚灵,真者绝少,无非柚皮而已。橘皮下气行痰,橘肉生痰聚气,一物也,而相反如此。橘皮纹细色红而薄,内多筋络,其味苦辛。柑皮纹粗色黄而厚,内多白膜,其味辛甘。柚皮最厚而虚,纹更粗色黄,内多膜无筋,其味甘多辛少。但以此别之,则不差矣。柑皮犹可用,柚皮则悬绝矣。

本草撮要

【原文摘录】 橘皮 味苦、辛,入足阳明、太阴经,功专利气止呕。得白术补脾,得甘草补肺,得杏仁治大肠气闭亦治脚气冲心,得桃仁治大肠血闭,得生姜治呕哕厥冷,得神曲、生姜治经年气嗽,得麝香治妇人乳痈,得半夏治湿痰。童便浸治痰咳,姜汁炒治痰积寒痰,盐水炒入下焦,蜜炙入中焦。

三、小结

(一) 不同炮制方法
1. **净制** 《雷公炮炙论》"须去白膜一重,细锉",《扁鹊心书》《丹溪心法》《本草汇言》"去白",《本草品汇精要》"去瓤,细锉用"。
2. **火制** 《外台秘要》载治疗妊娠恶食,陈皮"炙令黄焦,香气出",《太平惠民和剂局方》"或急用,焙干",《丹溪心法》载化气汤治一切气逆,陈皮用"炒",《本草纲目》"胸中热气,用橘皮,微熬,为末"。
3. **水火共制** 《备急千金要方》载"汤浸去白瓤,焙或微炒",《太平惠民和剂局方》"汤浸,磨去瓤,曝干,麸炒",《本草纲目》"猝然食噎,橘皮,汤浸去瓤,焙为末"。
4. **不同辅料制** 童便、黑豆、盐、日照西壁土、生姜。《圣济总录》"以童子小便浸一日,去白,用炭火半秤,烧地令赤,以酒一升,洒于热地上,将橘皮铺在地上,着盆合一复时",《传信适用方》"黑豆煮",《本草纲目》"去白者,以白汤入盐洗润透,刮去筋膜,晒干用。亦有煮焙者,各随本方""润下丸,陈橘皮,入砂锅内,下盐,化水淹过,煮干""反胃吐食,真橘皮,以日照西壁土炒香,为末""大肠秘塞,陈皮连白,酒煮,焙,研末",《本草汇言》续补集方中载"用陈橘皮八两,汤泡洗净,食盐五钱,水五碗,同煮干,晒燥""治脾寒诸疟,不拘老少孕妇,用陈橘皮三两,生姜自然汁浸透,再用水二碗,煮干晒燥研末",《本草易读》载"反胃吐食,真橘红,西壁土炒"。

(二) 炮制理论
1. **留白和去白** 在炮制应用上,橘皮有去白(内果皮)与留白之别,梁陶弘景则谓橘柚"其肉味甘酸,食之多痰,恐非益也",不主张果肉入药,而药用"是说其皮功矣"。古方中也能看到橘皮留白和去白的记载,《太平惠民和剂局方》所载得气和治痰饮方中,多有陈皮(橘皮)要求去白,而治久虚积冷的方则不要求去白,是根据处方治疗不同病证所产生的炮制方法。

《本草纲目》载"凡橘皮,入和中理胃药则留白,入下气消痰药则去白,其说出于《圣济经》""留白则补脾胃,去白则理肺气",《医宗粹言》载"药性纂:陈皮留白和中调胃,去白降气消痰"。

2. 不同辅料的机制 《本草备要》《本草从新》《本草求真》载"治痰咳,童便浸晒;治痰积,姜汁炒;治下焦,盐水炒",《本草逢原》载"橘皮,阴虚干咳,蜜水制用;妇人乳房壅癖,醋拌炒用",《得配本草》载"去白名橘红,消痰下气,发表邪,理肺经血分之郁;留白和中气,理脾胃气分之滞。治痰,姜汁炒;下气,童便炒;理下焦,盐水炒;虚人气滞,生甘草、乌梅汁煮炒",《本草害利》载"去白名橘红,痰嗽,童便浸晒,痰积,姜汁拌,入下焦,盐水炒济,和蜜炙。去红曰橘白,疏通滞气,盐水炒用",《本草撮要》载"童便浸,治痰咳,姜汁炒,治痰积寒痰。盐水炒,入下焦,蜜炙,入中焦"。

杜 仲

杜仲为杜仲科植物杜仲 *Eucommia ulmoides* Oliver 的干燥树皮。4—6 月剥取,刮去粗皮,堆置"发汗"至内皮呈紫褐色,晒干。

一、概述

杜仲首载于《神农本草经》。《药典》载杜仲味甘,温。具有补肝肾,强筋骨,安胎的功效。用于肝肾不足,腰膝酸痛,筋骨无力,头晕目眩,妊娠漏血,胎动不安等症。

历代应用均强调炮制后入药,杜仲炮制的意图,去外皮是去除质次无味的木栓层部分,使药材纯净,选取质量好的药用部位。炙、炒是为了"断丝",有利于调配、煎煮和粉碎。

二、炮制研究

雷公炮炙论

【原文摘录】 杜仲 凡使,先须削去粗皮,用酥、蜜和作一处,炙之尽为度;炙干了,细锉用。凡修事一斤,酥二两,蜜三两,二味相和,令一处用也。

本草经集注

【原文摘录】 杜仲 味辛甘,平温,无毒。主治腰脊痛,补中,益精气,坚筋骨,强志,除阴下痒湿,小便余沥。脚中酸疼痛,不欲践地。久服轻身,耐老。一名思仙,一名思仲,一名木棉。生上虞山谷又上党及汉中。二月、五月、六月、九月采皮,阴干。畏蛇蜕皮、玄参。上虞在豫州,虞、号之虞,非会稽上虞县也。今用出建平、宜都者,状如厚朴,折之多白丝为佳。用之薄削去上甲皮横理,切令丝断也。

新修本草

【原文摘录】 杜仲 味辛、甘,平、温,无毒。主腰脊痛,补中,益精气,坚筋骨,强志,除阴下痒湿,小便余沥,脚中酸疼痛不欲践地。久服轻身能老。一名思仙,一名思仲,一名木棉。生上虞山谷又上党及汉中。二月、五月、六月、九月采皮,阴干。畏蛇蜕皮、玄参。上虞在豫州,虞、虢之虞,非会稽上虞县也。今用出建平、宜都者,状如厚朴,折之多白丝为佳。用之薄削去上甲皮横理,切令丝断也。

千金翼方

【原文摘录】 羊肉杜仲汤 治产后腰痛咳嗽方。

羊肉四斤 杜仲炙 紫菀 桂心 当归 白术各三两 细辛 五味子 款冬花 厚朴炙 附子炮,去皮 草薢 人参 芎䓖 黄芪 甘草炙 各二两 生姜八两,切 大枣三十枚,擘

上一十八味,㕮咀,以水二斗煮肉取一斗,去肉,纳药,煎取三升,分温三服。

太平圣惠方

【原文摘录】 补心益智,强记助神,令身体光润,人参丸方。

人参一两,去芦头 赤石脂一两 杜仲一两,去粗皮,炙令微黄,锉 远志一两,去心 黄芪三分,锉 白茯苓二分 菖蒲一两 桂心三分 柏子仁三分

上件药,捣罗为末,炼蜜和捣一二百杵,丸如梧桐子大。食前,以温粥下二十丸。

【原文摘录】 治虚劳羸瘦,五脏气乏,腰脚痛不能行,阴痿,小便余沥,宜服杜仲散方。

杜仲一两半,去粗皮,微炙,锉 蛇床子三分 五味子半两 熟干地黄一两 桂心三分 巴戟一两 菟丝子一两半,酒浸三宿,曝干,别捣为末 牛膝一两,去苗 肉苁蓉二两,酒浸一宿,刮去皱皮,炙干 鹿茸一两,去毛,涂酥,炙微黄 车前子一两 石龙芮二一两

上件药,捣细罗为散。每服食前以温酒调下二钱。

【原文摘录】 石斛酒,主补虚劳,益气力,除腰脚痹弱,利关节,坚筋骨,及头面游风方。

石斛四两,去根 黄芪二两 丹参二两 杜仲去粗皮 牛膝去苗 人参去芦头 五味子 白茯苓 山茱萸 薯蓣 草薢 防风去芦头 生姜以上各二两 枸杞子三两 天门冬三两去心 细辛 薏苡仁三两

上都细锉,以生绢袋盛,用酒五斗,于瓷瓮中浸之,七日开。初温服三合,日再服,渐加至一盏为度。

证类本草

【原文摘录】 味辛、甘,平、温,无毒。主腰脊痛,补中益精气,坚筋骨,强志,除阴下痒湿,小便余沥,脚中酸疼不欲践地。久服轻身耐老。一名思仙,一名思仲,一名木棉。生上虞山谷及上党、汉中。二月、五月、六月、九月采皮。恶蛇蜕皮、玄参。陶隐居云:上虞在豫州,虞、虢之虞,非会稽上虞县也。今用出建平、宜都者。状如厚朴,折之多白丝为佳。用之,薄削去上皮,横理切令丝断也。臣禹锡等谨按蜀本《图经》云:生深山大谷。树高数丈,叶似辛夷。折其皮多白绵者好。今所在大山皆有。《药性论》云:杜仲,味苦。能治肾冷,臀(公对切)腰痛也。腰病人虚而身强直,风也。腰不利,加而用之。《日华子》云:暖,治肾劳腰脊挛,入药炙用。《图经》曰:杜仲,生上虞山谷及上党、汉中,今出商州、成州、峡州近处大山中亦有之。木高数丈,叶如辛夷,亦类柘,其皮类厚朴,折之内有白丝相连。二月、五月、六月、九月采皮用。江南人谓之檰。初生叶嫩时采食。主风毒脚气及久积风冷,肠痔下血亦宜。干末汤服。谓之檰芽。花、实苦涩,亦堪入药。木作屐。亦主益脚。《箧中方》主腰痛补肾汤:杜仲一大斤,五味子半大升,二物切,分十四剂,每夜取一剂,以水一大升,浸至五更,煎三分减一,滤served汁,以羊肾三四枚切下之,再煮三五沸,如作羹法。空腹顿服,用盐、酢和之亦得。此亦见崔元亮《海上方》,但崔方不用五味子耳。雷公云:凡使,先须削去粗皮,用酥蜜和作一两炙之尽为度,炙干了细锉用。凡修事一斤,酥二两,蜜三两,二味相和,令一处用也。《圣惠方》:治卒患腰脚痛,补肾。杜仲一两,去粗皮,炙微黄锉,以水二大盏,煎至一盏去滓,用羊肾二对,细切去脂膜,入药中煮,次入薤白七茎、盐、花椒、姜、醋等如作羹吃。空腹食之。《肘后方》:腰背痛。杜仲一斤,切,酒二升,渍十日。服三合。《胜金方》:治妇人胎脏不安,并产后诸疾,宜服杜仲丸,瓦上干,于木臼中捣为末,煮枣为丸,如弹子大。每服一丸,烂嚼以糯米饮下。

普济本事方

【原文摘录】 治药制度惣例：杜仲　去皮锉如豆，炒令黑。

扁鹊心书

【原文摘录】 换骨散　治癫风，面上黑肿，肌肉顽麻，手足疼痛，遍身生疮。先灸五脏俞穴，后服此药。

乌蛇去头尾，酒煮，取肉　白花蛇同上制法　石菖蒲　荆芥穗　蔓荆子　天麻酒炒　胡首乌小黑豆拌，蒸、晒　白杨树皮炒。各二两　甘草炒　地骨皮酒炒　枳壳麸炒　杜仲盐水炒　当归酒炒　川芎酒炒　牛膝盐水炒。各一两

共为末，每服二钱，酒下。

太平惠民和剂局方

【原文摘录】 杜仲　凡使，先去上粗皮令净，以生姜汁涂，炙令香熟，令无丝为度。或只锉碎，以姜汁拌炒，令丝绝亦得。

严氏济生方

【原文摘录】 肾丸　治肾劳虚寒，面肿垢黑，腰脊痛，不能久立，屈伸不利，梦寐惊悸，上气，小腹急，痛引腰脊，四肢苦寒，小便白浊。

熟地黄酒蒸，焙　杜仲去皮，锉，炒丝断　石斛去根　菟丝子淘净，酒浸，焙干别研　黄芪去芦　川续断酒浸　桂心不见火　磁石煅，醋淬　川牛膝去芦，酒浸　沉香别研　五加皮洗　山药锉，炒。各一两

上为细末，雄羊肾两对，以葱、椒、酒煮烂，再入少酒，和药为丸，如桐子大。每服七十丸，空心盐汤下。

普济方

【原文摘录】 润膈丸。

葶苈二两炒　人参去芦　远志去心　防风　白茯苓去皮　防己　贝母炒　阿胶砂　五味子　熟地黄洗　杏仁汤去皮尖　山药各一两　丹参　麦门冬　杜仲去皮，锉，炒令黑　柏子仁　甘草　百部各半两

上为末，炼蜜为丸，如弹子大，瓷器收，勿泄气。每服一丸，水一盏，研化，煎六分，食后、临卧温服，每日二升二次。

本草品汇精要

【原文摘录】 木之木：杜仲无毒　植生。

杜仲出《神农本经》主腰脊痛，补中，益精气，坚筋骨，强志，除阴下痒湿，小便余沥。久服轻身，耐老以上朱字《神农本经》。脚中酸疼，不欲践地以上黑字《名医》所录。名思仲、木棉、思仙、棉芽。苗《图经》曰：木高数丈，叶颇似辛夷，圆而有尖，亦似柘叶。其皮全类厚朴，但折之其中有丝，光亮如绵，相连不断。虽锉碎，其丝尚存，须经火炒方尽，故入药必以炒断丝为度。南人谓之棉者，此也。初生嫩时采之可食，其实亦入药用，但苦涩不堪食。木可作屐，其性亦能益脚也。地《图经》曰：生上虞山谷及上党、汉中，今出商州、成州、峡州，近处大山中亦有之。道地：建平、宜都者佳。

时生：春生叶。采：二月、五月、六月、九月取皮。收晒干。用皮。质类厚朴，内有白丝。色紫。味辛、甘。性平、温。气气之厚者，阳也。臭朽。主益精气，坚筋骨。反恶蛇蜕皮、玄参。制雷公云：凡使，先须削去粗皮横理，切令丝断，用酥蜜炙之，细锉用。凡修事杜仲一斤，酥二两、蜜三两，二味相和，令一处用也。或盐炒、酒炒入药。治疗：《图经》曰：初生嫩叶可食，去风毒，脚气及久积风冷，肠痔下血，亦宜干末作汤。《药性论》云：除肾冷，臀腰痛也，腰病人虚而身强直，风也。腰不利，加而用之。《日华子》云：能治肾劳腰脊挛，入药炙用。洁古云：壮筋骨，脚弱无力以行。合治一两去粗皮，炙微黄，锉碎，以水二盏，煎至一盏，去滓，合羊肾二对，细切，去脂膜，入药中煮，次入薤白七茎、盐、花椒、姜、醋等作羹，空腹食之，疗卒患腰脚疼痛，补肾气。一斤合酒二斤，渍十日，服三合，治腰背痛。以杜仲瓦上焙干，于木臼中捣为末，煮枣为丸，如弹子大，每服一丸，烂嚼，以糯米饮下，治妇人胎脏不安并产后诸疾。

妇人大全良方

【原文摘录】 三痹汤　治血气凝滞，手足拘挛，风痹、气痹等疾皆疗。

川续断　杜仲去皮切，姜汁炒　防风　桂心　华阴细辛　人参　白茯苓　当归　白芍药　甘草各一两　秦艽　生地黄　川芎　川独活各半两　黄芪　川牛膝各一两

上咬咀为末。每服五钱，水二盏，姜三片，枣一枚，煎至一盏，去渣热服，无时候，但腹稍空服。有人病左臂不随，后已痊平，而手指不便，无力，试诸药不验，服此药才半即安。

本草蒙筌

【原文摘录】 杜仲　味辛、甘，气平、温。气味俱薄，降也，阳也。无毒。汉中属四川产者第一，脂厚润者为良。刮净粗皮，咀成薄片，姜汁润透，连炒去丝。凡为丸散煎汤，最恶玄参蛇蜕。补中强志，益肾添精。腰痛不能屈者神功，足疼不能践者立效。除阴囊湿痒，止小水梦遗。

本草纲目

【原文摘录】 杜仲《本经》上品　[释名]思仲《别录》、思仙《本经》、木棉《吴普》、檰时珍曰：昔有杜仲服此得道，因以名之。思仲、思仙，皆由此义。其皮中有银丝如绵，故曰木棉。其子名逐折，与厚朴子同名。[集解]《别录》曰：杜仲生上虞山谷及上党、汉中。二月、五月、六月、九月采皮。弘景曰：上虞在豫州，虞、虢之虞，非会稽上虞县也。今用出建平、宜都者。状如厚朴，折之多白丝者为佳。保昇曰：生深山大谷，所在有之。树高数丈，叶似辛夷。颂曰：今出商州、成州、峡州近处大山中。叶亦类柘，其皮折之白丝相连。江南谓之檰。初生嫩叶可食，谓之檰芽。花、实苦涩，亦堪入药。木可作屐，益脚。皮[修治]敩曰：凡使削去粗皮。每一斤，用酥一两、蜜三两，和涂火炙，以尽为度。细锉用。[气味]辛，平，无毒《别录》曰：甘，温。权曰：苦，暖。元素曰：性温，味辛、甘。气味俱薄，沉而降，阴也。杲曰：阳也，降也。好古曰：肝经气分药也。之才曰：恶玄参、蛇蜕皮。[主治]腰膝痛，补中益精气，坚筋骨，强志，除阴下痒湿，小便余沥。久服，轻身耐老《本经》。脚中酸疼，不欲践地《别录》。治肾劳，腰脊挛大明。肾冷，臀腰痛。人虚而身强直，风也。腰不利，加而用之甄权。能使筋骨相着李杲。润肝燥，补肝经风虚好古。[发明]时珍曰：杜仲古方只知滋肾，惟王好古言是肝经气分药，润肝燥，补肝虚，发昔人所未发也。盖肝主筋，肾主骨，肾充则骨强，肝充则筋健。屈伸利用，皆属于筋。杜仲色紫而润，味甘微辛，其气温平。甘温能补，微辛能润。故能入肝而补肾，子能令母实也。按：庞元英《谈薮》：一少年新娶，后得脚软病，且疼甚，医作脚气治不效。路钤孙琳诊之，用杜仲一味，寸断片拆，每以一两，用半酒、半水一大盏煎服。三日能行，又三日痊愈。琳曰：此乃肾虚，非脚气也。杜仲能治腰膝痛，以酒行之，则为效容易矣。

[附方]肾虚腰痛：崔元亮《海上集验方》，用杜仲去皮，炙黄，一大斤，分作十剂。每夜取一剂，以水一大升，浸至五更，煎三分减一，取汁，以羊肾三四枚切下，再煮三五沸，如作羹法，和以椒、盐，空腹顿服。《圣惠方》，入薤白七茎。箧中方，加五味子半斤。

风冷伤肾,腰背虚痛:杜仲一斤,切,炒,酒二升,渍十日,日服三合。此陶隐居得效方也。《三因方》,为末,每旦以温酒服二钱。

病后虚汗,及目中流汁:杜仲、牡蛎等分,为末。卧时水服五匕,不止更服。(《肘后方》)

频惯堕胎,或三四月即堕者:于两月前,以杜仲八两糯米煎汤浸透,炒去丝,续断二两酒浸焙干为末,以山药五六两,为末作糊,丸梧子大。每服五十丸,空心米饮下。《肘后方》:用杜仲焙研,枣肉为丸。糯米饮下。(杨起《简便方》)

产后诸疾,及胎脏不安:杜仲去皮,瓦上焙干,木臼捣末,煮枣肉和,丸弹子大。每服一丸,糯米饮下,日二服。(《胜金方》)

本草汇言

【原文摘录】 杜仲 味辛、甘,气平,无毒。气味俱薄,沉而降,阳中阴也。入足少阴,兼入足厥阴经,乃肝经气分之药。《别录》曰:杜仲,生上虞山谷,及上党、汉中。上虞在豫州,虞虢之虞,非会稽之上虞也。今出建平、宜都,而韩氏、苏氏又言出商州、成州、峡州诸山大谷中。树高数丈,叶似辛夷,又类柘叶。嫩叶初生可食,谓之棉芽花。木皮状似厚朴,折之白丝相连。江南亦呼曰棉花。实皆苦涩,亦堪入药。木又可作履,以益脚也。雷氏曰:修治,削去粗皮,每一斤,用蜜四两和涂,火炙黄,以透为度。

【原文摘录】 集方。

治肝肾两虚,筋骨不相荣养,以致腰脊酸疼,足膝无力,将成痿蹶者。用川杜仲八两,切片,盐酒浸一日,晒干炒焦,以牛膝、枸杞子、川续断、山萸肉、菟丝子、玉竹、黄柏、当归身,俱酒洗炒,各四两,怀熟地酒煮烂,捣膏,为丸梧桐子大。每早服五钱,白汤下。

包氏方治小便余沥,阴下湿痒。用川杜仲四两,小茴香二两,俱盐、酒浸炒,车前子一两五钱,山茱萸肉三两,俱炒,共为末,炼蜜丸梧桐子大。每早服五钱,白汤下。

杨氏《简便方》治频年堕胎。用川杜仲、川续断各五两,切片,盐酒浸一宿,炒燥为末,炼蜜丸梧桐子大。每早服五钱,人参汤下。

《胜金方》治产后诸疾及胎藏不安。用川杜仲四两,盐、酒、醋总和浸一日,炒,磨为末,红枣煮烂,去皮核,取肉为丸,捣匀,丸如梧桐子大。每早服五钱,人参汤下。

雷公炮制药性解

【原文摘录】 杜仲 味辛甘,性温,无毒,入肾经。主阴下湿痒,小便余沥,强志,壮筋骨,滋肾止腰痛。去粗皮,酥蜜炙去丝用,恶蛇蜕、玄参。

按:杜仲降而属阳,宜职肾家之证。然精血燥者,不宜多用。

雷公云:凡使先须削去粗皮,用酥蜜和作一两炙之,以尽为度。炙干了,细锉用,凡修事一斤,酥一两,蜜三两,二味相和合处用也。

炮炙大法

【原文摘录】 杜仲 极厚者良,削去粗皮,每一斤用酥一两,蜜三两,和涂火炙,以尽为度。一法用酒炒断丝,以渐取屑方不焦。恶玄参、蛇蜕皮。

本草乘雅半偈

【原文摘录】 杜仲《本经》上品 [气味]辛平,无毒。[主治]主腰膝痛,补中,益精气,坚筋骨,强志,除阴下痒湿,小便余沥。久服轻身,耐老。[覈]曰:出上虞山谷,及上党、汉中。上虞在豫州,虞、虢之虞,非会稽上虞县也。今出建平、宜都,及商州、成州、峡州,诸山大谷中亦有之。树高数丈,叶似辛夷,又类柘叶。初生嫩叶可食,谓之棉芽。木皮状似厚朴,拆之白丝相连,江南单呼曰棉。花、实皆苦涩,亦堪入药。木可作履,以益脚也。修治,削去粗皮,每十六两,用酥一两,蜜三两,和涂火炙,以尽为度,锉细用。先人云:杜仲,从土从中,其色褐,为土克水象,肾之用药也。腰本肾府,湿土为害,必侵肾水,而腰先受之,据名据色,可以疗也。若象形,能使筋骨相着,又一义矣。

本草择要纲目

【原文摘录】　杜仲　凡用削去粗皮,用酥油和蜜涂炙,细锉用。[气味]辛,平,无毒,沉而降,阴也。[主治]腰膝痛,益精气,坚筋骨,除阴下痒湿,小便余沥,脚心酸痛,不欲践地。润肝燥,补肝经风虚。盖肝主筋,肾主骨。肾充则骨强,肝充则筋健。屈伸利用,皆属于筋。杜仲色紫而润,味甘微辛。甘温则能补,微辛则能润。故能入肝而补肾,子能令母实也。恶玄参。

本草备要

【原文摘录】　杜仲　批补腰膝甘温能补,微辛能润。色紫入肝经气分。润肝燥,补肝虚。子能令母实,故兼补肾。肝充则筋健,肾充则骨强,能使筋骨相著皮中有丝,有筋骨相著之象。治腰膝酸痛《经》曰:腰者肾之府,转移不能,肾将惫矣;膝者筋之府,屈伸不能,筋将惫矣。一少年新娶,得脚软病,且痛甚,作脚气治,不效。孙林曰:此肾虚也。用杜仲一两,半酒半水煎服,六日痊愈。按:腰痛不已者,属肾虚;痛有定处,属死血;往来走痛,属痰;腰冷身重、遇寒即发,属寒湿;或痛或止,属湿热;而其原多本于肾虚,以腰者肾之府也,阴下湿痒,小便余沥,胎漏怀孕沥血,胎坠惯坠胎者,受孕一两月,用杜仲八两,糯米煎汤浸透,炒断丝,续断二两,酒浸,山药六两,为糊丸,或枣肉为丸,米饮下。二药大补肾气,托住胎元,则胎不坠。出汉中。厚润者良。去粗锉,或酥炙、酒炙、蜜炙,盐酒炒、姜汁炒,断丝用。恶黑参。

本草易读

【原文摘录】　杜仲　盐水炒去丝用。恶元参、蛇皮。甘,温,辛,平,无毒。补中益精,坚筋润肝。除腰膝痛重,疗阴下湿痒,小便之余沥,脚中之酸痛。生上虞山谷及上党、汉中。二、五、六、九月采皮。商州、成州、峡州大山中亦有之。木高数丈,叶似辛夷,其皮折之有白丝相连。川产者良。

本经逢原

【原文摘录】　杜仲　辛、甘,温,无毒。盐酒炒断丝用。《本经》主腰脊痛,补中益精气,坚筋骨强志,除阴下痒湿,小有余沥。发明杜仲,古方但知补肾,而《本经》主腰脊痛,补中益精气等病,是补火以生土也。王好古言是肝经气分药。盖肝主筋,肾主骨,肾充则骨强,肝充则筋健。屈伸利用皆属于筋,故入肝而补肾,子能令母实也。但肾虚火炽,梦泄遗精而痛者勿用,以其辛温引领虚阳下走也。

修事指南

【原文摘录】　制杜仲　雷敩曰:凡使杜仲,须削去粗皮,每一觔①用酥一两,蜜三两,和涂火炙,

①　觔(jīn):斤。

以尽为度,细锉用。有用盐水炒者。

本草经解

【原文摘录】 杜仲 气平,味辛,无毒。主腰膝痛,补中益精气,坚筋骨强志,除阴下痒湿、小便余沥,久服轻身耐老。盐水炒杜仲气平,禀天秋降之金气。味辛无毒,得地润泽之金味,专入手太阴肺经。气味升多于降,阴也。腰者,肾之府,膝者肾所主也。杜仲辛平益肺,肺金生肾水,所以腰膝痛自止也。中者,阴之守也。辛平益肺,肺乃津液之化源,所以阴足而补中也。初生之水谓之精,天一之水也。杜仲入肺,肺主气而生水,所以益精气。精气益则肝有血以养筋,肾有髓以填骨,所以筋骨坚也。肺主气,辛平益肺,则气刚大,所以志强。阴下者即篡间,任脉别络也。痒湿者,湿也。杜仲辛平润肺,则水道通而湿行也。小便气化乃出,有余沥气不收摄也。杜仲益肺气,气固则能摄精也。久服辛平益气,气充则身轻。辛润滋血,血旺则耐老也。盐水炒则入肾,醋炒则入肝,以类从也。制方:杜仲同续断、砂仁,治胎前杂症。同续断、山药糊丸,治频堕胎。专一味酒炒丸,治腰背痛。

本草从新

【原文摘录】 杜仲补腰膝 甘温能补,微辛能润。色紫入肝经气分,润肝燥,补肝虚。子能令母实,故兼补肾。肝充则筋健,肾充则骨强,能使筋骨相著皮中有丝,有筋骨相著之象。治腰膝酸痛《经》曰:腰者肾之府,转移不能,肾将惫矣。膝者筋之府,屈伸不能,筋将惫矣。一少年新娶,得脚软病,且痛甚,作脚气治,不效。孙琳曰:此肾虚也。用杜仲一两,半酒半水煎服,六日痊愈。按腰痛不已者,属肝虚;痛有定处,属死血;往来走痛,属痰积;腰冷身重,遇寒即发,属寒湿;或痛或止,属湿热。而其原无不有关于肾,以腰者肾之府也,阴下湿痒,小便余沥,胎漏怀孕沥血,胎堕惯堕胎者,受孕一两月,以杜仲八两,糯米煎汤浸透,炒断丝,续断二两酒浸,山药六两糊丸,或枣肉丸,米饮下。二药大补肾气,托住胎元,则胎不堕。肾虽虚而火炽者勿用。产湖广湖南者佳色黄,皮薄肉厚。去粗皮锉,或酥炙、蜜炙、盐酒炒、姜汁炒、断丝用。恶元参川杜仲色黑,皮厚肉薄,不堪用。

得配本草

【原文摘录】 杜仲 恶元参、蛇蜕皮。辛、甘、淡,气温,入足少阴经气分。除阴下之湿,合筋骨之离,补肝气而利于用,助肾气而胎自安。凡因湿而腰膝酸疼,内寒而便多余沥,须此治之。得羊肾,治腰痛;配牡蛎,治虚汗;配菟丝、五味,治肾虚泄泻;配糯米、山药,治胎动不安;佐当归,补肝火。入滋补药,益筋骨之气血;入祛邪药,除筋骨之风寒。去粗皮用。治泻痢,酥炙;除寒湿,酒炙;润肝肾,蜜炙;补腰肾,盐水炒;治酸疼,姜汁炒。内热,精血燥者,禁用。肾中之气不足,因之寒湿交侵,而腰足疼痛,用杜仲温其气,燥其湿,而痛自止。故合破故、胡桃、为蟠桃果,治腰膝酸疼之胜药。若精水不足,内多虚热者,用此治之,水益燥,火益盛,其痛更甚。如略用钱许,为熟地之使,则又能理气而使之不滞。

本草求真

【原文摘录】 杜仲乔木[批]温补肝气,达于下部筋骨气血 杜仲专入肝,辛、甘、微温。诸书皆言能补腰脊,为筋骨气血之需。以其色紫入肝,为肝经气药。盖肝主筋,肾主骨,肾充则骨强,肝充则筋健,屈伸利用,皆属于筋,故入肝而补肾,子能令母实也。且性辛温,能除阴痒,去囊湿,痿痹瘫软必需,脚气疼痛必用按庞元英《谈薮》,一少年新娶后得脚软病,且疼甚,医作脚气治不效,路铃孙琳诊之,用杜仲一味、寸断片拆,每以一两,用半酒半水一大盏煎服,三日能行,又三日痊愈。琳曰:此乃肾虚,非脚气也。杜仲能治腰膝痛,以酒行之,则为效容易矣,胎滑梦遗切要。若使遗精有痛,用此益见精脱不已,以其气味辛温,能助肝肾旺气也。胎因气虚而血不固,用此益见血脱不止,以其气不上升反引下降也。功与牛膝、地黄、续断相佐而成,但杜仲性补肝肾,能直达下部筋骨气血,不似牛膝达下,走于经络血分之中;熟地滋补肝肾,竟入筋骨精髓之内;续断调补筋骨,在于曲节气血之间之为异耳。独怪今世安胎,不审气有虚实,辄以杜仲、牛膝、续断等药引血下行;在肾经虚寒者,固可用此温补以固胎元。如古方之治三四月即坠者,于两月前以杜仲八两,糯米煎汤浸透,炒断丝,续断二两,酒浸山药六两,为末糊丸,或枣肉为丸,米饮下,固肾托胎之类,绣见今时医士,不审虚实,用此安胎甚多,殊为可惜。若气陷不升,血随气脱,而胎不固者,用此则气益陷不升,其血必致愈脱无已。[批]讱庵书言:杜仲、续断可以安胎,少此一段义理说出,以致贻误后人。故凡用药治病,须察脉证虚实,及于上下之处,有宜不宜,以为审用。若徒守其一曲胎动证类甚多,若不细心揣摩,安得不守一曲,以应无穷之变,非惟无益,且以增害不通医士,多犯是弊,可惜可惜。出汉中厚润者良,去粗皮锉,或酥或酒或蜜以炙,或姜或盐或酒以炒,在人随证活变耳。恶黑参。今医止守《备要》以求药性,若《备要》论有遗漏,便不他求,可惜。

本草述钩元

【原文摘录】 杜仲 胎孕三四月惯堕者,于两月前,以杜仲八两,糯米煎汤浸透,炒去丝,续断二两,酒浸焙干,为末,以山药末五六两糊丸,梧子大,空心米饮下。

修治,削去粗皮,每一斤,用酥一两,蜜三两,和涂火炙,以尽为度。一法,用酒炒断丝,以渐取屑,方不焦。厚而实者,能强筋骨,用面炒去丝,童便浸七日,新瓦焙干为末。

神农本草经赞

【原文摘录】 杜仲 雷敩论:凡使用酥蜜和涂。

本草害利

【原文摘录】 杜仲 修治,二、五、六、九月采皮,凡使削去粗皮锉,或酥炙、酒炙、蜜炙、盐酒炒、姜汁炒、断丝用。产湖广,湖南者佳。色黄,皮薄,肉厚,如色黑皮厚肉薄,不堪用。

太医院秘藏膏丹丸散方剂[80]

【原文摘录】 龟龄集。

熟地酒浸一宿,切片,瓦上焙干,为末,能生精补肾,六钱　生地六钱,乳汁浸一宿,焙干为末,能生血清心　天门冬去心,浸一宿,焙干为末,能润肺清火　当归五钱,乳汁浸一宿,焙干为末,能活血生精　肉苁蓉六钱五分,河水浸一宿,麸炒干为末,能补筋骨,滋肾水　川牛膝四钱,酒浸,晒干为末,生精助阳　枸杞子五钱,酒洗净,焙干为末,能补髓生杜仲二钱五分,麸炒干,去丝,童便浸一宿,焙干为末,强筋骨,补肾水　破故纸一钱,酒浸一宿,焙干为末,补虚助阳　锁阳三钱五分,烧酒浸七次,为末,补虚益气　青盐三钱,酥炒干为末,补骨髓　甘菊花二钱五分,童便浸一宿,炒干为末,明目生精　地骨皮四钱,蜜浸一宿,晒干为末,补虚损　白茯苓五钱,乳汁浸,晒干为末,能益气　大附子二钱五分,蜜、童便、生甘草和水煮一炷香,去皮去脐,晒干为末　小丁香二钱五分,同川椒炒一炷香,去椒,研烂为末,养胃　缩砂仁二钱五分,姜汁炒干,为末,和胃　莲肉六钱,温水泡,去皮心,晒干为末,养　细辛一钱,醋浸一宿,晒干,通窍　黑芝麻五钱,乳汁炒熟,为末,润肺　旱莲草五钱,酒洗净,晒干为末,止血补髓　槐角子六钱五分,酒煮透,焙干为末,明目辰砂五钱,用荞麦面包住,蒸熟去面为末,飞过,安心,补肾水　鹿茸一两,酥炙,研去油为末,补心血　甘草六钱,蜜水浸,晒干炙黄,为末,和中降火,壮筋骨　山甲八钱,烧酒浸一宿,晒干,酥炙为末,补肺　石燕子七钱,醋煅七次,姜汁煅七次,晒干为末,飞过,补肾　小雀脑三钱,每个入倭硫黄一钱,摊在纸上和匀,晒干为末,助阳补虚损　淫羊藿二钱,乳汁拌,晒干为末,生精髓　海马一两,酥炙黄为末,补虚助阳　凤仙花子二钱五分,井花水浸一宿,焙干为末,透骨通阳

紫梢花四钱五分,河水浸一宿,焙干为末,补虚助阳　　红蜻蜓五十对,去头、足、翅,晒干为末

又将各药如法制,选吉日良辰,入净室修合一处。忌鸡、犬、孝服、妇人见之。用人乳、醋、井水、河水、烧酒煮,东酒、童便各一酒盅和匀,放入银盒内,以黄纸封口,再用盐泥封之,然后铸上铅盖入缸内。灰火内行三方养之,早寅午戌令成火局,晚申子辰令成水局。每火一两六钱,相其金候,可加三两。以寅至戌更换。换时以水滴铅珠响为度,不可大热。温养至三十五日取出,入井水浸七日,以去火毒。然后开视,以紫色为度。每服五厘,黄酒送下,浑身燥热,百窍通和,丹田微缓,萎阳立兴。

三、小结

(一) 不同炮制方法

1. **净制**　《雷公炮炙论》载"削去粗皮",《本草经集注》《新修本草》载"用之薄削去上甲皮横理,切令丝断也",《太平圣惠方》《雷公炮炙论》载"去粗皮",《证类本草》收录。《本草图经》收录《箧中方》主腰痛补肾汤,其炮制为"细切"。《证类本草》收录《胜金方》杜仲方"用瓦上干,于木臼中捣为末"。《太平惠民和剂局方》载"先去上粗皮令净""或只锉碎"。

2. **火制**　《千金翼方》"炙",《太平圣惠方》"炙令微黄""微炙",《证类本草》收录,《普济本事方》"炒令黑",《严氏济生方》"炒丝断",《普济方》"炒令黑",《本草品汇精要》载"以杜仲瓦上焙干,于木臼中捣为末"。

3. **不同辅料炮制**　《雷公炮炙论》载"用酥、蜜和作一处",《雷公炮制药性解》载"酥、蜜炙去丝用",《扁鹊心书》载"盐水炒",《太平惠民和剂局方》载"以生姜汁涂""以姜汁拌炒",《本草品汇精要》炮制从《雷公炮炙论》,"凡修事杜仲一斤,酥二两,蜜三两,二味相和,令一处用也",另有"或盐炒、酒炒入药"。《妇人大全良方》"去皮切,姜汁炒",《本草蒙筌》"刮净粗皮,咀成薄片,姜汁润透,连炒去丝",《本草汇言》集方"治肝肾两虚,筋骨不相荣养,以致腰脊酸疼,足膝无力,将成痿蹶者。用川杜仲八两,切片,盐、酒浸一日,晒干炒焦""治产后诸疾及胎藏不安。用川杜仲四两,盐、酒、醋总和浸一日,炒,磨为末",《炮炙大法》《本草乘雅半偈》载"杜仲,极厚者良,削去粗皮,每一斤用酥一两,蜜三两,和涂火炙,以尽为度""一法用酒炒断丝,以渐取屑方不焦"。

《本草征要》"去浮皮醋炙",《本草纲目》附方载"频惯堕胎:以杜仲八两,糯米煎汤浸透,炒去丝"。

(二) 炮制理论

杜仲炮制,去外皮是为了使药材纯净,炙、炒是为了断丝,盐水制后引药入肾下行,增加补肝肾的作用。《本草汇言》"故方氏《直指》云:凡下焦之虚,非杜仲不补;下焦之湿,非杜仲不利;腰膝之疼,非杜仲不除;足胫之酸,非杜仲不去。然色紫而燥,质绵而韧,气温而补,补肝益肾,诚为要剂。如肝肾阳虚,而有风湿病者,以盐、酒浸炙,为效甚捷。如肝肾阴虚而无风湿病,乃因精乏髓枯,血燥液干而成痿痹,成伛偻,以致俯仰屈伸不用者,又忌用之"。

茯苓

茯苓为多孔菌科真菌茯苓 *Poria cocos* (Schw.) Wolf.的干燥菌核。多于7—9月采挖,挖出后除去泥沙,堆置"发汗"后,摊开晾至表面干燥,再"发汗",反复数次至现皱纹,内部水分大部散失后,阴干,称为"茯苓个";或将鲜茯苓按不同部位切制,分别称为"茯苓块"和"茯苓片"。

一、概述

茯苓性味甘、淡、平,归心、肺、脾、肾经,载于《神农本草经》,列为上品。其具有利水渗湿,健脾宁心的功效。常用于治疗水肿尿少,痰饮眩悸,脾虚食少,便溏泄泻,心神不安,惊悸失眠等。

二、炮制研究

雷公炮炙论

【原文摘录】 茯苓 凡采得后,去皮、心神了,捣令细,于水盆中搅令浊,浮者去之,是茯苓筋,若误服之,令人眼中童子并黑睛点小,兼盲目,甚记之。

千金翼方

【原文摘录】 又方:

香附子十枚大者 白芷一两 零陵香二两 茯苓一大两,细切 蔓荆油二升,无即猪脂代之 牛髓 羊髓各一斗 白蜡八两 麝香半两

本草图经

【原文摘录】 茯苓 生泰山山谷,今泰、华、嵩山皆有之。出大松下,附根而生,无苗、叶、花、实,作块如拳在土底,大者至数斤,似人形、龟形者佳。皮黑,肉有赤、白二种。或云是多年松脂流入土中变成,或云假松气于本根上生。今东人采之法:山中古松久为人斩伐者,其枯折搓篱,枝叶不复上生者,谓之茯苓拨。见之,即于四面丈余地内,以铁头锥刺地;如有茯苓,则锥固不可拔,于是掘土取之。其拨大者,茯苓亦大。皆自作块,不附着根上。其抱根而轻虚者为茯神。然则假气而生者,其说胜矣。二月、八月采者,良,皆阴干。《史记·龟策传》云:伏灵在菟丝之下,状如飞鸟之形。新雨已,天清静无风,以夜捎或作烧兔丝去之,即篝烛此地篝音沟,笼也,盖然火而笼罩其上也,火灭即记其处,以新布四丈环置之,明乃掘取,入地四尺至七尺得矣,此类今固不闻有之。神仙方多单饵之。其

法：取白茯苓五斤，去黑皮，捣筛，以熟绢囊盛，于二斗米下蒸之，米熟即止，暴干又蒸，如此三过。乃取牛乳二斗和合，着铜器中，微火煮如膏，收之。每食以竹刀割取，随性任饱服之，则不饥。如欲食，先煮葵菜汁饮之，任食无碍。又茯苓酥法云：取白茯苓三十斤，山之阳者甘美，山之阴者味苦，去皮薄切，暴干蒸之。以汤淋去苦味，淋之不止，其汁当甜。乃暴干筛末，用酒三石，蜜三升相和，内末其中，并置大瓮，搅之百匝，封之，勿泄气。冬五十日，夏二十五日，酥自浮出酒上。掠取之，其味极甘美。以作饼大如手掌，空室中阴干，色赤如枣。饥时食一枚，酒送之，终日不须食，自饱，此名神仙度世之法。又服食法：以合白菊花，或合桂心，或合术，丸、散自任，皆可常服，补益殊胜。或云茯苓中有赤筋，最能损目。若久服者，当先杵末，水中飞澄熟挼，去尽赤滓，方可服。若合他药，则不须尔。凡药有茯苓，皆忌米醋。旧说琥珀，是千年茯苓所化，一名江珠。张茂先云：今益州永昌出琥珀，而无茯苓。又云：烧蜂窠所作。三说张皆不能辨。按《南蛮地志》云：林邑多琥珀，云是松脂所化。又云枫脂为之。彼人亦不复知。地中有琥珀，则傍无草木，入土浅者五尺，深者或八九尺，大者如斛，削去皮，初如桃胶，久乃坚凝。其方人以为枕，然古今相传是松类，故附于茯苓耳。

证类本草

【原文摘录】 茯苓　味甘，平，无毒。主胸胁逆气，忧恚、惊邪、恐悸，心下结痛，寒热，烦满，咳逆，口焦舌干，利小便，止消渴，好睡，大腹淋沥，膈中痰水，水肿淋结。开胸腑，调脏气，伐肾邪，长阴，益气力，保神守中。久服安魂养神，不饥延年。一名茯菟。其有抱根者，名茯神。

茯神　平。主辟不祥，疗风眩、风虚，五劳，口干，止惊悸，多恚怒，善忘。开心益智，安魂魄，养精神。生太山山谷大松下。二月、八月采，阴干。马间为之使，得甘草、防风、芍药、紫石英、麦门冬共疗五脏。恶白敛，畏牡蒙、地榆、雄黄、秦艽、龟甲。

陶隐居云：按药无马间，或者马茎，声相近故也。今出郁州，彼土人乎假研松作之，形多小虚赤不佳。自然成者，大如三四升器，外皮黑，细皱，内紧白，形如鸟兽、龟鳖者良。作丸散者，皆先煮之两三沸，乃切，暴干。白色者补，赤色者利，俗用甚多。《仙经》服食，亦为至要。云其通神而致灵，和魂而炼魄，明窍而益肌，厚肠而开心，调荣而理胃，上品仙药也。善能断谷不饥，为药无朽蛀。尝掘地得昔人所埋一块，计应三十许年，而色理无异，明其贞全不朽矣。其有衔松根对度者为茯神，是其次茯苓后结一块也。仙方惟云茯苓而无茯神，为疗既同，用之亦应无嫌。唐本注云：季氏本草云，马刀为茯苓使，无名马间者。间字草书实似刀字，写人不识，讹为间尔。陶不悟，云是马茎，谬矣。今太山亦有茯苓，白实而块小，而不复采用。第一出华山，形极粗大。雍州南山亦有，不如华山者。今注马间当是马蔺，二注皆恐非也。臣禹锡等谨按蜀本《图经》云：生枯松树下，形块无定，以似人、龟，鸟形者佳。今所在有大松处皆有，惟华山最多。范子云：茯苓出嵩高三辅。淮南子云：下有茯苓，上有菟丝。注云：茯苓，千岁松脂也。菟丝生其上而无根。一名女萝也。典术云：茯苓者，松脂入地千岁为茯苓，望松树赤者下有之。广志云：茯神，松汁所作，胜茯苓。或曰松根茯苓贯著之，生朱提汉阳县。《药性论》云：茯苓，臣，忌米醋。能开胃止呕逆，善安心神，主肺痿痰壅，治小儿惊痫，疗心腹胀满，妇人热淋，赤者破结气。又云茯神，君，味甘，无毒。主惊痫，安神定志，补劳乏，主心下急痛坚满人虚而小肠不利，加而用之。其心名黄松节，偏治中偏风，口面㖞斜，毒风筋挛不语，心神惊掣，虚而健忘。《日华子》云：茯苓，补五劳七伤，安胎，暖腰膝，开心益智，止健忘，忌酸及酸物。

《图经》曰：茯苓，生泰山山谷，今泰华、嵩山皆有之。出大松下，附根而生，无苗、叶、花、实，作块如拳在土底，大者至数斤，似人形、龟形者佳，皮黑，肉有赤、白二种。或云是多年松脂流入土中变成，或云假松气于本根上生。今东人采之法：山中古松，久为人斩伐者，其枯折搓蘖，枝叶不复上生者，谓之茯苓拔。见之，即于四面丈余地内，以铁头锥刺地。如有茯苓，则锥固不可拔，于是掘取之。其拔大者，茯苓亦大。皆自作块，不附着根上。其抱根而轻虚者为茯神。然则假气而生者，其说胜矣。二月、八月采者良，皆阴干。《史记·龟策传》云：伏灵在菟丝之下，状如飞鸟之形。新雨已，天清静无风，以夜捎（或作烧）菟丝去之，即篝烛此地，篝（音沟），笼也，盖然火而笼罩其上也。火灭即记其处，以新布四丈环置之，明乃掘取，入地四尺至七尺得矣。此类今固不闻有之。神仙方多单饵。其法：取白茯苓五斤，去黑皮，捣筛，以熟绢囊盛，于三斗米下蒸之，米熟即止。暴干又蒸，如此三过。乃取牛乳二斗和合，著铜器中，微火煮加膏，收之。每食以竹刀割取，随性任饱服之，则不饥。如欲食,先煮葵菜汁饮之,任食无碍。又茯苓苏法云:取白茯苓三十斤,山之阳者甘美,山之阴者味苦,去皮,薄切,暴干蒸之。以汤淋去苦味,淋之不止,其汁当甜。乃暴干筛末,用酒三石,蜜三升相和,内末其中,并置大瓮搅之百匝,封之勿泄气。冬五十日,夏二十五日,酥自浮出酒上,掠取之,其味极甘美。以作饼,大如手掌,空室中阴干,色赤如枣。饥时食一枚,酒送之,终日不须食,自饱。此名神仙度世之法。又服食法:以合白菊花,或合桂心,或合术,丸、散自任。皆可常服,补益殊胜。或云茯苓中有赤筋,最能损目,若久服者,当先杵末,水中飞澄熟挼,去尽赤滓方可服。若合他药,则不须尔。凡药有茯苓,皆忌米醋。旧说琥珀,是千年茯苓所化,一名江珠。张茂先云:今益州永昌出琥珀,而无茯苓。又云:烧蜂窠所作。三说张皆不能辨。按《南蛮地志》云:林邑多琥珀,云是松脂所化。又云:枫脂为之,彼人亦不复知。地中有琥珀,则傍无草木,入土浅者五尺,深者或八九尺,大者如斛,削去皮,初如桃胶,久乃坚凝。其方人以为枕,然古今相传是松类,故附于茯苓耳。

雷公云:凡采得后,去皮心神了,捣令细,于水盆中搅令浊,浮者去之,是茯苓筋,若误服之,令人眼中童子并黑晴点小,兼盲目。甚记之。《圣惠方》:治面䵟疱及产妇黑疱如雀卵色。用白茯苓末,蜜和傅之。《肘后方》:姚氏疗黑。茯苓末白蜜和涂上,满七日即愈。《经验后方》:养老延年服茯苓方:华山挺子茯苓,研削如枣许大,令四方有角,安于新瓷瓶内,以好酒浸,以三重纸封其头上,一百日开,其色当如饧糖。可日食一块。百日后肌体润泽,服一年后,可夜视物,久久食之,肠化为筋,可延年耐老,面若童颜。《孙真人枕中记》:茯苓久服百日,百病除,二百日夜昼不眠,二年后役使鬼神,四年后玉女来侍。《抱朴子》:任子季服茯苓十八年,玉女从之,能隐能彰,不食谷,灸瘢灭,面生光玉泽。宋王微:茯苓赞:皓苓下居,彤纷上荟,中状鸡凫,其客龟蔡,神侔少司,保延幼艾,终志不移,柔红可佩。神仙服茯苓法:白茯苓去皮,酒浸十五日,漉出为散。每服三钱,水调下,日三。

《衍义》曰:茯苓,乃樵斫讫多年松根之气所生。此盖根之气味,噎郁未绝,故为是物。然亦由土地所宜与不宜,其津气盛者,方发泄于外,结为盖苓,故不抱根而成物。既离其本体,则有苓之义。茯苓者,其根但有津气而不甚盛,故止能伏结于本根。既不离其本,故曰茯神。此物行水之功多,益心脾不可阙也。或曰松既樵矣,而根尚能生物乎?答曰:如马勃菌、五芝、木耳、石耳之类,皆生于枯木、石、粪土之上,精英未沦,安得不为物也。其上有菟丝,下有茯苓之说,甚为轻信。

普济本事方

【原文摘录】 小风引汤。

防风去钗股 独活去芦,洗,焙,秤 细辛去叶 川芎洗,焙 五味子拣 白茯苓去皮 人参去芦 白芍药 白术 甘草炙

上一十味,等分为末。每服三钱,水一盏,姜三片,杏仁五个,去尖,拍碎,同煎等分,非时去滓温服。如加麻黄、苁蓉、附子、当归、羚羊角五物等分,即大风引汤也。

【原文摘录】 茯苓丸。

辰砂水飞 石菖蒲去须,洗 人参去芦 远志去心,洗,锉,炒令黄色 茯神去木 白茯苓去木 真铁粉 半夏曲 南星羊胆制。各等分

上为细末,生姜四两,取汁,和水煮糊,丸如梧子大,别用朱砂为衣,干之。每服十粒,加至三十粒,夜卧生姜汤下。上二方,医官都君,予常用以疗心疾,良验。

【原文摘录】 钩藤散 治肝厥头晕,清头目。

钩藤 陈皮去白 半夏汤浸洗七遍,薄切,焙干 麦门冬略用水浥,去心 茯苓去皮 茯神去木 人参去芦 甘菊花去蒂梗 防风去钗股。各半两 甘草一分,炙 石膏一两,生

上为粗末,每服四钱,水一盏半,生姜七片,煎八分,去滓,温服。

【原文摘录】 妙香散 治诸虚。

茯苓去皮,不焙 茯神去皮木,不焙。各二两二分 人参 桔梗 甘草各一两一分 薯蓣姜炙 远志去心,炒 黄芪各二两三分 辰砂一两,水飞 麝香二分,别研 木香三分,纸裹,温水微煨

上细末。每服二钱,温酒调服。常服补气血,安神镇心。

【原文摘录】 加料十全饮　治诸虚并腹病。

白茯苓切,微炒　白术微炒　人参去芦　桂去粗皮,不见火　川当归　川芎　黄芪　熟地黄洗净　白芍药　甘草各等分

【原文摘录】 治药制度惣例：茯苓　去皮。

扁鹊心书

【原文摘录】 蜜犀丸　治半身不遂,口眼㖞斜,语言不利,小儿惊风,发搐。

槐角炒,四两　当归　川乌　元参炒,各二两　麻黄　茯苓乳拌　防风　薄荷　甘草各一两　猪牙皂角去皮弦子,炒,五钱　冰片五分,另研

先以前十味为末,后入冰片和匀,蜜丸樱桃大。每服一丸,小儿半丸,细嚼茶清下。

太平惠民和剂局方

【原文摘录】 茯苓　凡使,须先去黑皮,锉碎,焙干用。

卫生宝鉴

【原文摘录】 茯苓气平,味甘　能止渴,利小便,除湿益燥,和中益气,利腰脐间血为主治,小便不通,溺黄或赤而不利,如小便利或数,服之则大损人目,如汗多人服之,损元气,夭人寿,医云,赤利白补,上古无此说。去皮捣细,纱罗过用。

本草品汇精要

【原文摘录】 木之木：茯苓无毒,附茯神　寄生。

茯苓出《神农本经》,胸胁逆气,忧恚,惊邪恐悸,心下结痛,寒热,烦满,咳逆,口焦舌干,利小便。久服安魂养神,不饥延年以上朱字《神农本经》。止消渴,好唾,大腹淋沥,膈中痰水,水肿淋结,开胸腑,调脏气,伐肾邪,长阴,益气力,保神守中。茯神,平,主辟不祥,疗风眩,风虚,五劳,口干,止惊悸,多恚怒,善忘,开心益智,安魂魄,养精神以上黑字《名医》所录。名茯菟。苗《图经》曰：出大松下,附根而生,无苗叶花实,作块如拳,在土底。大者至数斤,似人形、龟形者佳,皮黑,肉有赤、白二种。《衍义》曰：茯苓乃樵斫讫多年松根之气所生,盖根之气,抑郁未绝,故为此物。然亦由土地所宜与不宜,其津气盛者发泄于外,结为茯苓,故不抱根而成,既离其本,则有潜伏之义,故曰茯苓。其茯神虽有津气而不甚盛,故止能伏结于本,根既不离其本,则有藉松之灵,故曰茯神。或云松既樵矣,而根尚能生物乎？答曰：如马勃、菌、五芝、木耳、石耳之类,皆生于枯木土石之上,精英未沦,安得不为物也。传云：上有菟丝,下有茯苓,及多年松脂,入地所化,甚为轻信。地《图经》曰：生泰山山谷,泰、华、嵩山、郁州、雍州,南山。道地：严州者佳。时生：无时。采：二月、八月。收阴干。用坚实者为上。色白、赤。味甘、淡。性平,缓。气之薄者,阳中之阴。臭朽。行白者入手太阴经,足太阳经、少阳经,赤者入足太阴经、手太阳经、少阴经。主利水除湿,益气和中。助马蔺为之使。反恶白蔹,畏牡蒙、地榆、雄黄、秦艽、龟甲。制雷公曰：凡采得后去皮心,捣令细,于水盆中搅,令浊浮去之,是茯苓筋。若误服之,令人眼中瞳子并黑睛点小。兼盲目,甚记之。治疗：陶隐居云：白茯苓,通神而致灵,和魂而炼魄,明窍而益肌,厚肠而开心,调荣而理卫。《药性论》云：白茯苓,开胃,止呕逆,安心神,及肺痿痰壅,并小儿惊痫,疗心腹胀满,妇人热淋。赤茯苓,破结气。茯神,安神定志,及惊痫,心下急痛坚满,人虚而小肠不利,加而用之。心名黄松节,去中偏风,口面㖞斜,毒风,筋挛不语,心神惊掣,虚而健忘。《日华子》云：白茯苓,安胎,暖腰膝,止健忘。《汤液本草》云：白茯苓,除湿益燥,和中益气,利腰脐间血。其淡能利窍,甘以助阳,除湿之圣药,所以补脾逐水。湿淫所胜,小便不利,淡味渗泄,阳也,故治水缓脾,生津导气。赤茯苓,入丙丁,伐肾邪,小便多能止之,小便涩能利之。补：《药性论》云：白茯苓,补劳乏。《日华子》云：白茯苓,补五劳七伤,开心益智。合治白茯苓酒浸,合光亮朱砂同用,能秘真。白茯苓为末,合蜜和,傅面上,疗面皯疱

及产妇黑疱如雀卵。白茯苓合甘草、防风、芍药、紫石英、麦门冬,共疗五脏。禁如小便利或数,服之则大损人目;如汗多人服此,损真气。夭人寿。阴虚人不宜服。忌醋及酸物。

本草纲目

【原文摘录】 茯苓《本经》上品　[释名]伏灵《纲目》、伏菟《本经》、松腴、不死面《记事珠》,抱根者名伏神《别录》。宗奭曰:多年樵斫之松根之气味,抑郁未绝,精英未沦。其精气盛者,发泄于外,结为茯苓,故不抱根,离其本体,有零之义也。津气不盛,只能附结本根,既不离本,故曰伏神。时珍曰:茯苓,《史记·龟策传》作伏灵。盖松之神灵之气,伏结而成,故谓之伏灵、伏神也。《仙经》言:伏灵大如拳者,佩之令百鬼消灭,则神灵之气,亦可征矣。俗作苓者,传写之讹尔。下有伏灵,上有菟丝,故又名伏兔。或云"其形如兔,故名",亦通。[集解]《别录》曰:茯苓、茯神生太山山谷大松下。二月、八月采,阴干。弘景曰:今出郁州。大者如三四升器,外皮黑而细皱,内坚白,形如鸟、兽、龟、鳖者良。虚赤者不佳。性无朽蛀,埋地中三十年,犹色理无异也。恭曰:今泰山亦有茯苓,白实而块小,不复采用。第一出华山,形极粗大。雍州南山亦有,不如华山。保升曰:所在大松处皆有,惟华山最多。生枯松树下,形块无定,以似龟、鸟形者为佳。禹锡曰:《范子计然》言:茯苓出嵩山及三辅。《淮南子》言:千年之松,下有茯苓,上有菟丝。《典术》言:松脂入地千岁为茯苓,望松树赤者下有之。《广志》言:茯神乃松汁所作,胜于茯苓。或云即茯苓贯着松根者。生朱提、濮阳县。颂曰:今太、华、嵩山皆有之。出大松下,附根而生,无苗、叶、花、实,作块如拳在土底,大者至数斤,有赤、白二种。或云松脂变成,或云假松气而生。今东人见山中古松久为人斩伐,其枯折槎枿,枝叶不复上生者,谓之茯苓拨。即于四面丈余地内,以铁头锥刺地。如有茯苓,则锥固不可拔,乃掘取之。其拨大者,茯苓亦大。皆自作块,不附着根。其包根而轻虚者为茯神。则假气生者,其说胜矣。《龟策传》云:茯苓在菟丝之下,状如飞鸟之形。新雨已霁,天静无风,以火夜烧菟丝去之,即篝烛此地罩之,火灭即记其处。明乃掘取,入地四尺或七尺得矣。此类今不闻有之。宗奭曰:上有菟丝之说,甚为轻信。时珍曰:下有茯苓,则上有灵气如丝之状,山人亦时见之,非菟丝子之菟丝也。注《淮南子》者,以菟丝子及女萝为说,误矣。茯苓有大如斗者,有坚如石者,绝胜。其轻虚者不佳,盖年浅未坚故尔。刘宋王微《茯苓赞》云:皓苓下居,彤丝上荟。中状鸡凫,其容龟蔡。神侔少司,保延幼艾。终志不移,柔红可佩。观此彤丝,即菟丝之证实矣。寇氏未解此义。[修治]教曰:凡用,去皮、心,捣细,于水盆中搅浊,浮者滤去之。此是茯苓赤筋,若误服饵,令人瞳子并黑睛点小,兼盲目。弘景曰:作丸散者,先煮二三沸乃切,曝干用。[气味]甘,平,无毒。元素曰:性温,味甘而淡,气味俱薄,浮而升,阳也。之才曰:马间为之使。得甘草、防风、芍药、紫石英、麦门冬,共疗五脏。恶白蔹,畏牡蒙、地榆、雄黄、秦艽、龟甲,忌米醋及酸物。弘景曰:药无马间,或者马茎也。恭曰:李氏《本草》:马刀为茯苓使。间字草书似刀字,传讹尔。志曰:二注恐皆非也。当是马蔺字。[主治]胸胁逆气,忧恚惊邪恐悸,心下结痛,寒热烦满咳逆,口焦舌干,利小便。久服,安魂养神,不饥延年《本经》。止消渴好睡,大腹淋沥,膈中痰水,水肿淋结,开胸腑,调脏气,伐肾邪,长阴,益气力,保神守中《别录》。开胃止呕逆,善安心神,主肺痿痰壅,心腹胀满,小儿惊痫,女人热淋甄权。补五劳七伤,开心益志,止健忘,暖腰膝,安胎大明。止渴,利小便,除湿益燥,和中益气,利腰脐间血元素。逐水缓脾,生津导气,平火止泄,除虚热,开腠理李杲。泻膀胱,益脾胃,治肾积奔豚好古。

[附方]旧六,新二十。

服茯苓法:颂曰《集仙方》多单饵茯苓。其法取白茯苓五斤,去黑皮,捣筛,以熟绢囊盛,于二斗米下蒸之,米熟即止,曝干又蒸,如此三遍。乃取牛乳二斗和合,着铜器中,微火煮如膏,收之。每食,以竹刀割,随性饱食,辟谷不饥也。如欲食谷,先煮葵汁饮之。

又茯苓酥法:白茯苓三十斤山之阳者甘美,山之阴者味苦,去皮薄切,曝干蒸之。以汤淋去苦味,淋之不止,其汁当甜。乃曝干筛末,用酒三石、蜜三升相和,置大瓮中,搅之百匝,密封勿泄气。冬五十日,夏二十五日,酥自浮出酒上。掠取,其味极甘美。作掌大块,空室中阴干,色赤如枣。饥时食一枚,酒送之,终日不食,名神仙度世之法。

又服食法:以茯苓合白菊花或合桂心,或合术为散、丸自任。皆可常服,补益殊胜。《儒门事亲》方:用茯苓四两,头白面二两,水调作饼,以黄蜡三两煎熟。饱食一顿,便绝食辟谷。至三日觉难受,以后气力渐生也。《经验后方》:服法,用华山挺子茯苓,削如枣大方块,安新瓮内,好酒浸之,纸封三重,百日乃开,其色当如饧糖。可日食一块,至百日肌体润泽,一年可夜视物,久久肠化为筋,延年耐老,面若童颜。《嵩高记》:用茯苓、松脂各二斤,淳酒浸之,和以白蜜。日三服之,久久通灵。又法:白茯苓去皮,酒浸十五日,漉出为散。每服三钱,水调下,日三服。孙真人《枕中记》云:茯苓久服,百日病除,二百日昼夜不眠,二年役使鬼神,四年后玉女来侍。葛洪《抱朴子》云:任子季服茯苓十八年,玉女从之,能隐能彰,不食谷,灸瘢灭,面体玉泽。又黄初起服茯苓五万日,能坐在立亡,日中无影。

血虚心汗,别处无汗,独心孔有汗,思虑多则汗亦多,宜养心血:以艾汤调茯苓末,日服一钱。(《证治要诀》)

心虚梦泄,或白浊:白茯苓末二钱,米汤调下,日二服。苏东坡方也。(《直指方》)

浊遗带下:威喜丸,治丈夫元阳虚惫,精气不固,小便下浊,余沥常流,梦寐多惊,频频遗泄,妇人白淫白带并治之。白茯苓去皮,四两作匮,以猪苓四钱半,入内煮二十余沸,取出晒干,择去猪苓,为末,化黄蜡搜和,丸弹子大。每嚼一丸,空心津下,以小便清为度。忌米醋。李时珍曰:《抱朴子》言,茯苓千万岁,其上生小木,状似莲花,名曰木威喜芝。夜视有光,烧之不焦,带之辟兵,服之长生。《和剂局方》威喜丸之名,盖取诸此。

小便频多:白茯苓去皮、干山药去皮,以白矾水瀹过,焙等分,为末。每米饮服二钱。(《儒门事亲》方)

小便不禁:茯苓丸,治心肾俱虚,神志不守,小便不禁。用白茯苓、赤茯苓等分,为末。以新汲水挼洗去筋,控干,以酒煮地黄汁捣膏搜和,丸弹子大。每嚼一丸,空心盐酒下。(《三因方》)

小便淋浊:由心肾气虚,神志不守,小便淋沥或梦遗白浊。赤、白茯苓等分,为末,新汲水飞去沫,控干,以地黄汁同捣,酒熬作膏,和丸弹子大。空心盐汤嚼下一丸。(《三因方》)

下虚消渴:上盛下虚,心火炎烁,肾水枯涸,不能交济而成渴证。白茯苓一斤,黄连一斤,为末,熬天花粉作糊,丸梧桐子大。每温汤下五十丸。(《德生堂经验方》)

下部诸疾:龙液膏,用坚实白茯苓去皮,焙研,取清溪流水浸去筋膜,复焙,入瓷罐内,以好蜜和匀,入铜釜内,重汤桑柴灰煮一日,取出收之。每空心白汤下二三匙,解烦郁燥渴。一切下部疾,皆可除。(《积善堂方》)

妊娠水肿,小便不利,恶寒:赤茯苓去皮、葵子各半两,为末。每服二钱,新汲水下。(《禹讲师方》)

面䵟雀斑:白茯苓末,蜜和,夜夜敷之,二七日愈。(姚僧坦《集验方》)

痔漏神方:赤、白茯苓去皮、没药各二两,破故纸四两,石臼捣成一块。春、秋酒浸三日,夏二日,冬五日。取出木笼蒸熟,晒干为末,酒糊丸梧桐子大。每酒服二十丸,渐加至五十丸。(董炳《集验方》)

本草汇言

【原文摘录】 茯苓 味甘淡,气平,无毒。气味俱薄,浮而升,阳也。入手少阴、太阴、太阳、阳明,足少阴、太阴、太阳、阳明八经。《别录》曰:茯苓,生大山山谷及华山、嵩山、郁州、雍州诸处古松根下。李氏曰:《龟策传》作伏灵,盖松之神灵之气,伏结而成,故谓之伏灵、伏神也。又曰:下有伏灵,则松顶盘结如盖。时有彤丝上荟,非新雨初霁,澄彻无风,不易现也。陶氏曰:此即古松灵气,沦结成形。如得气之全者,离其本体,故不抱根;如得气之微者,止能附结本根,故中心抱木。小者如拳,大者如斗,外皮皱黑,内质坚白。形如鸟兽龟鳖者良;虚软而色赤者,不堪用。苏氏曰:

又一种，即百年大松。为人斩伐，枯折槎枿，虽枝叶不复上生，而精英之气，亦沦结成形，渭之茯苓拔。即于四面丈余地内，以铁锥刺地，有则锥固不可拔，无则作声如瓮者，谓之茯苓窠。中有白色蒙翳，蒸润其间，如蛛网然，尚属松气将结成形者也。亦可人力为之。就斫伐松树，根则听其自腐。取新苓之有白块者，名曰茯苓缆。截作寸许长，排种根旁，久之发香如马勃，则茯苓生矣。今浙江、温州、处州等处，山农以此法排种，四五年即育成。修治，去皮，切片，或捣末，水淘去浮末赤筋用。

【原文摘录】 集方。

《直指方》治心虚梦泄，或白浊者。用白茯苓为细末，每服二钱，米汤调下。

《抱朴子方》治男子遗精白浊，小便后余沥常流，并梦寐多惊，频频遗泄，及妇人白淫白带，秽水不净，并皆治之。用白茯苓八两，去皮，切作块，如围棋子大，猪苓三两，切片，用汤五碗，同煮二三十沸，取出，日干，拣去猪苓，以茯苓为末，用黄蜡熔化为丸，如弹子大。每早嚼一丸，空心津下，以小便清为度。忌米醋。

《三因方》治小便频多不禁，并五淋白浊诸证。用白茯苓八两，为末，以新汲水挼洗去筋，日干；干山药十两，切碎，以白矾一钱，泡汤浸一昼夜，日干，共为末；以熟地黄八两，酒煮，捣烂成膏，为丸如弹子大。每早、晚各食前嚼化一丸，米汤送下。

《普济方》治水肿尿涩。用白茯苓皮、花椒子煎汤，日日代茶饮，半月效。

姚僧《集验方》治面上雀斑。用白茯苓末，蜜和，夜夜敷之，一月瘥愈。

雷公炮制药性解

【原文摘录】 茯苓 味淡、微甘，性平，无毒，入肺、脾、小肠三经。主补脾气，利小便，止烦渴，定惊悸，久服延年。去皮心，研细，入水中搅之浮者，是其筋也，宜去之，误服损目。赤者专主利水。抱根而生者名茯神，主补心安神，除惊悸，治健忘。马兰为使，恶白蔹，畏牡蒙、地榆、雄黄、秦艽、龟甲，忌醋及酸物。

按：茯苓色白，是西方肺金之象也。味淡，是太阳渗利之品也。微甘，是中央脾土之味也，故均入之。夫脾最恶湿，而小便利则湿自除，所以补脾既能渗泄，燥脾似不能生津。洁古何为称其止渴，良由色白属金，能培肺部，肺金得补，则自能生水。且《经》曰：膀胱者，州都之官，津液藏焉，气化则能出矣。诚以其上连于肺，得肺气以化之，津液从之出尔。药性所谓白者入壬癸，亦此意也。而渴有不止者乎？至于惊悸者，心经之虚也，而心与小肠相为表里，既泻小肠，而心火亦为之清矣，故能定之。丹溪曰：阴虚未为相宜，盖虞其渗泄尔。然味尚甘，甘主缓，亦无大害，非若猪苓一于淡渗，而大伤阴分也。《药性》云：小便多而能止，大便结而能通，与本功相反，未可轻信。赤者属丙丁，专入膀胱泻火，故利水之外无他长。茯神抱根，有依而附之之义，惊悸者魂不能附，健忘者神不能守，宜其治矣。《广志》云：茯神松脂所作，胜茯苓。《衍义》曰：气盛者泄于身，不抱本根，结为茯苓，有津气而不甚盛，不离其本，结为茯神，考兹两书，各相违悖。然仙经服食，多需茯苓，而茯神不与焉。两说之是非，于是乎辨。

炮炙大法

【原文摘录】 茯苓 坚白者良。去皮，捣为末，于水盆中搅三次，将浊浮者去之，是茯苓筋若误服之，令人眼中童子并黑精点小，兼盲目，切记，如飞澄净，晒干，人乳拌蒸用。赤茯苓则不必飞也，使、恶、畏、忌同茯神。

本草乘雅半偈

【原文摘录】 茯苓《本经》上品 从来相传，上有菟丝，下有茯苓，不知何所本。尝见菟丝随木萦绕茯苓，当不独只在松下矣。又传松脂化茯苓,茯苓化琥珀,又不知何所本。世又重抱木者曰茯神,赤色者主利水,又不知何所本。羽毛鳞介之长为四灵,故取形如鸟兽龟鳖者良,则苓宜作四灵长矣。以降地之魄,待游天之魂,真真对证。[气味]甘平,无毒。[主治]主胸胁逆气,忧恚惊邪恐悸,心下结痛,寒热烦满,咳逆,口焦,舌干,利小便。久服安魂,养神,不饥,延年。[颛]曰:出太山山谷,及华山嵩山,郁州雍州诸处。生古松根下,下有茯苓,则松顶盘结如盖。时有彤丝上荟,非新雨初霁,澄彻无风,不易现也。此即古松灵气,沦结成形,如得气之全者,离其本体,故不抱根。如得气之微者,止能附结本根,故中心抱木。小者如拳,大者如斗,外皮皱黑,内质坚白,形如鸟兽龟鳖者良。虚赤者不堪入药。又一种,即百年大松,为人斩伐,枯折槎枿,虽枝叶不复上生,而精英之气,亦沦结成形,谓之茯苓拨。即于四面丈余地内,以铁锥刺地,有则锥固不可拔,无则作声如瓮者,谓之茯苓窠,中有白色蒙翳,蒸润其间,如蛛网然,尚属松气,将结成形者也。亦可人力为之,就斫伐松林,根则听其自腐,取新苓之有白根者,名曰茯苓缆,截作寸许长,排种根旁,久之发香如马勃,则茯苓生矣。修治去皮,捣作细末,入水盆中频搅,浮者滤去之,此即赤膜也,误服令人目盲,或瞳子细小。马蔺为之使。恶白蔹,畏牡蒙、地榆、雄黄、秦芃、龟甲,忌米醋酸物。得甘草、防风、芍药、紫石英、麦门冬,共疗五脏。

本草备要

【原文摘录】 茯苓 批补心、脾,通,行水甘温。益脾助阳,淡渗利窍除湿。色白入肺,泻热而下通膀胱能通心气于肾,使热从小便出。然必其上行入肺,能清化源而后能下降利水也,宁心益气,调营理卫,定魄安魂营主血,卫主气,肺藏魄,肝藏魂。治忧恚惊悸心肝不足,心下结痛,寒热烦满,口焦舌干口为脾窍,舌为心苗。火下降则热除,咳逆肺火,呕哕胃火,膈中痰水脾虚,水肿淋沥,泄泻渗湿,遗精益心肾。若虚寒遗溺、泄精者,又当用温热之剂峻补其下。忌用茯苓淡渗之药。小便结者能通,多者能止湿除则便自止。生津止渴湿热去则津生,退热安胎。松根灵气结成,以大块、坚白者良。去皮,乳拌蒸,多拌良。白者入肺、膀胱气分,赤者入心、小肠气分时珍曰:白入气,赤入血。补心脾白胜,利湿热赤胜。恶白蔹,畏地榆、秦芃、鳖甲、雄黄,忌醋。皮专能行水,治水肿肤胀以皮行皮之义,五皮散用之。凡肿而烦渴,便秘溺赤,属阳火,宜五皮散、疏凿饮;不烦渴,大便溏,小便数,属阴水,宜实脾饮、流气饮。腰以上肿,宜汗;腰以下肿,宜利小便。

本经逢原

【原文摘录】 茯苓 甘、淡、平,无毒。入补气药,人乳润蒸;入利水药,桂酒拌晒;入补阴药,童便浸切。一种栽莳而成者曰莳苓,出浙中,但白不坚,入药少力。凡用须去尽皮膜则不伤真气,以皮能泄利,利津液,膜能阻滞经络也。《本经》主胸胁逆气,忧恚惊邪恐悸,心下结痛,寒热烦满,咳逆口焦,舌干,利小便,久服安魂养神,不饥延年。发明:茯苓得松之余气而成,甘淡性平,能守五脏真气。其性先升后降,入手足太阴、少阴、足太阳、阳明。开胃化痰,利水定悸,止呕逆泄泻,除湿气,散虚热,《本经》治胸胁逆气,以其降泄也。忧恚惊悸心下结痛,以其上通心气也。寒热烦满,咳逆口焦舌干,利小便,以其导热、滋干流通津液也。《本草》言其利小便,伐胃邪。东垣云小便多者能止,涩者能通,又大便泻者可止,大便约者可通。丹溪言阴虚者不宜用,义似相反者,何哉?盖茯苓淡渗,上行生津液,开腠理,滋水之源,而下降利小便。洁古谓其属阳,浮而升,言其性也。东垣言其阳中之阴,降而下,言其功也。《经》言饮食入胃,游溢精气,上输于脾,脾气散精,上归于肺,通调水道,下输膀胱。则知淡渗之性,必先上升而后下降,膀胱气化而小便利矣。若肺气盛则上盛下虚,上盛则烦满喘乏,下虚则痿躄软弱而小便频。茯苓先升后降,引热下渗,故小便多者能止也。大便泻者,胃气不和,不能分利水谷,偏渗大肠而泄注也,茯苓分利阴阳则泻自止矣。大便约者以膀胱之水不行,膀胱硬满,上撑大肠,故大便不能下通也,宜茯苓先利小便,则大便随出也。至若肺虚则遗溺,心虚则少气遗溺,下焦虚则遗溺,胞遗热于膀胱则遗溺,膀胱不约为遗溺,厥阴病则遗溺,皆虚热也。必上热下寒,当用升阳之药,非茯苓辈淡渗所宜,故阴虚不宜用也。此物有行水之功,久服损人。八味丸用之,不过接引他药归就肾经,去胞中久陈积垢,为搬运之功耳。是以阴虚精滑而不觉,及小便不禁者,皆不可服,以其走津也。其赤者入丙丁,但主导赤而已。其皮治水肿、肤肿、通水道、开腠理胜于大腹皮之耗气也。

得配本草

【原文摘录】 白茯苓得甘草、防风、芍药、麦门冬、紫石英,疗五脏。马蔺为之使,畏地榆、秦艽、牡蒙、龟甲、雄黄,恶白蔹,忌米醋、酸物。甘、淡、平,入手足少阴、太阴、太阳经气分。性上行而下降,通心气以交肾,开腠理,益脾胃,除呕逆,止泄泻,消水肿,利小便。除心下结痛,烦满口干,去胞中积热,腰膝痹痛,及遗精、淋浊、遗溺、带下,概可治之以其能利三阴之枢纽,故治无不宜。得人参,通胃阳;得白术,逐脾水;得艾叶,止心汗;得半夏,治痰饮;得木香,治泻痢不止;配黄蜡,治浊遗带下。君川连、花粉,治上盛下虚之消渴。加朱砂,镇心惊能利心经之热,故可治惊。去皮。补阴,人乳拌蒸;利水,生用;补脾,炒用。研细入水,浮者是其筋膜,误服之损目。上热阳虚虚阳上浮,故热,气虚下陷,心肾虚寒,汗多血虚,水涸口干,阴虚下陷,痘疹贯浆,俱禁用。怪症:手十指节断坏,惟有筋连,无节肉,出虫如灯芯,长数寸,遍身绿毛卷,名曰血余。以茯苓、胡黄连煎汤饮之愈。皮专行水,治水肿肤胀肿而烦渴,属阳水,宜五皮饮。若溏而不渴,属阴水,宜实脾,不应利水。配椒目,治水肿尿涩。

本草述钩元

【原文摘录】 茯苓 取白者,蒸晒三次,为末,以牛乳汁和膏服之,或蜜浸,或酒浸,封固,百日后常服,不饥延年,肠化为筋,通神致灵。

修治,坚白者良,去皮,更宜水飞去筋。若误服之,令人眼中童子并黑睛点小,兼盲目,切记。制法见茯神后,用赤苓则不必飞。

本草害利

【原文摘录】 茯苓神 修治,捣细,于水盆中搅浊,浮者滤去之,曝干切用。须于二八月采取阴干。凡用去心,宁心用辰砂拌。按《神农本草经》止言茯苓,《别录》始分茯神。茯神中守,而茯苓下利,白者入肺、膀胱气分,赤者入心、小肠。茯苓木,又名黄松节,即茯神中心。松节散,乳香木瓜汤,治一切筋挛疼痛。乳香能伸筋,木瓜舒筋也。茯神心木,宁心神,疗诸筋挛缩,偏风㖞斜,心掣健忘。

三、小结

(一) 不同炮制方法

1. 净制 《雷公炮炙论》《证类本草》《本草品汇精要》《本草纲目》"雷公云:凡采得后,去皮、心、神了,捣令细,于水盆中搅令浊,浮者去之,是茯苓筋,若误服之,令人眼中童子并黑睛点小,兼盲目,甚记之",《千金翼方》"细切",《证类本草》《普济本事方》《本草纲目》"去皮",《卫生宝鉴》"去皮,捣细,纱罗过用",《本草汇言》"修治:去皮,切片,或捣末,水淘去浮末赤筋用",《普济本事方》"去木",《本草汇言》"为细末""去皮,切作块,如围棋子大""为末,以新汲水挼洗去筋,日干",《雷公炮制药性解》"去皮心,研细,入水中搅之浮者,是其筋也,宜去之,误服损目",《本草征要》"去皮膜用",《本草乘雅半偈》"去皮,捣作细末,入水盆中频搅,浮者滤去之,此即赤膜也,误服令人目盲,或瞳子细小",《本草易读》"茯苓去皮、木用"。

2. 水制　《本草图经》《证类本草》《本草纲目》"神仙方多单饵之。其法:取白茯苓五斤,去黑皮,捣筛,以熟绢囊盛,于二斗米下蒸之,米熟即止,暴干又蒸,如此三过。乃取牛乳二斗和合,著铜器中,微火煮如膏,收之。每食以竹刀割取,随性任饱服之,则不饥。如欲食,先煮葵菜汁饮之,任食无碍。又茯苓酥法云:取白茯苓三十斤,山之阳者甘美,山之阴者味苦,去皮薄切,暴干蒸之。以汤淋去苦味,淋之不止,其汁当甜。乃暴干筛末,用酒三石,蜜三升相和,内末其中,并置大瓮,搅之百匝,封之,勿泄气。冬五十日,夏二十五日,酥自浮出酒上。掠取之,其味极甘美。以作饼大如手掌,空室中阴干,色赤如枣。饥时食一枚,酒送之,终日不须食,自饱,此名神仙度世之法",《本草纲目》"弘景曰:作丸散者,先煮二三沸乃切,曝干用"。

3. 火制　《普济本事方》"微炒",《太平惠民和剂局方》"焙干用",《本草纲目》附方"用坚实白茯苓去皮,焙,研,取清溪流水浸去筋膜,复焙,入瓷罐内,以好蜜和匀,入铜釜内,重汤桑柴灰煮一日,取出收之"。

4. 不同辅料　《证类本草》"蜜和傅之",《证类本草》《本草纲目》"华山挺子茯苓,研削如枣许大,令四方有角,安于新瓷瓶内,以好酒浸,以三重纸封其头后,一百日开,其色当如饧糖",《扁鹊心书》"茯苓乳拌",《本草品汇精要》"白茯苓酒浸,合光亮朱砂同用""白茯苓为末,合蜜和",《本草纲目》附方"用茯苓、松脂各二斤,淳酒浸之,和以白蜜""白茯苓去皮,酒浸十五日",《炮炙大法》"人乳拌蒸用",《本草述钩元》"以牛乳汁和膏服之,或蜜浸,或酒浸,封固,百日后常服"。

(二) 炮制理论

《本经逢原》"茯苓,甘、淡、平,无毒。入补气药,人乳润蒸;入利水药,桂酒拌晒;入补阴药,童便浸切。一种栽莳而成者曰莳苓,出浙中,但白不坚,入药少力。凡用须去尽皮膜则不伤真气,以皮能泄利,利津液。膜能阻滞经络也",《得配本草》"去皮。补阴,人乳拌蒸;利水,生用;补脾,炒用。研细入水,浮者是其筋膜,误服之损目",《本草害利》"茯苓(神)修治:捣细,于水盆中搅浊,浮者滤去之,曝干切用。须于二八月采取阴干。凡用去心,宁心用辰砂拌"。

葛 根

葛根为豆科植物野葛 *Pueraria lobata* (Willd.) Ohwi 的干燥根。习称野葛。秋、冬二季采挖,趁鲜切成厚片或小块,干燥。

一、概述

葛根甘、辛,平,入脾、胃经。功用升阳解肌,透疹止泻,除烦止渴。治伤寒、温热头痛项强,烦热消渴,泄泻,痢疾,斑疹不透,高血压,心绞痛,耳聋。葛根主产于河南、湖南、浙江、四川等地。

二、炮制研究

太平圣惠方

【原文摘录】 治心脏壅热,口舌干燥,常多汗出,宜服石膏丸方。

石膏一两,细研,水飞过　栝蒌根一两　乌梅肉一两　葛根一两,锉　牡蛎粉一两　麦门冬一两半,去心,焙　天竺黄一两,细研　麻黄根一两　甘草半两,炙微赤,锉

上件药,捣细罗为末,入研了药令匀,炼蜜和丸,如梧桐子大。每服不计时候,以新汲水下二十丸。

本草衍义

【原文摘录】 葛根　澧、鼎之间,冬月取生葛,以水中揉出粉,澄成垛,先煎汤使沸,后擘成块下汤中,良久,色如胶,其体甚韧,以蜜汤中拌食之。擦少生姜尤佳。大治中热、酒、渴病,多食行小便,亦能使人利。病酒及渴者,得之甚良。彼之人,又切入煮茶中以待宾,但甘而无益。又将生葛根煮熟者,作果卖。虔、吉州、南安军亦如此卖。

证类本草

【原文摘录】 味甘,平,无毒。主消渴,身大热,呕吐,诸痹,起阴气,解诸毒,疗伤寒中风头痛,解肌发表出汗,开腠理,疗金疮,止痛胁风痛。生根汁大寒。疗消渴,伤寒壮热。葛壳主下痢十岁已上,叶主金疮止血,花主消酒。一名鸡齐根,一名鹿藿,一名黄斤。生汶山川谷。五月采根,曝干。杀野葛、巴豆百药毒。陶隐居云:即今之葛根。人皆蒸食之。当取入土深大者,破而日干之。生者捣取汁饮之,解温病发热。其花并小豆花干末,服方寸匕,饮酒不知醉。南康、庐陵间最胜,多肉而少筋,甘美,但为药用之,不及此间尔。五月五日

日中时,取葛根为屑,疗金疮、断血为要药。亦疗疟及疮,至良。唐本注云:葛壳。即是实尔,陶不言之。葛虽除毒,其根入土五六寸以上者,名葛脰(音豆)。脰,颈也。服之令人吐,以有微毒也。根,末之,主猘狗啮,并饮其汁,良。蔓,烧为灰,水服方寸匕,主喉痹。今按陈藏器本草云:葛根生者破血,合疮,堕胎,解酒毒,身热赤,酒黄,小便赤涩。可断谷不饥,根堪作粉。臣禹锡等谨按《药性论》云:干葛,臣。能治天行,上气呕逆,开胃下食,主解酒毒,止烦渴。熬屑治金疮,治时疾,解热。《日华子》云:葛,冷,治胸膈热,心烦闷,热狂,止血痢,通小肠,排脓破血,傅蛇虫啮,解署毒箭。干者力同。

《图经》曰:葛根,生汶山川谷,今处处有之,江浙尤多。春生苗,引藤蔓,长一二丈,紫色;叶颇似楸叶而青,七月著花似豌豆花,不结实。根形如手臂,紫黑色。五月五日午时采根,曝干。以入土深者为佳,今人多以作粉食之,甚益人。下品有葛粉条,即谓此也,古方多用根。张仲景治伤寒,有葛根及加半夏,葛根黄芩黄连汤,以其主大热、解肌、开腠理故也。葛洪治臂(古对切)腰痛,取生根嚼之,咽其汁,多益佳。叶主金刃疮。山行伤刺血出,卒不可得药,但挪叶傅之,甚效。

《正元广利方》:金创中风痉欲死者,取生根四大两切,以水三升煮取一升,去滓分温四服。口噤者灌下即差。

《食疗》:葛根,蒸食之,消酒毒。其粉亦甚妙。

《圣惠方》:治时气头痛壮热。用生葛根净洗,捣取汁一大盏,豉一合,煎至六分,去豉,不计时候,分作二服,汗出即差,未汗再服。若心热,加栀子仁十枚同煎,去滓服。又方治小儿热渴久不止。用葛根半两细锉,水一中盏,煎取六分,去滓,频温服。

《外台秘要》:治伤筋绝,捣葛根汁饮之。葛白屑熬令黄,傅疮止血。

《千金方》:酒醉不醒,捣葛根汁饮一二升,便醒。

《肘后方》:治卒干呕不息,捣葛根,绞取汁,服一升,差。又方治金疮中风痉欲死。捣生葛根一斤,㕮咀,以水一斗,煮取五升,去滓,取一升服。若干者,捣末,温酒调三指撮。若口噤不开,但多服竹沥;又多服生葛根,自愈。食亦妙。又方服药失度,心中苦烦。饮生葛根汁,大良。无生者,捣干葛末,水服五合,亦可煮服之。又方食诸菜中毒,发狂烦闷,吐下欲死。煮葛根汁饮之。

《梅师方》:治金中经脉,伤及诸大脉皆血出,多不可止,血冷则杀人。用生葛根一斤锉,以水九升,煎取三升,分作三服。又方治虎伤人疮。取生葛根煮浓汁,洗疮。兼捣葛末,水服方寸匕,日夜五六服。又方治伤寒初患二三日,头痛壮热。葛根五两,香豉一升细锉,以童子小便六升,煎取二升,分作三服,取汗。触风,食葱豉粥。又方治热毒下血,或因吃热物发动。用生葛根二斤,捣取汁一升,并藕汁一升,相和服。

《广利方》:治心热吐血不止,生葛根汁半大升,顿服,立差。

《伤寒类要》:治伤寒有数种,庸人不能分别,今取一药兼治。天行病,若初觉头痛,内热,脉洪,起至二日。取葛根四两,水三升,内豉一升,煮取半升服。捣生根汁尤佳。又方治妊娠热病心闷。取葛根汁二升,分作三服。

《衍义》曰:葛根,澧、鼎之间,冬月取生葛,以水中揉出粉,澄成垛,先煎汤使沸,后擘成块下汤中,良久,色如胶,其体甚韧,以蜜汤中拌食之,擦少生姜尤佳。大治中热,酒,渴疾。多食行小便,亦能使人利。病酒及渴者,得之甚良。彼之人又切入煮茶中以待宾,但甘而无益。又将生葛根煮熟者,作果卖。虔、吉州、南安军亦如此卖。

卫生宝鉴

【原文摘录】 葛根气平,味甘 治脾胃虚而渴,除胃热,解酒毒,通行足阳明之经。去皮,铡碎锉,桶锉,竹筛齐之,用。

本草品汇精要

【原文摘录】 草之走:葛根无毒,附汁、叶、花 蔓生。

葛根出《神农本经》主消渴,身大热,呕吐,诸痹,起阴气,解诸毒。葛谷,主下痢十岁已上以上朱字

《神农本经》。疗伤寒,中风头痛,解肌发表,出汗,开腠理,疗金疮,止痛,胁风痛。生根汁,大寒,疗消渴,伤寒壮热。叶,主金疮,止血。花,主消酒以上黑字《名医》所录。名鸡齐根、鹿藿、黄斤、葛脰。苗《图经》曰:春生苗,引藤蔓长一二丈,紫色,叶颇似楸叶而青。七月著花,似豌豆花,不结实。根形如手臂,紫黑色,以入土深者为佳。唐本注云:葛谷即是实尔。葛虽除毒,其根入土五六寸以上者,名葛脰。服之令人吐,以其有微毒也。地《图经》曰:生汶山川谷及成州、海州,今处处有之。道地:江浙、南康、庐陵。时生:春生苗。采:五月五日午时取根。收暴干。用根、叶、花、谷、汁。质形如手臂而长。色皮紫黑,肉白。味甘。性平,缓。气气味俱轻,阳中之阴。臭香。主止烦渴,解肌热。行足阳明经、手阳明经。制刮去皮,或捣汁用。治疗《药性论》云:治天行上气,呕逆,开胃下食,止烦渴。熬屑治金疮。《日华子》云:去胸膈热,心烦闷,热狂,止血痢,通小肠,排脓破血,傅蛇虫啮。《衍义》曰:除中热,酒渴。《汤液本草》云:益阳生津。《图经》曰:生根汁,除胃腰痛及金创,中风痉欲死者,灌之,瘥。叶,主金刃疮及山行伤刺,血出不止。陶隐居云:生根汁,解温病发热,亦疗疮及疮。唐本注云:汁,主猘狗啮。蔓,烧灰,主喉痹。合治合黄芩、黄连,治大热,解肌,开腠理。汁合豉,治时气,头痛壮热。合藕汁,治热毒下血,或因吃热物发动者。解野葛、巴豆、百药毒、酒毒、署箭毒,食诸菜中毒。

本草纲目

【原文摘录】　葛根　［气味］甘、辛,平,无毒《别录》曰:生根汁,大寒。好古曰:气平味甘,升也,阳也。阳明经行经药也。［主治］消渴,身大热,呕吐,诸痹,起阴气,解诸毒《本经》。疗伤寒中风头痛,解肌发表出汗,开腠理,疗金疮,止胁风痛《别录》。治天行上气呕逆,开胃下食,解酒毒甄权。治胸膈烦热发狂,止血痢,通小肠,排脓破血。敷蛇虫啮,署毒箭伤大明。杀野葛、巴豆、百药毒之才。生者,堕胎。蒸食,消酒毒,可断谷不饥。作粉尤妙藏器。作粉,止渴,利大小便,解酒,去烦热,压丹石,敷小儿热疮。捣汁饮,治小儿热痱《开宝》。猘狗伤,捣汁饮,并末敷之苏贡。散郁火时珍。［发明］弘景曰:生葛捣汁饮,解温病发热。五月五日日中时,取根为屑,疗金疮断血为要药,亦疗疮及疮,至良。颂曰:张仲景治伤寒有葛根汤,以其主大热、解肌、发腠理故也。元素曰:升阳生津。脾虚作渴者,非此不除。勿多用,恐伤胃气。张仲景治太阳、阳明合病,桂枝汤内加麻黄、葛根,又有葛根黄芩黄连解肌汤,是用此以断太阳入阳明之路,非即太阳药也。头颅痛如破,乃阳明中风,可用葛根葱白汤,为阳明仙药。若太阳初病,未入阳明而头痛者,不可便服升麻、葛根发之,是反引邪气入阳明,为引贼破家也。震亨曰:凡斑痘已见红点,不可用葛根升麻汤,恐表虚又增斑烂也。杲曰:干葛其气轻浮,鼓舞胃气上行,生津液,又解肌热,治脾胃虚弱泄泻圣药也。徐用诚曰:葛根气味俱薄,轻而上行,浮而微降,阳中阴也。其用有四:止渴,一也;解酒,二也;发散表邪,三也;发疮疹难出,四也。时珍曰:本草十剂云,轻可去实,麻黄、葛根之属。盖麻黄乃太阳经药,兼入肺经,肺主皮毛;葛根乃阳明经药,兼入脾经,脾主肌肉。所以二味药皆轻扬发散,而所入迥然不同也。

　　［附方］

　　时气头痛,壮热:生葛根洗净,捣汁一大盏,豉一合,煎六分,去滓分服,汗出即瘥,未汗再服。若心热,加栀子仁十枚。(《圣惠方》)

　　妊娠热病:葛根汁二升,分三服。(《伤寒类要》)

　　辟瘴不染:生葛捣汁一小盏服,去热毒气也。(《圣惠方》)

　　干呕不息:葛根捣汁,服一升,瘥。(《肘后方》)

　　心热吐血不止:生葛捣汁半升,顿服,立瘥。(《广利方》)

　　衄血不止:生葛根捣汁,服一小盏,三服即止。(《圣惠方》)

　　热毒下血,因食热物发者:生葛根二斤,捣汁一升,入藕汁一升,和服。(《梅师方》)

　　伤筋出血:葛根,捣汁饮。干者,煎服。仍熬屑敷之。(《外台秘要》)

　　暨腰疼痛:生葛根嚼之咽汁,取效乃止。(《肘后方》)

　　服药过剂苦烦:生葛汁饮之,干者煎汁服。(《肘后方》)

酒醉不醒：生葛根汁,饮二升,便愈。(《千金方》)

虎伤人疮：生葛根,煮浓汁洗之。仍捣末,水服方寸匕,日夜五六服。(《梅师方》)

本草汇言

【原文摘录】 葛根　味辛、甘,气平,无毒。气味俱薄,轻而上行,浮而微降,阳中阴也,乃阳明经本药。李氏曰:葛根,出江、浙、闽、广,所在有之。有野生,有家种。鹿食九草,此其一也。春生苗,引藤延蔓,长二三丈,取用可作絺绤。各以土地之宜,以别精粗美恶耳。叶有三尖,如枫叶而长,面青背淡。七月开花成穗,累累相缀,紫粉色,似豌豆花。结实似小黄豆荚,上有毛,其子绿色而扁,似梅核,生嚼有腥气。八、九月采之。《神农经》所谓葛谷是也。根,外紫内白,大如臂,长八九尺,以入土最深者良。五月中,采根曝干用。陶隐居曰:出南康、庐陵间最胜,多肉少筋,味甚甘美。捣汁饮,可辟暑,解瘟病大热。

【原文摘录】 集方。

《千金方》治酒醉不醒。用生葛根数两,捣汁二升,饮即愈。

《圣惠方》治解中鸩毒,气欲绝者。用葛根研成粉,取半升,白汤调灌,立苏。

《梅师方》治虎伤人疮。用生葛煮汤洗之,仍捣末,白汤调服五钱,日夜四五次,立止痛。

雷公炮制药性解

【原文摘录】 葛根　味甘,性平,无毒,入胃、大肠二经。发伤寒之表邪,止胃虚之消渴,解中酒之奇毒,治往来之温疟,解野葛、巴豆、丹石、百药毒。

按:葛根疗热解表,故入手、足阳明,太阳初病未入阳明而头痛者,不可便服以发之,恐引贼入家也,又表虚多汗者禁用。

本经逢原

【原文摘录】 葛根　甘,平,无毒。色白者良。入阳明。表药生用。胃热烦渴,煨熟用,《本经》主消渴、身大热、呕吐、诸痹,起阳气,解诸毒。发明葛根性升属阳,能鼓午胃中清阳之气,故《本经》主消渴、身热、呕吐,使胃气敷布,诸痹自开。其言起阳气、解诸毒者,胃气升发,诸邪毒自不能留而解散矣。葛根乃阳明经之专药,治头额痛,眉棱骨痛,天行热气呕逆,发散解肌,开胃止渴,宣斑发痘。若太阳经初病头脑痛而不渴者,邪尚未入阳明不可便用,恐引邪内入也。仲景治太阳、阳明合病,自利反不利,但呕者俱用葛根汤。太阳病下之遂利不止,喘汗脉促者,葛根黄芩黄连汤,此皆随二经表里寒热轻重而为处方。按证施治,靡不应手神效。又葛根葱白汤为阳明头痛仙药。斑疹已见点不可用葛根、升麻,恐表虚反增斑烂也。又葛根轻浮,生用则升阳生津,熟用则鼓午胃气,故治胃虚作渴,七味白术散用之。又清暑益气汤兼黄柏用者,以暑伤阳明,额颅必胀,非此不能开发也。花能解酒毒,葛花解醒汤用之,必兼人参,但无酒毒者不可服,服之损人天元,以大开肌肉而发泄伤津也。

本草述钩元

【原文摘录】 葛根　辨治:雪白多粉者良,去皮用。

本草害利

【原文摘录】 修治,五月采根曝干。生用或蒸热用,以入土深者为佳。今人多作粉食。七月采花晒干,八、九月采子曝干,冬月掘取生根,捣烂入水中,揉出澄粉,名玉露霜。

三、小结

不同炮制方法

1. **净制**　《证类本草》"取生根四大两，切""用生葛根，净洗，捣取汁一大盏""细锉""捣葛根汁饮一二升""捣葛根，绞取汁""捣生葛根一斤，咬咀，以水一斗，煮取五升，去滓，取一升服。若干者，捣末，温酒调三指撮""饮生葛根汁，大良。无生者，捣干葛末，水服五合。亦可煮服之""用生葛根一斤，锉""用生葛根二斤，捣取汁""生葛根汁半大升"。《太平圣惠方》"锉"，《卫生宝鉴》"去皮，铡碎锉，桶锉，竹筛齐之，用"，《本草品汇精要》"刮去皮，或捣汁用"，《本草纲目》"生葛根洗净，捣汁一大盏""葛根汁二升，分三服""生葛捣汁""葛根捣汁""生葛根嚼之咽汁"，《本草汇言》"用葛根研成粉，取半升，白汤调灌，立苏"，《本草述钩元》"葛根，辨治：雪白多粉者良，去皮用"。

2. **水制**　《证类本草》"葛根，蒸食之，消酒毒。其粉亦甚妙""取生葛根煮浓汁"，《证类本草》《本草衍义》"冬月取生葛，以水中揉出粉，澄成垛，先煎汤使沸，后擘成块下汤中，良久，色如胶，其体甚韧，以蜜汤中拌食之。擦少生姜尤佳"。《本草纲目》"生者，堕胎。蒸食，消酒毒，可断谷不饥。作粉尤妙(藏器)。作粉，止渴，利大小便，解酒，去烦热，压丹石，敷小儿热疮。捣汁饮，治小儿热痞(开宝)。猘狗伤，捣汁饮，并末敷之(苏贡)。散郁火(时珍)""生葛根，煮浓汁洗之"。《本草汇言》"《梅师方》治虎伤人疮。用生葛煮汤洗之，仍捣末，白汤调服五钱，日夜四五次，立止痛"。《本草害利》"生用或蒸热用，以入土深者为佳"。

瓜　蒌

本品为葫芦科植物栝楼 *Trichosanthes kirilowii* Maxim.或双边栝楼 *Trichosanthes rosthornii* Harms 的干燥成熟果实。秋季果实成熟时,连果梗剪下,置通风处阴干。

一、概述

栝楼始载于《神农本草经》,列为中品,称为"栝楼、地楼"。《名医别录》曰:"栝楼生弘农川谷及山阴地,根入土深者良,二月、八月采根曝干,三十日成。"李时珍曰:"出陕州者,白实最佳。""陕州"即陕县(今属河南三门峡陕州),"弘农"即今河南洛阳以西至陕县,记载与目前使用的栝楼产地基本符合。关于栝楼的道地产区古今记载不太一致,古本草认为河南、浙江、湖南、湖北等为栝楼的道地产区。

《药典》载栝楼甘、微苦,寒,归肺、胃、大肠经。具有清热涤痰,宽胸散结,润燥滑肠。用于治疗肺热咳嗽,痰浊黄稠,胸痹心痛,结胸痞满,乳痈,肺痈,肠痈,大便秘结等症。

二、炮制研究

神农本草经

【原文摘录】　栝楼、地楼　味苦,寒。主治消渴,身热,烦满,大热,补虚,安中,续绝伤。刮去皮,剉碎用。

雷公炮炙论

【原文摘录】　栝蒌　凡使,皮子茎根,效各别。其栝并蒌样全别。若栝,自圆黄皮厚蒂小;若蒌,唯形长赤皮蒂粗,是阴人服。若修事,去上壳皮革膜并油了。使根待构二三困,去皮细捣,作煎,搅取汁,冷饮,任用也。

千金翼方

【原文摘录】　消渴,师所不能治之方。

生栝蒌九斤,去皮,细切,捣绞汁令尽　上好黄连九两,捣,绢罗为末

上二味,以上件汁溲黄连如硬面细擘,日曝令干,捣之绢筛,更溲如前,日曝捣,一依前法,往反汁尽,曝干捣筛,炼蜜和饮服如梧子十丸,日三,加至三十丸,病愈止,百日慎生冷、醋滑、酒、五辛、

肉、面、油腻，永瘥。无生者，干者九斤，切，以水二斗煎取一斗和之，如生者法。

本草衍义

【原文摘录】 栝楼实 九月、十月间取襄，以干葛粉拌，焙干，银石器中慢火炒熟为末。食后、夜卧，以沸汤点一二钱服，治肺燥，热渴，大肠秘。其根与贝母、知母、秦艽、黄芩之类，皆治马热。

证类本草

【原文摘录】 栝蒌 根味苦，寒，无毒。主消渴，身热烦满，大热，补虚安中，续绝伤，除肠胃中痼热，八疸，身面黄，唇干口燥，短气，通月水，止小便利。一名地楼，一名果裸，一名天瓜，一名泽姑。实名黄瓜，主胸痹，悦泽人面。茎、叶疗中热伤暑。生洪农川谷及山阴地，入土深者良，生卤地者有毒。二月、八月采根，曝干，三十日成。枸杞为之使，恶干姜，畏牛膝、干漆，反乌头。陶隐居云：出近道，藤生，状如土瓜而叶有叉。《毛诗》云：果裸之实，亦施于宇。其实，今以杂作手膏用。根入土六七尺，大二三围者，服food亦用之。唐本注云：今用根作粉，大宜服石，虚热人食之。作粉如作葛粉法，洁白美好。今出陕州者，白实最佳。臣禹锡等谨按《尔雅》云：果裸之实，栝楼。释曰：果裸之草，其实名栝楼。郭云：今齐人谓之天瓜。《日华子》云：栝楼子，味苦，冷，无毒。补虚劳，口干，润心肺，疗手面皱，吐血，肠风泻血，赤白痢，并炒用。又栝楼根，通小肠，排脓，消肿毒，生肌长肉，消扑损瘀血，治热狂时疾，乳痈，发背，痔瘘，疮疖。《图经》曰：栝楼，生洪农山谷及山阴地，今所在有之。实名黄瓜。《诗》所谓果裸之实是也。根亦名白药，皮黄肉白。三、四月内生苗，引藤蔓。叶如甜瓜叶，作叉，有细毛。七月开花，似葫芦花，浅黄色。实在花下，大如拳，生青，至九月熟，赤黄色。二月、八月采根，刮去皮，曝干，三十日成。其实有正圆者，有锐而长者，功用皆同。其根惟岁久入土深者佳，卤地生者有毒。谨按：栝楼主消渴，古方亦单用之。孙思邈作粉法：深掘大根，厚削皮至白处，寸切之，水浸，一日一易水，经五日取出，烂捣研，以绢袋盛之，澄滤令极细如粉，去水。服方寸匕，日三四服，亦可作粥粥，乳酪中食之，并宜。卒患胸痹痛，取大实一枚切，薤白半升，以白酒七升，煮取二升，分再服。一方加半夏四两，汤洗去滑，同煮服更善。又唐崔元亮疗箭镞不出。捣根傅疮，日三易，自出。又疗时疾发黄，心狂烦热，闷不认人者。取大实一枚黄者，以新汲水九合，浸淘取汁，下蜜半大合，朴消八分，合搅令消尽，分再服，便差。雷公云：栝楼，凡使皮、子、茎、根，效各别。其栝并楼样全别。若栝，自圆，黄皮厚蒂小；若楼，唯形长，赤皮蒂粗，是阴人服。若修事，去上壳皮革膜并油了。使根，待枸二三围，去皮细捣作煎搅取汁，冷饮任用也。《食疗》：子，下乳汁。又，治痈肿。栝楼根苦酒中熬燥，捣筛之，苦酒和，涂纸上摊贴。服金石人宜用。《圣惠方》：治热病头疼发热进退方：用栝楼一枚大者，取其瓤细锉，置瓷碗中，用热汤一盏沃之，盖却良久，去滓，不计时候顿服。又方治中风口眼㖞斜。用栝楼绞取汁，和大麦面搜作饼，炙令热熨。正便止，勿令太过。《外台秘要》：治消渴利方：生栝楼三十斤，以水一硕，煮取一半半，去滓，以牛脂五合，煎取水尽。以暖酒先食服如鸡子大，日三服，即妙。又方主伤寒渴欲饮。栝楼根三两，以水五升，煮取一升，分二服。清淡竹沥一升，水二升，煮好银二两半，去银。先与病人饮之，然后服栝楼汤，其银汁须冷服。《肘后方》：治耳卒得风，觉耳中栱栱。栝楼根削令可入耳，以腊月猪脂煎三沸，出，塞耳，每用三、七日即愈。又方消渴，小便多。栝楼薄切，炙取五两，水五升，煮取四升，随意饮之良。又方折伤。取栝楼根以涂之，重布裹之，热除，痛即止。又方治二三年聋耳方：栝楼根三十斤细切之，以水煮，用酿酒如常法。久久服之，甚良。又方若肠随肛出，转久不可收入。捣生栝楼取汁，温之猪肉汁中洗手随挪之令暖，自得入。《梅师方》：治诸痈发背，乳房初起微赤。捣栝楼作末，以井华水调方寸匕。《胜金方》：治太阳伤寒。栝楼根二两，水五升，煮取一升半，分二服，小便利即差。《广利方》：治小儿忽发黄，面目皮肉并黄，生栝楼根捣取汁二合，蜜一大匙，二味暖相和，分再服。集验方：下乳汁。栝楼子淘洗控干，炒令香熟，瓦上焙令白色为末。酒调下一匕，合面卧少时。杜壬：治胸膈痛彻背，心腹痞满，气不得通及治痰嗽。大栝楼去穰取子熟炒，别研和子皮，面糊为丸，如梧桐子大，米饮下十五丸。《伤寒类要》：治脾瘅溺赤出少，惕惕若恐，栝楼主之。《子母秘录》：治乳肿痛。栝楼黄色老大者一枚，熟捣，以白酒一斗煮取四升，去滓温一升，日三服。若无大者，小者二枚黄熟为上。杨氏产乳：治热游丹赤肿。栝楼末二大两，酽醋调涂之。又方治乳无汁。栝楼根烧灰，米饮服方寸匕。《产宝》：治产后乳无汁。栝楼末，井花水服方寸匕，日二服，夜流出。杨文蔚：治痰嗽,利胸膈方:栝楼肥实大者,割开,子净洗,捶破括皮,细切焙干,半夏四十九个,汤洗十遍,捶破焙干,捣罗为末,用洗栝楼熟水并瓤同熬成膏,研细为丸如梧子大,生姜汤下二十丸。又方治痈未溃。栝楼根、赤小豆,等分为末,醋调涂。《衍义》曰:栝楼,实,九月、十月间取穰,以干葛粉拌,焙干。银石器中慢火炒熟为末。食后、夜卧,以沸汤点一二钱服,治肺燥、热渴、大肠秘。其根与贝母、知母、秦艽、黄芩之类,皆治马热。

三因极一病症方论

【原文摘录】 栝蒌丸　治胸痹,胸中痛彻背,气塞,喘息咳喘,心腹痞闷。

栝蒌去瓤,取子,炒香熟,留皮与瓤别用　枳壳麸炒,去瓤。各等分

上二味,为细末,先取栝蒌皮瓤研末,水熬成膏,和二物末为丸,如梧子大。热熟水下二十五丸,日二,食后服。

丹溪心法

【原文摘录】 治心腹膨,肉多食积所致。

南星一两半,姜制　半夏　瓜蒌仁研和润,一两半　香附一两,童便浸　黄连三两,姜炒　礞石硝煅　萝卜子　连翘半两　麝少许

本草品汇精要

【原文摘录】 草之走:栝楼实无毒　蔓生。

栝楼实主胸痹,悦泽人面《名医》所录。名黄瓜、果蓏、果蓏、天瓜。苗《图经》曰:三四月生苗,引藤于垣墙篱落及屋宇之上。叶如甜瓜叶,作叉。有细花,七月开,浅黄色,似葫芦花,实在花下,大如拳。有正而圆者,有锐而长者,生青,至秋熟赤黄色,功用皆同。《尔雅》云:果蓏之草,其实名栝楼,即《诗》所谓果蓏之实,亦施于宇是也。地《图经》曰:生洪农山谷及山阴地,今所在有之。道地:衡州及均州、陕州者佳。时生:春生苗。采:十月取实。收阴干。用仁。质类冬瓜仁而苍。色苍黄。味苦。性寒,泄。气气薄味厚,阴也。臭焦。主消结痰,散痈毒。助枸杞为之使。反乌头,畏牛膝、干漆,恶干姜。制剥去壳及皮膜,微炒。治疗:《日华子》云:治面皱,吐血,肠风,泻血,赤白痢。《名医别录》云:头疼发热,胸膈痛彻背,及心腹痞满,气不得通。补:《日华子》云:虚劳,口干,润心肺。合治合干葛粉,银石器中炒热调服,疗肺燥热渴,大肠秘。合半夏熬膏为丸,疗痰嗽,利胸膈。合白酒,疗乳肿痛。合薤白、白酒、半夏,疗卒患胸痹痛。汁,合蜜、朴硝,疗时疾发黄,心狂烦热,闷不认人者。合酒调服,下乳汁。

校注妇人良方

【原文摘录】 连翘饮子　治肝胆经气滞,瘰疬结核,或乳内结核者。

连翘　川芎　瓜蒌仁研　皂角刺　炒橘叶　青皮　甘草节　桃仁各一钱

上水煎服。

【原文摘录】 大黄汤　治肠痈小腹坚肿,按之则痛,肉色如故,或焮赤微肿,小便频数,汗出憎寒,脉迟紧,未成脓者,宜服之。

大黄炒　朴硝各一钱　牡丹皮　瓜蒌仁炒　桃仁去皮尖。各二钱

上水煎服。

本草蒙筌

【原文摘录】 栝蒌实　味苦、甘,气寒。味厚气薄,属土有水,阴也。无毒。春生山野僻处,苗

系藤蔓引长。叶作叉有毛似甜瓜叶,花浅黄六瓣似葫芦花。实结拳大,青渐赤黄。皮黄蒂小正圆者名栝,皮赤蒂粗锐长者名蒌。名传虽异,证治相同。霜降采收,囫囵捣烂。或煅蛤蜊粉和择紫口者煅,研栝蒌一斤、蛤粉半斤,或研明矾末捹栝蒌一斤、明矾四两。各以新瓦贮盛,置于风日处所,待甚干燥,复研细霜。明矾者号如圣丹,用姜汁打糊丸就生姜汤吞下,出何良碧方。蛤蜊者胜真海粉,可多备听用一年出诸证辩疑方。并主痰喘咳哮,服下神效立获。取子剥壳,用仁渗油重纸包裹砖压渗之。只一度免人恶心,毋多次失药润性。畏牛膝、干漆,及附子、乌头,恶干姜,使枸杞。味甘补肺捷,性润下气佳。令垢涤郁开,故伤寒结胸必用;俾火弥痰降,凡虚怯痨嗽当求。解消渴生津,悦皮肤去皱。下乳汁,炒香酒调末服取仁炒香熟为末,酒调一匕,覆面卧少时;止诸血,并炒入药煎汤一切血症并治。茎叶捣汁浓煎,中暍音谒伤暑敷效。又天花粉,即栝蒌根。挖深土者曝干,刮粗皮净咀片。善润心中枯渴,大降膈上热痰。肿毒排脓,溃疡长肉。消扑损瘀血,除时疾热狂。驱酒疸去身面黄,通月水止小便利。仍治偏疝,酒浸微煎。如法服之,住痛立劫先以锦袋包暖阴囊,取天花粉五钱以醇酒一碗,早晨渍至下午,微煎滚,于天空下露过一宿,次早低凳坐定,双手按膝,饮下即愈,如未效再服一剂。造粉调粥日食,亦润枯燥补虚。

本草纲目

【原文摘录】 《本经》中品[校正]并入《图经》天花粉。[释名]果臝音裸、瓜蒌《纲目》、天瓜《别录》、黄瓜《别录》、地楼《本经》、泽姑《别录》,根名白药《图经》、天花粉《图经》、瑞雪。时珍曰:臝与蓏同。许慎云:木上曰果,地下曰蓏。此物蔓生附木,故得兼名。《诗》云:果臝之实,亦施于宇,是矣。栝蒌,即果臝二字音转也,亦作蓏薂,后人又转为瓜蒌,愈转愈失其真矣。古者瓜姑同音,故有泽姑之名。齐人谓之天瓜,象形也。雷敩《炮炙论》,以圆者为栝,长者为蒌,亦以牵强,但分雌雄可也。其根作粉,洁白如雪,故谓之天花粉。苏颂《图经》重出天花粉,谬矣。今削之。[集解]《别录》曰:栝蒌,生弘农川谷及山阴地。根入土深者,良;生卤地者,有毒。二月、八月采根曝干,三十日成。弘景曰:出近道。藤生,状如土瓜而叶有叉。入土六七尺,大二三围者,服食亦用之。实入摩膏用。恭曰:出陕州者,白实最佳。颂曰:所在有之。三、四月生苗,引藤蔓。叶如甜瓜叶而窄,作叉,有细毛。七月开花,似壶卢花,浅黄色。结实在花下,大如拳,青生,至九月熟,赤黄色。其形有正圆者,有锐而长者,功用皆同。根亦名白药,皮黄肉白。时珍曰:其根直下生,年久者长数尺。秋后掘者结实有粉。夏月掘者有筋无粉,不堪用。其实圆长,青时如瓜,黄时如熟柿,山家小儿亦食之。内有扁子,大如丝瓜子,壳色褐,仁色绿,多脂,作青气。炒干捣烂,水熬取油,可点灯。实[修治]敩曰:凡使皮子茎根,其效各别。其栝,圆黄皮厚蒂小;蒌则形长赤皮蒂粗。阴人服蒌,阳人服栝。并去壳皮革膜及油。用根亦取大二三围者,去皮捣烂,以水澄粉用。时珍曰:栝蒌,古方全用,后世乃分子、瓤各用。[气味]苦,寒,无毒。时珍曰:味甘,不苦。[主治]胸痹,悦泽人面《别录》。润肺燥,降火,治咳嗽,涤痰结,利咽喉,止消渴,利大肠,消痈肿疮毒时珍。子,炒用,补虚劳口干,润心肺,治吐血,肠风泻血,赤白痢,手面皱大明。[发明]震亨曰:栝蒌实治胸痹者,以其味甘性润。甘能补肺,润能降气。胸中有痰者,乃肺受火逼,失其降下之令。今得甘缓润下之助,则痰自降,宜其为治嗽之要药也。且又能洗涤胸膈中垢腻郁热,为治消渴之神药。时珍曰:张仲景治胸痹痛引心背,咳唾喘息,及结胸满痛,皆用栝蒌实。乃取其甘寒不犯胃气,能降上焦之火,使痰气下降也。成无己不知此意,乃云苦寒以泻热。盖不尝其味原不苦,而随文傅会尔。

[附方]

干咳无痰:熟栝蒌捣烂绞汁,入蜜等分,加白矾一钱,熬膏。频含咽汁。(杨起《简便方》)

痰喘气急:蓏薂二个,明矾一枣大,同烧存性,研末。以熟萝卜蘸食,药尽病除。(《普济方》)

热咳不止:用浓茶汤一钟,蜜一钟,大熟栝蒌一个,去皮,将瓤入茶蜜汤,洗去子,以碗盛,于饭上蒸,至饭熟取出。时时挑三四匙咽之。(《摘玄方》)

肺痿咳血不止:用栝蒌五十个连瓤,瓦焙,乌梅肉五十个焙,杏仁去皮尖炒二十一个,为末。每用一捻,以猪肺一片切薄,掺末入内炙熟,冷嚼咽之,日二服。(《圣济录》)

酒痰咳嗽,用此救肺:栝蒌仁、青黛等分,研末,姜汁蜜丸芡子大。每噙一丸。(《丹溪心法》)

饮酒痰澼,两胁胀满,时复呕吐,腹中如水声:栝蒌实去壳,焙一两,神曲炒半两,为末。每服二钱,葱白汤下。(《圣惠方》)

小儿痰喘,咳嗽,膈热久不瘥:瓜蒌实一枚去子,为末,以寒食面和作饼子,炙黄再研末。每服一钱,温水化下,日三服,效乃止。(《刘河间宣明方》)

胸痹痰嗽,胸痛彻背,心腹痞满,气不得通,及治痰嗽:大栝蒌去瓤,取子炒熟,和壳研末,面糊丸梧子大。每米饮下二三十丸,日二服。(《杜壬方》)

胸中痹痛,引背,喘息咳唾,短气,寸脉沉迟,关上紧数:用大栝蒌实一枚切,薤白半斤。以白酒七斤,煮二升,分再服,加半夏四两更善。(仲景《金匮》方)

清痰利膈,治咳嗽:用肥大栝蒌洗取子,切焙,半夏四十九个,汤洗十次,捶焙等分,为末,用洗栝蒌水并瓤同熬成膏,和丸梧子大。每姜汤下三五十丸,良。(《杨文蔚方》)

中风㖞斜:用栝蒌绞汁,和大麦面作饼,炙热熨之。正便止,勿令太过。(《圣惠方》)

热病头痛,发热进退:用大栝蒌一枚,取瓤细锉,置瓷碗中。用热汤一盏沃之,盖定良久,去滓服。(《圣惠方》)

时疾发黄,狂闷烦热,不识人者:大栝蒌实黄者一枚,以新汲水九合浸淘取汁,入蜜半合,朴硝八分,合搅令消尽,分再服,便瘥。(苏颂《图经本草》)

小儿黄疸,眼黄脾热:用青栝蒌焙,研。每服一钱,水半盏,煎七分,卧时服。五更泻下黄物,立可,名逐黄散。(《普济方》)

小便不通,腹胀:用栝蒌焙,研。每服二钱,热酒下,频服,以通为度。绍兴刘驻云:魏明州病此,御医用此方治之,得效。(《圣惠方》)

消渴烦乱:黄栝蒌一个,酒一盏,洗去皮子,取瓤煎成膏,入白矾末一两,丸梧子大。每米饮下十丸。(《圣惠方》)

吐血不止:栝蒌泥固煅存性,研,三钱,糯米饮服,日再服。(《圣济录》)

肠风下血:栝蒌一个,烧灰,赤小豆半两,为末。每空心酒服一钱。(《普济方》)

久痢五色:大熟瓜蒌一个,煅存性,出火毒,为末。作一服,温酒服之。胡大卿一仆,患痢半年,杭州一道人传此而愈。(《本事方》)

大肠脱肛:生栝蒌捣汁,温服之。以猪肉汁洗手,挼之令暖,自入。(葛洪《肘后方》)

小儿脱肛,唇白齿焦,久则两颊光,眉赤唇焦,啼哭:黄瓜蒌一个,入白矾五钱在内,固济煅存性,为末,糊丸梧子大。每米饮下二十丸。(《摘玄方》)

坚齿乌须:大栝蒌一个,开顶,入青盐二两,杏仁,去皮尖,三七粒,原顶合扎定,蚯蚓泥和盐固济,炭火煅存性,研末。每日揩牙三次,令热,百日有验。如先有白须,拔去以药投之,即生黑者。其治口齿之功,未易具陈。(《普济方》)

胞衣不下:栝蒌实一个,取子细研,以酒与童子小便各半盏,煎七分,温服。无实,用根亦可。(陈良甫《妇人良方》)

乳汁不下:瓜蒌子淘洗,控干,炒香,瓦上掮令白色,为末。酒服一钱匕,合面卧,一夜流出。(《姚僧坦集验方》)

乳痈初发:大熟栝蒌一枚,熟捣,以白酒一斗,煮取四升,去滓。温服一升,日三服。(《子母秘录》)

诸痈发背,初起微赤:栝蒌捣末,井华水服方寸匕。(《梅师方》)

风疮疥癞:生栝蒌一两个,打碎,酒浸一日夜。热饮。(臞仙《乾坤秘韫》)

本草汇言

【原文摘录】 栝楼实　味甘、微苦，气寒，无毒。气厚味薄，阴也，入手少阴、太阴经。苏氏曰：栝楼出弘农、陕州山谷者最胜。今江南、江北、闽、浙、河南山野僻地间亦有。三月生苗，引藤蔓，叶如甜瓜叶，窄而有叉，背面俱有白毛。六月开花，似葫芦花而浅黄色。结实在花下，大如拳。生时青白如瓜，九月黄熟如柿。形有正圆者，长锐者，功用并同。内有扁子，如南瓜子。壳色褐，仁色绿，多脂，作青草气。李氏曰：根直下生，年久者，长数尺。秋后采者，结实有粉，他时便多筋脉矣。雷氏曰：修治，去壳皮革膜及脂。取根用大二三围者，去皮捣烂，以水澄过，洁白如雪，名天花粉。

【原文摘录】 集方。

《方脉正宗》治心肺有郁火，或气滞，或食积，或痰结，壅闭中脘，为胀为痛。用栝楼仁去油，六钱，川黄连、广陈皮、白豆仁、制半夏各二钱，生姜十片，水煎服。

同前治诸咳嗽不止，不拘寒痰热痰、风痰湿痰，气闭痰，食积痰。用栝楼仁一斤，去壳，研细，绞去油，净霜三两，配陈胆星、川贝母各一两，和匀，每遇痰证，除虚劳血痰不治外，每用一钱。寒痰，用生姜汤调下；热痰，灯心汤下；风痰，用制熟附子三分，煎汤下；湿痰，白术汤下；气闭痰，牙皂汤下；食积痰，枳实汤下。如气虚不运生痰，浓煎人参汤下。

《方脉正宗》治伤寒热盛发黄。用栝楼霜五钱，白汤调服。

《金匮方》治胸中痹痛引背，喘息咳唾，短气，寸脉沉迟，关脉紧数。用大栝楼一个，连皮捣烂，配生姜一两，制半夏一两，水七碗，煎二碗，徐徐服。

《丹溪心法》治妇人夜热痰嗽，月经不调，形瘦者。用栝楼仁研烂，香附童便浸各二钱，甘草五分，每日煎服一剂。

刘河间方治小儿痰喘咳嗽久不瘥，兼膈热者。用栝楼仁去油，取霜，每日用五分，配抱龙丸一圆，生姜汤调服。

《丹溪心法》治伤酒成痰，咳嗽，用此救肺。用栝楼仁去油，取霜。每早、晚各服五分，广陈皮汤调下。

寇氏《衍义》治燥渴肠秘，冬月取栝楼熟瓤，炒为末，食前沸汤调服二钱。

《圣济录》治吐血不止。用大栝楼一个，盐泥裹固，煅存性，研细，糯米饮调服。日再服。

《普济方》治肠风下血。用栝楼一个，烧灰为末，每空心时酒服一钱同前。

治坚齿乌须方，用大栝楼一个，开顶，入青盐二两，杏仁三七粒，将原顶合好，扎定，以细滋泥和盐卤固济，炭火煅存性，去泥取栝楼炭研末，每日揩牙三次，不惟齿牙坚固，须亦转黑也。

《姚氏方》治乳汁不下。用栝楼仁炒，研，酒调服二钱，合面卧一夜，乳行。

《子母秘录》治乳痈初起。用熟栝楼一个，连皮带子捣烂，当归尾三钱，酒水各二碗，煎一碗服，渣再煎，即消。

治便毒初起。用栝楼一个捣烂，大黄三钱，水煎，连服效。

炮炙大法

【原文摘录】 栝楼根，雪白多粉者良。枸杞为之使，恶干姜，畏牛膝、干漆。栝楼仁捣碎，用粗纸压去油。苦参先须用糯米浓泔汁浸一宿，上有腥秽气并在水面上浮，并须重重淘过，即蒸，从巳至申出，曝干，细锉用之，不入汤药。玄参为之使，恶贝母、漏芦、菟丝子、伏苓、雌黄、焰硝。当归色白味甘者良。

先醒斋广笔记

【原文摘录】 治痰嗽吐不已,胸膈有冷物上塞,饮热汤稍下。

橘红　白茯苓　苏子研细　瓜蒌仁蛤粉拌炒,研细。各三钱　半夏姜汁炙,一钱　远志去心,甘草汁浸蒸,一钱五分　白豆蔻仁五分　吴茱萸汤泡去梗,一钱

河水二盅半,煎八分。饥时服,加姜汁五匙,竹沥一杯。

审视瑶函

【原文摘录】 肺经有火,血热妄行,白睛溢血,成片状或点状,常因咳嗽而起。

桑白皮蜜制　甘草炙　牡丹皮酒洗　黄芩酒炒　天花粉　桔梗　赤芍药　归尾　瓜蒌仁去壳、油,为霜。各等分

上药共研为细末。

本草择要纲目

【原文摘录】 瓜蒌　[气味]苦寒,无毒采得去壳皮草膜及油净用。[主治]降火润肺燥,涤痰结,利咽喉,消痈肿疮毒。凡肺受火逼,失其降下之令,则致胸中有痰。得瓜蒌甘缓润下之助,则痰自降。又能洗涤胸膈中垢腻郁热,为治消渴之神药。故张仲景治胸脾痛引心背,咳唾喘息,及结胸满痛,皆用瓜蒌实。实取其甘寒不犯胃气,逐上焦之,使痰气下降也。

握灵本草[81]

【原文摘录】 肺痿咳血不止。

用瓜蒌仁五十个,连瓤瓦焙,乌梅肉五十个,焙,杏仁去皮尖,炒,二十一个,为末。每用一捻,以猪肺一片,掺末入内炙熟,冷嚼咽之,日再。

本经逢原

【原文摘录】 栝楼实　甘,寒,无毒。去壳,纸包压去油用。反乌附。发明栝蒌实甘寒润燥,宜其为治嗽消痰止渴之要药,以能洗涤胸膈中垢腻郁热耳。仲景治喉痹痛,引心肾咳唾喘息及结胸满痛,皆用栝蒌实取其甘寒不犯胃气,能降上焦之火,使痰气下降也。其性较栝蒌根稍平,而无寒郁之患,但脾胃虚及呕吐自利者不可用。

得配本草

【原文摘录】 栝蒌　一名瓜蒌。枸杞为之使,畏牛膝、干漆,恶干姜,反乌头。甘,寒,润下,入手少阴经络。荡涤胸膈之邪热,消除肺经之结痰。润肠胃,疗乳痈。降上焦气逆,止消渴喘嗽。得赤小豆,治肠风下血;得乌梅,治咳血;配葱白、神曲,治酒呕吐;配青黛、香附,治妇人夜热;佐川连,治便毒;佐枳实,治结胸。取汁和蜜,入朴硝少许,治时疾狂闷发黄。通大便,研酒调下,或炒香酒下。恐滑肠,去油用。咳嗽,明矾制,或蛤粉和炒。气味悍劣,善动恶心,中气虚者禁用。

本草述钩元

【原文摘录】 实　味大甘、微苦,气寒,性润缓,味厚气薄,阴也。主治润肺燥,除热,涤痰结,止

嗽,宽胸痹,利咽喉,疗燥渴肠秘。栝蒌属土而有水,味甘性润,补肺降气。凡胸中有痰者,乃肺受火逼,失其降下之令,今得甘缓润下之助,则痰自降,宜其为治嗽要药,又能洗涤胸膈中垢腻郁热,为治消渴之神品丹溪。解胸中郁热,是其所长,故热郁汤内用之。且寒而大甘,甘虽缓而润则通,不同于栀仁辈,苦寒降折,伤其上升之阳也。仲景治胸痹痛引心背,咳唾喘息,及结胸满痛,皆用栝蒌,乃取其甘寒不犯胃气,能降上焦之火,非以苦寒泻热也濒湖。栝蒌通肺中郁热,又云降气者,总因甘合于寒,能和、能降、能润,故也。夫气属阳,同乎火体,燥则炎上,润则降下,和而且润,以缓为降,又况寒以导之。有不热郁通而气痹降乎?类明胸中痹痛引背,喘息咳唾,短气,寸脉沉迟,关上紧数,用大栝蒌一枚切,薤白半斤,以白酒七升,煮二升,分再服,加半夏四两更善。清痰、利膈、治嗽,用大栝蒌取子切焙,制半夏四十九个捶焙,等分为末,即以栝蒌皮瓤熬膏和丸,梧子大,每姜汤下三五十丸。干咳无痰,熟瓜蒌捣烂绞汁,入蜜等分,加白矾一钱,熬膏频含,咽汁。咳嗽有痰,熟瓜蒌十个,明矾二两,捣和饼,阴干,研末,糊丸梧子大,每姜汤下五七十丸。酒痰咳嗽,用此救肺,瓜蒌仁、青黛等分,研末,姜汁蜜丸,芡子大,每噙一丸。小儿痰喘,咳嗽,膈热,久不瘥,瓜蒌一枚,去子为末,以寒食面和作饼子,炙黄,再研末,每服一钱,温水化下,日三服,效乃止。妇人夜热痰嗽,月经不调形瘦者,用瓜蒌仁一两,青黛、香附、童便浸晒一两五钱,为末,蜜调,噙化之。燥渴肠秘,取九十月熟瓜蒌瓤,拌干葛粉,银石器中,慢火炒为末,食后夜卧,各以沸汤点服二钱。按栝蒌实阴厚而脂润,故于热燥之痰,为对待之剂。若寒痰湿痰,气虚所结,及饮食积聚之痰,皆用之有害。所录用实数方,或助以辛散,或间以燥湿,或和以敛水,或佐以开郁,不如是无以竟其润下之功。而致于贻濡滞之害,则亦用剂者之过也。

修治,古方全用,连子、连皮细切,后世乃分子瓤各用濒湖。然不可执一,有全用者,有用皮瓤而去子者,又有止用瓤者,有止用子者。用子剥壳,用仁渗油,免人恶心。只一度,毋多次,失药润性。其根,去皮捣细,罗粉用。

集验良方[82]

【原文摘录】 利膈氏痰丸 一切湿郁痰饮。

青黛四钱 制半夏二两,姜炒 片苓一两 川贝母二两 黑丑二两 杏仁炒,去皮尖,二两 枳壳二两,炒 瓜蒌仁去壳,微炒 黄连炒。各二两 皂荚一两,熬膏 香附子二两,炒 陈皮二两

上药皂膏为丸,如梧桐子大。每服五十丸,食远服。

本草害利

【原文摘录】 栝楼一名瓜蒌 修治,九月采取,栝圆黄皮厚蒂小,楼则形长赤皮蒂粗。阴人服楼,阳人服栝,并去壳皮革膜及油。土瓜蒌,功用相仿,惟实热壅滞者宜之。稍挟虚切勿妄投。去油捣霜,润肺之性减,而凉脾之功胜,利水泻热,行血堕胎。

类证治裁

【原文摘录】 叶氏所谓暑由鼻吸,必伤上焦气分,每引经义云:自上受者治其上。法宜辛凉微苦,廓清上焦气分,自愈。

黄芩酒炒,八分 黑山栀 橘白 郁金磨汁。各一钱 瓜蒌仁麸炒 赤苓各二钱 薄荷梗八分 沙参 薏仁各二钱 新荷梗五钱

二服,头清咽爽,烦热大减,去黄芩、郁金,加麦冬、鲜藕,渴热退而思食矣。

三、小结

(一) 不同炮制方法

1. **净制** 《神农本草经》"刮去皮,剉碎用",说明已经有了净制的方法,《雷公炮炙论》《证类本草》"雷公云:栝蒌凡使,皮、子、茎、根,效各别。其栝并蒌,样全别。若栝,自圆黄、皮厚、蒂小;若蒌,唯形长,赤皮、蒂粗,是阴人服。若修事,去上壳皮革膜并油了",雷公已经认识到瓜蒌的皮、子、茎、根作用不同,并提出了去油的方法,沿用至今。《千金翼方》"生栝蒌九斤,去皮,细切,捣绞汁令尽"。《证类本草》"取大实一枚,切,薤白半升,以白酒七升,煮取二升,分再服""捣根傅疮,日三易,自出。又疗时疾发黄,心狂烦热,闷不认人者。取大实一枚,黄者,以新汲水九合,浸淘取汁,下蜜半大合""栝楼一枚大者,取其瓤细锉,置瓷碗中,用热汤一盏沃之,盖却良久,去滓,不计时候顿服""用栝楼绞取汁,和大麦面搜作饼,炙令热熨。正便止,勿令太过""生栝楼""捣生栝楼取汁,温之猪肉汁中洗手随挪之令暖,自得入""捣栝楼作末,以井华水调方寸匕""栝楼黄色老大者一枚,熟捣,以白酒一斗,煮取四升,去滓,温一升,日三服。若无大者,小者二枚,黄熟为上""栝楼末二大两,酽醋调涂之"。《本草蒙筌》"取子剥壳,用仁渗油(重纸包裹砖压渗之)。只一度免人恶心,毋多次失药润性"。《本草纲目》"实修治,敩曰:凡使皮子茎根,其效各别。其栝,圆黄皮厚蒂小;蒌则形长赤皮蒂粗。阴人服蒌,阳人服栝。并去壳皮革膜及油。用根亦取大二三围者,去皮捣烂,以水澄粉用。时珍曰:栝蒌,古方全用,后世乃分子、瓤各用""熟栝蒌捣烂绞汁""瓜蒌实一枚去子,为末""用大栝蒌实一枚,切""用栝蒌绞汁""用大栝蒌一枚,取瓤细锉,置瓷碗中""大栝蒌实黄者一枚,以新汲水九合,浸淘取汁""生栝蒌捣汁,温服之""大栝蒌一个开顶""栝蒌瓤""栝蒌实一个,取子细研""大熟栝蒌一枚,熟捣""栝蒌捣末"。《本草汇言》"雷氏曰:修治,去壳皮革膜及脂""用大栝楼一个,连皮捣烂""用大栝楼一个,开顶,入青盐二两,杏仁三七粒,将原顶合好,扎定,以细滋泥和盐卤固济,炭火煅存性,去泥取栝楼炭研末""用熟栝楼一个,连皮带子捣烂"。《本草乘雅半偈》"并去壳皮、革膜、及脂",《本草择要纲目》"采得去壳皮草膜及油净用",《本经逢原》"栝楼实,甘、寒,无毒。去壳,纸包压去油用"。《本草述钩元》"大栝蒌一枚,切""熟瓜蒌捣烂绞汁""修治,古方全用,连子、连皮细切,后世乃分子瓤各用《濒湖》。然不可执一,有全用者,有用皮瓤而去子者,又有止用瓤者,有止用子者。用子剥壳,用仁渗油,免人恶心只一度,毋多次,失药润性。其根,去皮捣细,罗粉用"。《本草害利》"栝楼一名瓜蒌,修治,九月采取,栝圆黄皮厚蒂小,楼则形长赤皮蒂粗。阴人服楼,阳人服栝,并去壳皮革膜及油。土瓜蒌,功用相仿,惟实热壅滞者宜之。稍挟虚切勿妄投。去油捣霜,润肺之性减,而凉脾之功胜,利水泻热,行血堕胎"。

2. **水制** 《本草纲目》附方:"大熟栝蒌一个,去皮,将瓤入茶蜜汤,洗去子,以碗盛,于饭上蒸,至饭熟取出。时时挑三四匙咽之。(《摘玄方》)"

3. **火制** 《本草衍义》"栝楼实,九月、十月间取襄,以干葛粉拌,焙干,银石器中慢火炒熟为末""栝楼薄切,炙""去穰,取子熟炒,别研和子皮,面糊为丸""栝楼肥实大者,割开,子净洗,捶破括皮,细切焙干,半夏四十九个,汤洗十遍,捶破焙干,捣罗为末,用洗栝楼熟水并瓤同熬成膏,研细为丸如梧子大"。《三因极一病症方论》"栝蒌去瓤,取子,炒香熟,留皮与瓤别用",《本草品汇精要》"制:剥去壳及皮膜,微炒",《本草纲目》附方"用栝蒌五十个,连瓤,瓦焙""栝蒌实去壳,焙""大栝蒌去瓤,取子,炒熟,和壳研末,面糊丸梧子大""用肥大栝蒌洗取子,切,焙""用青栝蒌焙,研""用栝蒌焙,研""栝蒌泥固,煅存性,研""栝蒌一个,烧灰""大熟瓜蒌一个,煅存性,出火毒,为末"。《本草汇言》集方

"冬月取栝楼熟瓤,炒为末""用栝楼一个,烧灰为末""用栝楼仁炒,研,酒调服二钱"。《本草述钩元》"用大栝蒌取子,切,焙""瓜蒌一枚,去子为末,以寒食面和作饼子,炙黄,再研末""取九十月熟瓜蒌瓤,拌干葛粉,银石器中,慢火炒为末"。

4. 不同辅料 酒、盐等。《本草纲目》"酒浸",《本草汇言》"酒煎服""盐泥裹固,煅存性,研细,糯米饮调服"。

(二) 炮制理论

《得配本草》"取汁和蜜,入朴硝少许,治时疾狂闷发黄。通大便,研酒调下,或炒香酒下。恐滑肠,去油用。咳嗽,明矾制,或蛤粉和炒",从而增加疗效。

乌　梅

乌梅为蔷薇科植物梅 *Prunus mume*（Sieb.）Sieb. et Zuce.的干燥近成熟果实。夏季果实近成熟时采收,低温烘干后闷至色变黑。

一、概述

中医临床常用作敛肺涩肠,生津安蛔药。用于肺虚久咳、口干烦渴、久疟、久泻、便血、尿血、血崩、蛔厥腹痛、呕吐、钩虫病等。其炮制方法历代文献记载纷繁,而近代只沿用其乌梅、乌梅肉、炒(煅)炭之法,对其炮制研究很少。

乌梅的炮制始见于汉代,《金匮玉函经》中即有"去核"和"以苦酒渍乌梅一宿,去核,蒸之五升米下,饭熟取捣成泥"的醋制法,此时期生用和醋制皆要求去核取肉。

二、炮制研究

肘后备急方

【原文摘录】 黄连一升,乌梅二十枚,炙燥,并得捣末,蜡如棋子大,蜜一升,合于微火上,令可丸,丸如梧子大,一服二丸,日三。若小腹满,不得小便。治一切疟,乌梅丸。方:甘草二两,乌梅肉熬,人参、桂心、肉苁蓉、知母、牡丹各二两,常山、升麻、桃仁去皮尖,熬,乌豆皮熬膜取皮,各三两。

备急千金要方

【原文摘录】 干漆炒令烟断。用乌梅入丸散者,熬之。用熟艾者,先炒,细擘,合诸药捣令细散不可筛者,纳散中和之。凡用诸毛羽、齿牙、蹄甲、龟鳖、鲮鲤等甲、皮、肉、骨、角、筋,鹿茸等,皆炙之。蛇蜕皮微炙。

大曲蘖丸主消谷断下,温和又寒冷者,长服不患霍乱方。

大麦　蘖曲各一升　附子　干姜　当归　人参各三两　赤石脂一两　桔梗　女萎各二两　吴茱萸　皂荚各五两　蜀椒二两半　乌梅五十枚

上十三味,末之,蜜醋中半渍梅一宿,蒸三斗米下,去核,捣如泥,和药蜜和捣三千杵。服十丸,日三。下甚者,加龙骨、阿胶、艾各三两。消食断下丸寒冷者,常服之方。

新修本草

【原文摘录】　生汉中川谷。五月采，火干。此亦是今乌梅也。用之去核，微熬之，伤寒烦热，水渍饮汁。

千金翼方

【原文摘录】　含消丸　主胸中热口干方。

茯苓　五味子　甘草炙。各一两　乌梅去核　大枣去核。各二七枚

上五味，捣筛为散，别捣梅枣令熟，乃合余药，更和捣五百杵，丸如弹子大。含之咽汁，日三夜二，任性分作小丸。

外台秘要

【原文摘录】　《千金》名腊煎丸又疗三十年下痢，所食之物皆不消化，或青或黄，四肢沉重，起即眩倒，骨肉消尽，两足逆冷，腹中热，苦转筋，起止须人扶，阴冷无子，椒艾丸方。

赤石脂二两，别末　熟艾一升　干姜三两　蜀椒三百枚，汗　乌梅三百枚，醋浸剥取肉

上五味，先捣筛姜椒为末，将熟艾、梅肉著一斛酒，饭下蒸。

太平圣惠方

【原文摘录】　治心胸烦热，口干舌涩，心神壅闷，宜服含化玉液丸方。

寒水石一两，研　石膏一两，研如粉　葛根一两　栝蒌根一两　乌梅肉半两，炒　麦门冬一两半，去心焙
赤茯苓一两　龙脑一钱，研入

上件药，捣罗为末，入研了药令匀，炼蜜和丸，如弹子大。每服一丸，薄棉裹，含化咽津。

金匮玉函经

【原文摘录】

乌梅三百个　细辛六两　黄连一斤　当归四两　蜀椒四两，去子　桂枝六两　黄柏六两　干姜十两
附子六两，炮　人参六两

上十味，异捣筛，合治之，以苦酒渍乌梅一宿，去核，蒸之五升米下，饭熟取捣成泥，和药令相得，内臼中，与蜜杵二千圆，如梧桐子大。先食饮服十圆，日子服，稍加至二十圆，禁生冷、滑物、食臭等。

类编朱氏集验医方[83]

【原文摘录】　治积热伤寒。

乌梅切片焙干，一个　丁香三个　缩砂仁去壳，四个　巴豆去壳，打碎去油，研烂，二个

前三药为末，入巴豆研匀，再用研细百草霜和匀，面糊为丸如绿豆大。一岁一九，米饮送下。积块者可常服。

扁鹊心书

【原文摘录】　阿胶丸　治冷热不调，下痢赤白。

黄连　黄柏盐水炒　当归各一两　乌梅肉炒，一两　芍药二两　阿胶蛤粉炒，一两

为末,蒸饼丸梧子大。白汤下,五十丸。

太平惠民和剂局方

【原文摘录】 乌梅 凡使,先洗,捶,去核,取肉,微炒过用之。

洪氏集验方

【原文摘录】

甘草一两 炙乌梅一两,去仁,瓦上焙干 白矾半两,生研 五倍子一两,拣

上为细末,入白面四两,同和匀。每服一大钱,新水调下。如泄泻、霍乱作渴,一服即愈。虽平日不敢饮冷者,以冷水服药不妨。

儒门事亲

【原文摘录】 吾灵丹 治打扑胁损,痛不可忍者。

乳香二钱,另研 乌梅五个,去核,细切,焙干为末 白蔹莨子二两八钱,炒黄,捣为末 白米一捻,另研细末

上再入乳钵内,研数百下,炼蜜为丸,如粟大。细嚼,热汤下。病在上,食后;在下,食前。

汤液本草

【原文摘录】 又方治一切恶疮肉出,以乌梅烧为灰,杵末,敷上恶肉,立尽。

卫生宝鉴

【原文摘录】 乌梅气平,味酸 主下气,除热烦满,安心调中,治痢止渴,以盐豉为白梅,亦入除痰药,去核,锉细用。

普济方

【原文摘录】 治伤寒后虚烦不得眠,心中懊恼,栀子乌梅汤方。

栀子仁 甘草炙 黄芩去黑心。各半两 乌梅去核,炒,十四枚 柴胡去苗,一两

上五味,㕮咀如麻豆大,每服四钱匕,水一盏半,生姜三片,豉五十粒,竹叶二七片,同煎至七分,去滓温服。

【原文摘录】 前胡丸 疗新久咳嗽。

前胡六分 乌梅炮,二枚 桔梗 干姜各二分 桂八分 川椒八分,炒汗

上为细末,蜜和丸,如樱桃大。一丸含化,稍稍咽汁,每日三次。

【原文摘录】 又疗久咳,昼夜不得卧,咽中作水鸡声欲死者,疗之良。

款冬花 五味子 乌梅肉焙微黄 紫菀茸各一两 甘草炒,半两 御米壳去蒂,蜜炒,四两

上为细末,每服二钱,水二盏,煎至七分,去滓,食后温服,每日二次。

【原文摘录】 椒艾丸大成医方 治日久虚寒,泄痢不止,及治脏腑虚寒,泄泻不止。

乌梅去核,二两半,醋浸,布裹蒸 川椒炒,去目,一两,捣成无滓 艾一两半 干姜炮 赤石脂 黑附子炮裂,去皮脐。各一两

上除乌梅外,同为细末,将蒸乌梅肉研匀,更入熟枣肉、蜜少许为丸,如梧桐子大。

本草品汇精要

【原文摘录】 果之木：梅实无毒，附叶、根、核仁、乌梅、白梅 植生。

梅实出《神农本经》主下气，除热烦满，安心，肢体痛，偏枯不仁，死肌，去青黑痣，恶疾以上朱字《神农本经》。止下痢，好唾，口干以上黑字《名医》所录。苗谨按：木似杏而枝杆劲脆，春初时开白花，甚清馥，花将谢而叶始生。二月结实如豆，味酸美，人皆啖之。五月采将熟，大于杏者，以百草烟熏至黑色，为乌梅；以盐淹，暴干者，为白梅也。地《图经》曰：生汉中川谷，今襄汉、川蜀、江湖、淮岭皆有之。道地：郢州，今安吉为胜。时生：春初开花，二月结实。采：五月取实。收火干。用实。质类杏实。色生青，熟黄。味酸。性平，收。气气之薄者，阳中阴也。臭香。主生津止渴，除冷热痢。制去核用。治疗：《图经》曰：叶，煮汁，已休息痢。根，除风痹。乌梅，治伤寒烦热及霍乱燥渴，虚劳瘦羸，产妇气痢。陶隐居云：白梅，点痣，蚀恶肉。唐本注云：实，利筋脉，去痹。《药性论》云：核，除烦热。《日华子》云：实，止渴。叶，止霍乱。白梅，傅刀箭所伤及刺在肉中。乌梅，除劳及骨蒸，去烦闷，涩肠，消酒毒并偏枯，皮肤麻痹，去黑点，令人得睡。陈藏器云：乌梅，消痰，祛疟瘴，调中，止吐逆。孟诜云：大便不通，气奔欲死，乌梅汤泡挪去核，杵丸如枣大，内下部即通。《汤液本草》云：乌梅烧灰，傅一切疮肉及蛔虫。合治乌梅合建茶、干姜为丸，止休息痢。合蜜为丸，石榴根皮汤下，治伤寒，下部生匿疮。禁服黄精，不宜食。多啖，伤骨，蚀脾胃，发热，损齿。梅根出土者不用。生食，令人膈上热。

保婴撮要

【原文摘录】 乌梅丸。

乌梅三十个，酒浸肉研烂　细辛　干姜　附子泡。各一两　蜀椒四两　黄连一两　当归四两

上为末，乌梅肉与米饭和丸，桐子大。每服数丸，白汤下。

本草纲目

【原文摘录】 梅《本经》中品 [释名]时珍曰：梅古文作呆，象子在木上之形。梅乃杏类，故反杏为呆。书家讹为甘木。后作梅，从每，谐声也。或云：梅者媒也，媒合众味。故书云：若作和羹，尔惟盐梅，而梅字亦从某也。陆佃《埤雅》言梅入北方变为杏，郭璞注《尔雅》以柟为梅，皆误矣。柟即柟木，荆人呼为梅，见陆玑《草木疏》。[集解]《别录》曰：梅实生汉中山谷。五月采实，火干。颂曰：今襄汉、川蜀、江湖、淮岭皆有之。时珍曰：按陆玑《诗疏》云：梅，杏类也。树、叶皆略似杏，叶有长尖，先众木而花。其实酢，曝干为脯，入羹臛齑中，又含之可以香口。子赤者材坚，子白者材脆。范成大《梅谱》云：江梅，野生者，不经栽接，花小而香，子小而硬。消梅，实圆松脆，多液无滓，惟可生啖，不入煎造。绿萼梅，枝跗皆绿。重叶梅，花叶重叠，结实多双。红梅，花色如杏。杏梅，色淡红，实扁而斑，味全似杏。鸳鸯梅，即多叶红梅也，一蒂双实。一云：苦楝接梅，则花带黑色。谭子化书云：李接桃而本强者其实毛，梅接杏而本强者其实甘。梅实采半黄者，以烟熏之为乌梅；青者盐淹曝干为白梅。亦可蜜煎、糖藏，以充果饤。熟者笮汁晒收为梅酱。惟乌梅、白梅可入药。梅酱，夏月可调渴水饮之。实[气味]酸，平，无毒。大明曰：多食损齿伤筋，蚀脾胃，令人发膈上痰热。服黄精人忌食之。食梅齿齼者，嚼胡桃肉解之。《物类相感志》云：梅子同韶粉食，则不酸，不软牙。[发明]宗奭曰：食梅则津液泄者，水生木也。津液泄则伤肾，肾属水，外为齿故也。时珍曰：梅，花开于冬而实熟于夏，得木之全气，故其味最酸，所谓曲直作酸也。肝为乙木，胆为甲木。人之舌下有四窍，两窍通胆液，故食梅则津生者，类相应也。故《素问》云：味过于酸，肝气以津。又云：酸走筋，筋病无多食酸。不然，物之味酸者多矣，何独梅能生津耶？乌梅[修治]弘景曰：用须去核，微炒之。时珍曰：造法，取青梅篮盛，于突上熏黑。若以稻灰淋汁润湿蒸过，则肥泽不蠹。[气味]酸，温、平、涩，无毒呆曰：寒。忌猪肉。[主治]下气，除热烦满，安心，止肢体痛，偏枯不仁，死肌，去青黑痣，蚀恶肉《本经》。去痹，利筋脉，止下痢，好唾口干《别录》。水渍汁饮，治伤寒烦热弘景。止渴调中，去痰治疟瘴，止吐逆霍乱，除冷热痢藏器。治虚劳骨蒸，消酒毒，令人得睡。和建茶、干姜为丸服，止休息痢，大验大明。敛肺涩肠，止久嗽泻痢，反胃噎膈，蛔厥吐利，消肿涌痰，杀虫，解鱼毒、马汗毒、硫黄毒时珍。

[发明]弘景曰：生梅、乌梅、白梅，功应相似。好古曰：乌梅，脾、肺二经血分药也。能收肺气，治燥嗽。肺欲收，急食酸以收之。时珍曰：乌梅、白梅所主诸病，皆取其酸收之义。惟张仲景治蛔厥乌梅丸及虫䘌方中用者，取虫得酸即止之义，稍有不同耳。《医说》载：曾鲁公痢血百余日，国医不能疗。陈应之用盐水梅肉一枚研烂，合腊茶，入醋服之，一啜而安。大丞梁庄肃公亦痢血，应之用乌梅、胡黄连、灶下土等分为末，茶调服，亦效。盖血得酸则敛，得寒则止，得苦则涩故也。其蚀恶疮弩肉，虽是酸收，却有物理之妙。说出《本经》。其法载于《刘涓子鬼遗方》：用乌梅肉烧存性研，敷恶肉上，一夜立尽。《圣惠》用乌梅和蜜作饼贴者，其力缓。按，杨起《简便方》云：起臂生一疽，脓溃百日方愈，中有恶肉突起，如蚕豆大，月余不消，医治不效。因阅本草得此方，试之，一日夜去其大半，再上一日而平。乃知世有奇方如此，遂留心搜刻诸方，始基于此方也。

[附方]

痈疽疮肿，已溃未溃皆可用：盐白梅烧存性为末，入轻粉少许，香油调，涂四围。（王氏《易简方》）

喉痹乳蛾：冰梅丸，用青梅二十枚盐十二两，淹五日，取梅汁，入明矾三两，桔梗、白芷、防风各二两，猪牙皂角三十条，俱为细末，拌汁和梅入瓶收之。每用一枚，噙咽津液。凡中风痰厥，牙关不开，用此擦之尤佳。《总录》：用白梅包生矾末作丸含咽，或纳吞之。

消渴烦闷：乌梅肉二两，微炒为末。每服二钱，水二盏，煎一盏，去滓，入豉二百粒，煎至半盏，温服。（《简要济众方》）

泄痢口渴：乌梅煎汤，日饮代茶。（《扶寿精方》）

产后痢渴：乌梅肉二十个，麦门冬十二分，以水一升，煮七合，细呷之。（《必效方》）

赤痢腹痛：《直指》用陈白梅同真茶、蜜水各半，煎饮之。《圣惠》用乌梅肉炒、黄连各四两，为末，炼蜜丸梧子大。每米饮服二十丸，日三服。

便痢脓血：乌梅一两，去核，烧过为末。每服二钱，米饮下，立止。（《圣济总录》）

久痢不止，肠垢已出：《肘后》用乌梅肉二十个，水一盏，煎六分，食前分二服。《袖珍》用乌梅肉、白梅肉各七个，捣烂，入乳香末少许，杵丸梧桐子大。每服二三十丸，茶汤下，日三。

大便下血，及酒痢、久痢不止：用乌梅三两，烧存性为末，醋煮米糊和，丸梧子大。每空心米饮服二十丸，日三。（《济生方》）

小便尿血：乌梅，烧存性研末，醋糊丸梧子大。每服四十丸，酒下。

血崩不止：乌梅肉七枚，烧存性研末。米饮服之，日二。

大便不通，气奔欲死者：乌梅十颗，汤浸去核，丸枣大。纳入下部，少时即通。（《食疗本草》）

霍乱吐利：盐梅煎汤，细细饮之。（《如宜方》）

蛔虫上行，出于口鼻：乌梅煎汤频饮，并含之，即安。（《食鉴本草》）

水气满急：乌梅、大枣各三枚，水四升，煮二升，纳蜜和匀，含咽之。（《圣济总录》）

梅核膈气：取半青半黄梅子，每个用盐一两，淹一日夜，晒干，又浸又晒，至水尽乃止。用青钱三个，夹二梅，麻线缚定，通装瓷罐内封埋地下，百日取出。每用一枚，含之咽汁，入喉即消。收一年者治一人，二年者治二人，其妙绝伦。（《龚氏经验方》）

心腹胀痛，短气欲绝者：乌梅二七枚，水五升，煮一沸，纳大钱二七枚，煮二升半，顿服之。（《肘后》）

劳疟劣弱：乌梅十四枚，豆豉二合，桃、柳枝各一虎口，甘草三寸，生姜一块，以童子小便二升，煎一半，温服即止。（《图经本草》）

久咳不已：乌梅肉微炒，罂粟壳去筋膜，蜜炒，等分为末。每服二钱，睡时蜜汤调下。

痰厥头痛，如破者：乌梅肉三十个，盐三撮，酒三升，煮一升，顿服，取吐即愈。（《肘后方》）

伤寒头痛,壮热,胸中烦痛,四五日不解:乌梅十四枚,盐五合,水一升,煎半升,温服取吐。吐后避风良。(《梅师方》)

折伤金疮:干梅烧存性,敷之,一宿瘥。(《千金方》)

马汗入疮,作痛:用乌梅连核捣烂,以头醋和敷。仍先刺疮,出去紫血,乃敷之系定。(《经验方》)

猘犬伤毒:乌梅末,酒服二钱。(《千金》)

指头肿毒,痛甚者:乌梅肉,和鱼鲊捣,封之妙。(李楼《奇方》)

伤寒䘌疮,生下部者:乌梅肉三两,炒为末,炼蜜丸梧子大。以石榴根皮煎汤,食前下三十丸。(《圣惠方》)

小儿头疮:乌梅烧末,生油调涂。(《圣济录》)

香口去臭:曝干梅脯,常时含之。(《毛诗疏》)

硫黄毒发,令人背膊疼闷,目暗漠漠:乌梅肉焙,一两,砂糖半两,浆水一大盏,煎七分,呷之。(《总录》)

疮疡经验全书[84]

【原文摘录】 治疗疮胬肉凸起者,方用乌梅肉煅灰存性,研末掺之即收。

鲁府禁方[85]

【原文摘录】 治赤白痢疾久不止者,神效。

乌梅六七个,烧存性,为末,空心黄酒调,一服见神效。

外科正宗

【原文摘录】 宁肺丸。

宁肺丸中二般药,乌梅粟壳去筋膜,每服二钱功有灵,肺痈、肺痿同堪嚼。

治久嗽咯吐脓血,胸膈不利,咳嗽痰盛,坐卧不安,言语不出,甚则声音哑嗌者服之。

乌梅蜜拌蒸,取肉八钱,捣膏　罂粟壳去膜,蜜拌炒为末,一两

用乌梅膏加生蜜少许调作丸,每服二钱,乌梅汤不拘时下。

本草征要

【原文摘录】 乌梅　味酸平,无毒,入肺、脾二经定嗽定渴,皆由敛肺之勋;止血止利,尽是固肠之力。清音去痰涎。安蛔理烦热,蚀恶肉而至速,消酒毒以清神。白梅即霜梅也牙关紧闭,擦龈涎出便能开;刀箭伤肤,研烂傅之血即止。乌梅、白梅,皆以酸收为功,痤愈后有肉突起,乌梅烧敷,一日减半,两日而平,真奇方也。夫梅生于春,曲直作酸,病有当发散者,大忌酸收,误食必为害。若过食而齿齼,嚼胡桃肉解之。

本草乘雅半偈

【原文摘录】 梅实《本经》中品　[气味]酸,平,无毒。[主治]主下气,除热烦满,安心,止肢体痛,偏枯不仁,死肌,去青黑痣、恶肉。[颙]曰:梅叶皆似杏,叶端有尖,先春而花,凌霜傲雪,清芬袭人。其子青赤者,其材坚;其子青白者,其材脆。品类极繁,江梅遗核野生,不经栽接者,名直脚梅,凡山谷水滨,及荒凉迥绝之处,皆此本也。花小而疏瘦有韵,香烈实小而硬。早梅冬至前开,故得早名,

要非风土之正。消梅其实圆小多液,惟堪青敢。古梅枝干缪曲,苍藓鳞封,苔须缀枝,几长数寸,绿丝风扬,飘飘拂人。重叶梅,花瓣数层,如小白莲,花房独出,结实多双,尤为瑰异。又绿萼梅、朱梅、百叶缃梅、鸳鸯梅、檀香、玉蝶诸品,皆堪清玩。若大庾岭梅,南枝已落,北枝方开,寒燠异土,迟早顿殊。入药以野生,及未经就接者为贵。修事乌梅,取青梅篮盛,置于突上熏黑。若以稻灰淋汁润蒸,则肥泽不蠹。白梅,取青梅盐汁渍之,日晒夜浸,十日成矣,久乃生霜。

本草崇原

【原文摘录】 乌梅 气味酸,温,平涩,无毒。主治下气,除热,烦满,安心,止肢体痛,偏枯不仁,死肌,去青黑痣,蚀恶肉志痣同。梅实将熟时,采微黄者,篮盛于突上熏黑,若以稻灰淋汁,润湿蒸过,则肥泽不蛀。梅花放于冬,而实熟于夏,独得先春之气,故其味酸,其气温平而涩,涩附于酸也。主下气者,得春生肝木之味,生气上升,则逆气自下矣。除热烦满者,禀冬令水阴之精,水精上滋,则烦热除而胸膈不满矣。安心者,谓烦热除而胸膈不满,则心气亦安。肢体痛,偏枯不仁,死肌,皆阳气虚微,不能熏肤充身泽毛,若雾露之溉。梅实结于春而熟于夏,主敷布阳气于肌腠,故止肢体痛,及偏枯不仁之死肌。阳气充达,则其颜光,其色鲜,故去面上之青黑痣,及身体虫蚀之恶肉。愚按:乌梅味酸,得东方之木味,放花于冬,成熟于夏,是禀冬令之水精而得春生之上达也。后人不体经义,不穷物理,但以乌梅为酸敛收涩之药,而春生上达之义未之讲也,惜哉。

本草备要

【原文摘录】 乌梅 批涩肠,敛肺酸涩而温。脾、肺血分之果,敛肺肺欲收,急食酸以收之。涩肠,涌痰消肿,清热解毒,生津止渴,醒酒杀虫。治久咳泻痢梁庄肃公血痢,陈应之用乌梅、胡黄连、灶下土等分为末,茶调服而愈。曾鲁公血痢百余日,国医不能疗,应之用盐梅肉研烂,合腊茶入醋服,一啜而安。瘴疟诸证初起者,皆禁用,霍乱,吐逆反胃,劳热骨蒸皆取其酸收。安蛔厥蛔虫上攻而眩仆。虫得酸则伏,仲景有蛔厥乌梅丸,去黑痣,蚀恶肉痛疮后生恶肉,烧梅存性,研末敷之。多食损齿伤筋《经》曰:酸走筋,筋病无多食酸。白梅功用略同。治痰厥僵仆,牙关紧闭取肉揩擦牙龈,涎出即开。盖酸先入筋,齿软则易开。若用铁器撬开,恐伤其齿,惊痫喉痹。敷乳痈肿毒,刺入肉中嚼烂罨之即出。疮中胬肉,捣饼贴之即收。青梅熏黑为乌梅稻灰汁淋蒸,则不蠹。孟诜云:乌梅十颗,汤煮去核,纳肛中,通大便,盐渍为白梅时珍曰:梅,花于冬而实于夏,得木之全气,故最酸。胆为甲木,肝为乙木。人舌下有四窍,两通胆液,故食酸则津生。食梅齿齼者,嚼胡桃即解。衣生霉点者,梅叶煎汤洗之。捣洗葛衣亦佳。

本草易读

【原文摘录】 乌梅 去核,炒用。酸,涩,微寒,无毒,入足厥阴肝经。下气退热,除呕杀蛔。止燥渴而泄烦满,平久嗽而住渴痢,清痰涎而消肿痛,蚀恶肉而点黑痣。收二便之下血,除偏风之不仁,松霍乱之转筋,开痰厥之牙关。生汉中川谷。五月采实。襄汉、川蜀、江湖、淮岭皆有之。树、叶皆似杏,采梅实半黄者,以烟熏之为乌梅。取青大者,以盐汁渍之,日晒夜渍,十日则成白梅,主治略同。

诸疮胬肉,乌梅肉烧末,敷之验方第一。痢脓血,净肉烧末,每米汤下二钱第三。大便血,净肉三两,烧末,醋煎,米汤丸服第五。崩血不止,净肉烧末米饮下第七。心腹胀痛,短气欲绝,净肉二七枚,煎沸,纳铜钱二七枚,煎服第九。久嗽不已,净肉炒,蜜粟壳同炒末,蜜汤下第十。金疮折伤,烧末敷之,白者亦可十一。

本草述钩元

【原文摘录】 乌梅　修治,造乌梅法：取青梅篮盛,于突上熏黑。若以稻灰淋汁润湿蒸过,则肥泽不蠹。造白梅,取大青梅以盐汁渍之,日晒夜渍,十日成矣,乃上霜。

本草害利

【原文摘录】 乌梅　修治,去核微炒,或蒸熟。

本草便读

【原文摘录】 白霜梅即青梅,用盐水浸之,日晒夜浸十日后,即有霜起乃成,味酸、咸,性平,入肝达胃,善豁顽痰。治中风喉痹,牙关紧闭等证。以酸碱之性,碱能润下,酸能通泄也。

三、小结

(一) 不同炮制方法

1. 净制　《千金翼方》"去核",《本草品汇精要》《本草纲目》"汤泡,挪去核,杵丸如枣大"。

2. 水制　《本草纲目》《本草乘雅半偈》《本草崇原》《本草备要》《本草述钩元》"时珍曰：造法取青梅篮盛,于突上熏黑。若以稻灰淋汁润湿蒸过,则肥泽不蠹",《外科正宗》"乌梅蜜拌蒸,取肉"。

3. 火制　《肘后备急方》"炙燥",《备急千金要方》"熬之",《新修本草》"用之去核,微熬之,伤寒烦热,水渍饮汁",《太平圣惠方》"治炒",《类编朱氏集验医方》"切片,焙干",《扁鹊心书》"炒",《太平惠民和剂局方》"乌梅凡使,先洗,捶,去核,取肉,微炒过用之",《洪氏集验方》"炙乌梅一两,去仁,瓦上焙干",《儒门事亲》"去核,细切,焙干为末",《汤液本草》"以乌梅烧为灰,杵末,敷上恶肉,立尽",《普济方》"乌梅去核,炒,五十枚""乌梅炮,二枚""又疗久咳,昼夜不得卧,咽中作水鸡声欲死者,疗之良。乌梅肉焙微黄",《本草品汇精要》"乌梅烧灰,傅一切疮肉及蛔虫",《本草纲目》"乌梅修治弘景曰：用须去核,微炒之",《本草纲目》附方"微炒为末""乌梅肉,炒""去核,烧过为末""烧存性研末""微炒""烧末""焙",《疮疡经验全书》"煅灰存性,研末掺之即收",《鲁府禁方》"烧存性,为末,空心黄酒调",《本草易读》"去核,炒用",《本草害利》"去核,微炒,或蒸熟"。

4. 不同辅料　醋、苦酒、蜜、盐等。《外台秘要》"乌梅三百枚,醋浸剥取肉",《金匮玉函经》"乌梅三百个,以苦酒渍乌梅一宿,去核,蒸之五升米下,饭熟取捣成泥,和药令相得,内臼中,与蜜杵二千圆,如梧桐子大,先食饮服十圆,日子服,稍加至二十圆,禁生冷、滑物、食臭等",《普济方》"乌梅去核,二两半,醋浸,布裹蒸",《保婴撮要》"乌梅三十个,酒浸肉研烂",《本草纲目》附方"烧存性为末,醋煮米糊和丸梧子大""烧存性,研末,醋糊丸梧子大""连核捣烂,以头醋和敷""炒为末,炼蜜丸梧子大"。

(二) 炮制机制

《本草纲目》曰"取青梅篮盛,于突上熏黑。若以稻灰淋汁润湿蒸过,则肥泽不蠹",阐述其炮制的目的。《本草便读》改进盐制法为"白霜梅即青梅,用盐水浸之,日晒夜浸十日后,即有霜起乃成,以酸碱之性,碱能润下,酸能通泄也",则阐述了盐制的作用机制。

乌 药

乌药为樟科植物乌药 *Lindera aggregata*（Sims.）Kosterm.的干燥块根。全年均可采挖，除去细根，洗净，趁鲜切片，晒干，或直接晒干。

一、概述

乌药，始载于《本草拾遗》。辛、温，归肺、脾、肾、膀胱经。顺气止痛，温肾散寒。用于胸腹胀痛，气逆喘急，膀胱虚冷，遗尿尿频，疝气，痛经。唐代《理例》有乌豆油煮的方法。

二、炮制研究

圣济总录

【原文摘录】 治筋脉中风，四肢拘挛，不得屈伸，手足无力，舒筋丸方。

乌头去皮脐，半生半炒，一两　牛膝酒浸，切，焙，一两　地龙去土炒，一两　赤小豆二合生为末　乌药锉，一两

上五味，捣罗为末，炼蜜和丸，梧桐子大。每服十五丸，盐汤下，不拘时候。

【原文摘录】 治伤寒表里未解，营卫气逆，手足厥冷，上喘阴证，或霍乱吐泻非时腹胀，及年高营卫虚弱，脏腑不和，膀胱紧急，腰骸痹疼，及妇人产后劳冷等疾，均气汤方。

白术米泔浸，细锉，焙干，微炒　天台乌药细锉，微炒。各二两　人参　青橘皮去白炒　甘草炙，锉　白芷各一两　白茯苓去黑皮，半两

上七味，粗捣筛，每服三钱匕，水一盏，生姜三片，枣二枚，同煎至七分，去滓温服，如吐逆，入藿香少许。

【原文摘录】 治瘴气，乌药汤方。

乌药锉，焙，一斤　半夏半斤，生姜绞汁浸参宿，焙干　桂去粗皮，一两　马鞭草焙，半斤　荆芥穗　陈橘皮去白，焙干。各四两　甘草炙锉二两

上七味，粗捣筛，每服二钱匕，水一盏，入生姜五片，煎七分去滓，不拘时温服。

【原文摘录】 治脾胃不和，化癖气，调中脏，及心下急懊，厚朴汤方。

厚朴去粗皮，四两，生姜二两同杵，阴一二日，曝干　白术四两　陈橘皮汤浸，去白，焙，三两　乌药汤浸，锉，炒　甘草炙，锉。各二两

上五味，粗捣筛，每服二钱匕，水一盏，入生姜三片，大枣二枚劈破，同煎至七分，去滓温服。

【原文摘录】 治心痛不可忍,姜黄散方。

姜黄微炒 当归切焙。各一两 木香 乌药微炒。各半两

上四味,捣罗为散,每服二钱匕,煎茱萸醋汤调下。

【原文摘录】 治泻血血痢,乌金丸方。

乌药不以多少,炭火烧,存性

上一味,捣罗为末,陈粟米饭丸,如梧桐子大。每服三十丸,米饮下。

【原文摘录】 治一切水气,四肢肿满,妙香汤方。

香子炒 乌药生用 高良姜汤浸,焙干 青橘皮去白。各一两

上四味,同粗捣筛。每服二钱匕,酒半盏,煎数沸,去滓,稍热服。

太平惠民和剂局方

【原文摘录】 乳香宣经丸 治体虚为风、湿、寒、暑进袭,四气相搏,半身不遂,手足顽麻,骨节烦疼,足胫浮肿,恶寒发热,渐成脚气;肝肾不足,四肢挛急,遍身攻注;或闪肭打扑,内伤筋骨;男子疝气,妇人经脉不调。常服活血止痛,补虚,壮筋骨。

川楝子锉,炒 牵牛子炒 乌药去木 茴香淘去沙土,炒 橘皮去白 草薢微炙 防风各二两 乳香研 草乌乌豆一合同煮,竹刀切透黑,去皮、尖,焙 五灵脂酒浸,淘去沙石晒干,研。各半两 威灵仙去芦,洗,二两

上为细末,酒糊为丸,如梧桐子大。每服五十丸,盐汤、盐酒任下,妇人醋汤下。

【原文摘录】 小乌沉汤 调中快气,治心腹刺痛。

乌药去心,十两 甘草炒,一两 香附子沙盆内煅去皮、毛,焙干,二十两

上为细末,每服一钱,入盐少许,或不着盐,沸汤点服,不拘时。

【原文摘录】 茴香丸 治丈夫元脏久虚,冷气攻冲,脐腹绞痛,腰背拘急,面色萎黄,饮食减少,及膀胱、小肠气痛,并肾脏风毒,头面虚浮,目暗耳鸣,脚膝少力,肿痛生疮。妇人血脏虚冷,食减少力,肢体疼痛,并宜服之。久服补虚损,除风冷,壮筋骨,明耳目。

威灵仙洗去土 川乌炮,去皮、脐 陈皮去白 防风去苗 川楝子麸炒 草薢各三两 乌药去土,五两 川椒去目、闭口,炒出汗,二两 赤小豆 茴香炒。各八两 地龙去土,炒,七两

上为细末,以酒煮面糊为丸,如梧桐子大。每服空心及晚食前,温酒下二十九丸,盐汤亦得。小肠气痛,炒生姜、茴香酒下;脚转筋,木瓜汤下;妇人血脏虚冷,温醋汤下;脐腹绞痛,滑泄冷痢,浓煎艾汤下。

御药院方[86]

【原文摘录】 大红膏 治从高下堕,落马伤损,瘀血结滞,筋脉挛急,肌肉肿硬,疼痛不可忍者,并皆治之。

当归锉,一两 赤芍药一两,锉 天台乌药一两,锉 小油半斤

以上三味浸油七日七夜。

没药一两 乳香二两 琥珀一两。以上同研为细末 沥青一斤 黄丹一十两

上件药先将沥青以银石器内慢火熬,铁篦子搅,化开为度。时月看硬软,旋旋入浸药油,硬软停当,次入另研药三味,搅匀,用绵滤在净水盆内。以手持拔如锡白色,次入黄丹,再持拔令匀,盛在瓷盒内。每用热铁篦子摊在厚软纸上,贴于患处。

仁斋直指方论

【原文摘录】 良方人参顺气散　治诸风战掉,拳挛眩晕,喎邪麻痹疼痛。

川芎　桔梗　白术　白芷　陈皮　枳壳炒　甘草各一两。炒　麻黄去节　天台乌药去心。各一两半　人参　白姜炮。各半两

上为末,每二钱,姜、枣煎服。

世医得效方

【原文摘录】 茴姜汤　治男子妇人一切心腹胀满,气滞走痛,神效。

茴香二两半　青皮一两,去白　良姜一两,酒浸炒　天台乌药泔浸一日夜,炒黄为度

上锉散,每服三钱,水一盏,姜五片,枣一枚煎,空心服。

本草品汇精要

【原文摘录】 木之木:乌药无毒　植生。

乌药主中恶,心腹痛,蛊毒,疰忤,鬼气,宿食不消,天行疫瘴,膀胱、肾间冷气攻冲背膂,妇人血气,小儿腹中诸虫。叶及根,嫩时采作茶片,炙碾煎服,能补中益气,偏止小便滑数《名医》所录。名旁其。苗《图经》曰:其木似茶槚,高丈余,叶微圆而尖,一叶作三桠,面青背白,五月开细花,黄白色,六月结实。根色黑褐,状如山芍药根。而有极粗大者,断之作车毂纹。又似乌樟根,其本根直者不堪用。然有二种,岭南者,黑褐色而坚硬;天台者,白而虚软。形似连珠者佳。或云:天台者香白可爱,而不及海南者力大也。时《图经》曰:生岭南邕容州及江南雷州、衡州、信州、潮州、洪州。道地:天台者胜。时生:春生叶。采:八月取。收暴干。用根。质类山芍药而轻虚。色黄黑。味辛。性温,散。气气之厚者,阳也。臭香。主调一切气。行足阳明经、少阴经。制去木,锉碎用。治疗:《日华子》云:治一切气,除一切冷,霍乱及反胃,吐食,泻痢,痈节疥癞,并解冷热及疗猫、犬百病,并可磨服。合治合沉香同磨,作汤点,疗胸腹冷气,甚稳当。

本草蒙筌

【原文摘录】 乌药一名旁其　味辛,气温。气厚于味,阳也。无毒。此药甚贱,各处俱生。虽称天台者,香白固优;不及海南者,功力尤大。根采旁附直根不堪用。有二种,天台者白而虚软,海南者黑褐坚硬,状取连珠如镯珠连者佳。入足少阴肾经,及足阳明胃腑。因多走泄,不甚刚强。诸冷能除,凡气堪顺。止翻胃消食积作胀,缩小便逐气衡致疼。辟疫瘴时行,解蛊毒卒中。攻女人滞凝血气,去小儿积聚蛔虬。猫犬病生,磨水灌效。叶采入剂,下气亦灵。但力缓迟,须醋浸炙。

本草纲目

【原文摘录】 乌药　宋《开宝》[释名]旁其《拾遗》、鳑魮《纲目》、矮樟。时珍曰:乌以色名。其叶状似鳑魮鲫鱼,故俗呼为鳑魮树。《拾遗》作旁其,方音讹也。南人亦呼为矮樟,其气似樟也。[集解]藏器曰:乌药生岭南。邕州、容州及江南。树生似茶,高丈余。一叶三桠,叶青阴白。根状似山芍药及乌樟,根色黑褐,作车毂纹,横生,八月采根。其直根者不堪用。颂曰:今台州、雷州、衡州皆有之,以天台者为胜。木似茶槚,高五七尺。叶微圆而尖,面青背白,有纹。四、五月开细花,黄白色。六月结实。根有极大者,又似钓樟根。然根有二种:岭南者黑褐色而坚硬,天台者白而虚软,并以八月采。根如车毂纹,形如连珠者佳。或云:天台者香白可爱,而不及海南者力大。承曰:世称天台者为胜。今比之洪州、衡州者,天台香味为劣,入药功效亦不及。但肉色颇赤,而差细小尔。时珍曰:吴、楚山中极多,人以为薪。根、叶皆有香气,但根不甚

大,才如芍药尔。嫩者,肉白;老者,肉褐色。其子如冬青子,生青熟紫,核壳极薄。其仁亦香而苦。根[气味]辛,温,无毒。好古曰:气厚于味,阳也。入足阳明、少阴经。[主治]中恶心腹痛,蛊毒疰忤鬼气,宿食不消,天行疫瘴,膀胱肾间冷气攻冲背脊,妇人血气,小儿腹中诸虫《藏器》。治一切气,除一切冷,霍乱、反胃吐食泻痢,痈疖疥疠,并解冷热,其功不可悉载。猫、犬百病,并可磨服大明。理元气好古。中气脚气疝气,气厥头痛,肿胀喘急,止小便频数及白浊时珍。[发明]宗奭曰乌药性和,来气少,走泄多,但不甚刚猛。与沉香同磨作汤点服,治胸腹冷气甚稳当。时珍曰:乌药辛温香窜,能散诸气。故《惠民和剂局方》治中风中气诸证,用乌药顺气散者,先疏其气,气顺则风散也。严用和《济生方》治七情郁结,上气喘急,用四磨汤者,降中兼升,泻中带补也。其方以人参、乌药、沉香、槟榔各磨浓汁七分,合煎,细细咽之。《朱氏集验方》治虚寒小便频数,缩泉丸,用同益智子等分为丸服者,取其通阳明、少阴经也。方见草部益智子下。

[附方]

一切气痛,不拘男女,冷气、血气、肥气、息贲气、伏梁气、奔豚气,抢心切痛,冷汗,喘息欲绝:天台乌药小者,酒浸一夜,炒、茴香炒、青橘皮去白,炒、良姜炒等分,为末。温酒、童便调下。《卫生家宝方》

脚气掣痛,乡村无药:初发时即取土乌药,不犯铁器,布揩去土,瓷瓦刮屑,好酒浸一宿。次早空心温服,溏泄即愈。入麝少许,尤佳。痛入腹者,以乌药同鸡子瓦罐中水煮一日,取鸡子,切片,蘸食,以汤送下,甚效。《永类钤方》

血痢泻血:乌药,烧存性,研,陈米饭丸梧桐子大。每米饮下三十丸。《普济方》

小儿慢惊,昏沉或搐:乌药磨水,灌之。《济急方》

气厥头痛,不拘多少,及产后头痛:天台乌药、川芎䓖等分,为末。每服二钱,腊茶清调下。产后,铁锤烧红淬酒调下。《济生方》

咽喉闭痛:生乌药即矮樟根,以酸醋二盏,煎一盏,先嗽后咽,吐出痰涎为愈。《经验方》

孕中有痈:洪州乌药软白香辣者五钱,水一盏,牛皮胶一片,同煎至七分,温服。乃龚彦德方也。《妇人良方》

心腹气痛:乌药水磨浓汁一盏,入橘皮一片,苏一叶,煎服。《集简方》

本草备要

【原文摘录】 乌药 批宣,顺气辛温香窜,上入脾、肺,下通肾经。能疏胸腹邪逆之气,一切病之属气者皆可治。气顺则风散,故用以治中气、中风厥逆、痰壅、口噤、脉伏、身温为中风,身冷为中气。又有痰为中风,无痰为中气。《局方》治此,亦用乌药顺气散。许学士云:暴怒伤阴,暴喜伤阳。忧愁不已,气多厥逆,往往得中气之证,不可作中风治,及膀胱冷气,小便频数,反胃吐食,宿食不消,泻痢霍乱,女人血凝气滞,小儿蛔厥。外如疮疖疥疠,皆成于血逆,理气亦可治之。疗猫、犬百病。气虚、气热者忌用。时珍曰:四磨汤治七情郁结上气喘急者,降中兼收,泻中补也。方用人参、乌药、沉香、槟榔,各浓磨汁七分合煎。缩泉丸,用同益智等分为丸,治虚寒便数者,取其通阳明、少阴也。根有车毂纹、形如连珠者良。酒浸一宿用亦有煅研用者。

本经逢原

【原文摘录】 乌药 辛,温,无毒。酒浸晒干用,不可见火。发明乌药香窜能散诸气,故治中风中气诸证。用乌药顺气散者,先疏其气,气顺则风散也。辛温能理七情郁结,上气喘急,用四磨、六磨。妇人血气诸痛,男子腰膝麻痹,用乌沉汤,并借参之力,寓补于泻也。大抵能治气血凝滞,霍乱吐泻,痰食稽留,但专泄之品,施于藜藿相宜。若膏粱之辈,血虚内热者服之,鲜不蒙其害也。

本草从新

【原文摘录】 乌药宣,顺气 辛温香窜。上入脾肺,下通膀胱与肾,能疏胸腹邪逆之气。一切病之属气者,皆可治。四磨汤,治七情郁结,上气喘急者。降中兼收,泻中兼补也。方用人参、乌药、沉香、槟榔,各磨浓汁七分,合煎服。气顺则风散,故用以治中气中风厥逆痰壅,口噤脉伏。身温为中风,身冷为中气。又有痰为中风,无痰为中气。《局方》治此,亦用乌药顺气散。许学士云:暴怒伤阴,暴喜伤阳。忧愁不已,气多厥逆,往往得中气之证,不可作中风治。老人卒倒,大抵气血颓败,阴阳脱离而然。景岳所谓非风是也。若无痰气阻滞者,当大补以固其脱,膀胱冷气、小便频数、白浊,反胃吐食,宿食不消,泻痢霍乱,女人血凝气滞,小儿蛔厥,外如疮疖疥疬,皆成于血逆,理气亦可治之。疗猫、犬百病。气血虚而内热者勿服。根有车毂纹,形如连珠者良。酒浸一宿,炒,亦有煅研用者。

得配本草

【原文摘录】 乌药 苦、辛,温,入手太阴,兼足少阴经气分。治膀胱冲背之冷气,消风湿侵胃之寒痹。疗泻痢,止腹痛。磨水灌下,能治猫、犬百病。得木香,治腹冷气痛;得川芎,治气厥头痛;配小青皮,去五积切痛;佐益智仁,治小便频数。酒浸一宿,去心用,炒研用亦可。气虚及内热者禁用。

本草求真

【原文摘录】 乌药香木[批]治气逆胸腹不快 乌药专入胃、肾,兼入脾、肺、膀胱,辛温香窜。书载上入脾、肺,下通肾经,如中风、中气,膀胱冷结,小便频数,反胃吐食,泄泻霍乱,女人血气凝滞,小儿蛔虫,外而疮疖疥疬,并凡一切病之属于气逆而见胸腹不快者,皆宜用此。许学士云:暴怒伤阳,暴喜伤阴,忧愁不已,气多厥逆,往往得中气之症,不可作中风治。时珍曰:《局方》治中风中气诸症,同乌药顺气散者,先疏其气,气顺则风散也。严用和《济生方》治七情郁结,上气喘急,用四磨汤者,降中兼升,泻中兼补也。其方以人参、乌药、沉香、槟榔各磨浓汁七分,合煎,细细咽之。朱氏《集验方》治虚寒小便频数,缩泉丸用炒益智子等分,为丸服者,取其通阳明、少阴经也。功与木香、香附同为一类,但木香苦温,入脾爽滞,每于食积则宜;香附辛苦,入肝、胆二经,开郁散结,每于忧郁则妙;此则逆邪横胸,无处不达,故用以为胸腹逆邪要药耳。气行则风自散故不须治风。若气虚内热而见胸膈不快者,非其所宜乌药止可以除冷气。根有车毂纹形而连珠者良,酒浸一宿,或煅研用。

本草害利

【原文摘录】 乌药 修治,八月采,根有车毂纹,形如连珠,天台者香白,不及南海之力大,酒浸一宿炒,亦有煅研用者。

三、小结

不同炮制方法

1. **净制** 《圣济总录》"生用",《圣济总录》《御药院方》"锉",《太平惠民和剂局方》"去木""去心""去土",《仁斋直指方论》"去心",《本草品汇精要》"去木,锉碎用",《本草纲目》附方"生乌药""乌药水磨浓汁一盏"。

2. **火制** 炒、焙、烧等。《圣济总录》"细锉,微炒""锉,焙""汤浸,锉,炒""微炒""炭火烧,存性",《世医得效方》"泔浸一日夜,炒黄为度",《本草纲目》附方"烧存性,研,陈米饭丸梧桐子大",《本草汇言》"炒燥,研为末"。

3. **不同辅料** 醋、酒等。《本草蒙筌》"须醋浸,炙",《本草纲目》"酒浸一夜,炒",《本草纲目》"取土乌药,不犯铁器,布揩去土,瓷瓦刮屑,好酒浸一宿",《本草汇言》集方中各药"俱用酒洗炒,研为末""俱酒炒""俱酒洗炒,研为末""俱酒拌炒,研为末""俱用酒拌炒过""俱用盐、酒拌炒,研为末""俱用醋拌炒过",《本草备要》《本草从新》《本草求真》《本草害利》"根有车毂纹、形如连珠者良。酒浸一宿用。亦有煅研用者",《本经逢原》"酒浸晒干用,不可见火",《得配本草》"酒浸一宿,去心用。炒研用亦可"。

铁皮石斛

铁皮石斛为兰科植物铁皮石斛 *Dendrobium officinale* Kimura et Migo 的干燥茎。11 月至翌年 3 月采收，除去杂质，剪去部分须根，边加热边扭成螺旋形或弹簧状，烘干；或切成段，干燥或低温烘干。前者习称"铁皮枫斗"(耳环石斛)，后者习称"铁皮石斛"。

一、概述

铁皮石斛是传统中药"九大仙草"之一，始载于《神农本草经》，历代本草均有记载，《药典》载其性味甘，微寒，归胃、肾经。具有益胃生津，滋阴清热的功效。用于热病津伤，口干烦渴，胃阴不足，食少干呕，病后虚热不退，阴虚火旺，骨蒸劳热，目暗不明，筋骨痿软。浙江、云南、贵州等多省都有不同程度的铁皮石斛规模化栽培基地。

二、炮制研究

雷公炮炙论

【原文摘录】 石斛 雷公云：凡使，先去头土，了，用酒浸一宿，漉出，于日中曝干，却，用酥蒸，从巳至酉，却，徐徐焙干用。石斛锁涩，涩丈夫元气。如斯修事，服满一镒，永无骨痛。

新修本草

【原文摘录】 石斛 味甘，平，无毒。主伤中，除痹，下气，补五脏虚劳羸瘦，强阴，益精，补内绝不足，平胃气，长肌肉，逐皮肤邪热痱气，脚膝疼冷痹弱。久服厚肠胃，轻身延年，定志除惊。一名林兰，一名禁生，一名杜兰，一名石蓫。生六安山谷水旁石上。七月、八月采茎，阴干。陆英为之使，恶凝水石、巴豆，畏僵蚕、雷丸。今用石斛，出始兴。生石上，细实，桑灰汤沃之，色如金，形似蚱蜢髀者为佳。近道亦有，次宣城间。生栎树上者，名木斛。其茎形长大而色浅。六安属庐江，今始安亦出木斛，至虚长，不入丸散，惟可为酒渍煮汤用尔。俗方最以补虚，疗脚膝。谨案：作干石斛，先以酒洗，捋蒸炙成，不用灰汤。今荆襄及汉中、江左又有二种：一者似大麦，累累相连，头生一叶，而性冷；一种大如雀髀，名雀髀斛，生酒渍服，乃言胜干者。亦如麦斛，叶在茎端，其余斛如竹，节间生叶也。

太平圣惠方

【原文摘录】 治肝风筋脉拘挛，骨节疼痛，腑脏久虚乏弱，宜服酸枣仁煎方。

酸枣仁—两，一半生用，一半炒熟用　　败龟二两，涂酥炙令黄　　琥珀三分，细锉如粉　　海桐皮—两，锉　　仙灵

脾一两　草薢一两,锉　当归一两,锉,微炒　羌活一两　石斛一两,去根节,锉　牛膝一两,去苗　巴戟一两　木香一两　丹参一两　独活一两　芎䓖一两　杜仲一两,去粗皮,炙令微黄,锉　熟干地黄一两　虎胫骨二两,涂酥炙令黄　附子二两,炮裂,去皮脐　蜜三升　醋酥,二两　桃嫩枝一握,锉　柳嫩枝一握,锉　桑嫩枝一握,锉

上为细末,用清酒五升,于银锅内,先煎桃柳桑枝,令黄色后,去滓下药末,更煎二三十沸,下蜜酥,慢火煎成膏。用瓷器内盛,每服不计时候,温酒调下一茶匙。

【原文摘录】　石斛酒,主补虚劳,益气力,除腰脚痹弱,利关节,坚筋骨,及头面游风方。

石斛四两,去根　黄芪二两　丹参二两　杜仲去粗皮　牛膝去苗　人参去芦头　五味子　白茯苓　山茱萸　薯蓣　草薢　防风去芦头　生姜以上各二两　枸杞子三两　天门冬三两,去心　细辛　薏苡仁三两

上都细锉,以生绢袋盛,用酒五斗,于瓷瓮中浸之,七日开。初温服三合,日再服,渐加至一盏为度。

本草图经

【原文摘录】　石斛　生六安山谷水傍石上,今荆、湖、川、广州郡及温、台州亦有之,以广南者为佳。多在山谷中。五月生苗,茎似竹节,节节间出碎叶;七月开花,十月结实;其根细长,黄色,七月、八月采茎。以桑灰汤沃之,色如金,阴干用。或云以酒洗,捋蒸,炙成,不用灰汤。其江南生者有二种:一种似大麦,累累相连,头生一叶,名麦斛;一种大如雀髀,名雀髀斛,惟生石上者胜。亦有生栎木上者,名木斛,不堪用。

证类本草

【原文摘录】　石斛　味甘,平,无毒。主伤中,除痹,下气,补五脏虚劳羸瘦,强阴,益精,补内绝不足,平胃气,长肌肉,逐皮肤邪热痱气,脚膝疼冷痹弱。久服厚肠胃,轻身延年,定志除惊。一名林兰,一名禁生,一名杜兰,一名石蓫。生六安山谷水傍石上。七月、八月采茎,阴干。陆英为之使,恶凝水石、巴豆,畏僵蚕、雷丸。

陶隐居云:今用石斛,出始兴。生石上,细实,桑灰汤沃之,色如金,形似蚱(音窄)蜢(音猛)髀者为佳。近道亦有,次宣城间生栎树上者,名木斛。其茎形长大而色浅。六安属庐江,今始安亦出木斛,至虚长,不入丸散,惟可为酒渍、煮汤用尔。俗方最以补虚,疗脚膝。唐本注云:作干石斛,先以酒洗,捋蒸炙成,不用灰汤。今荆襄及汉中、江左又有二种:一者似大麦,累累相连,头生一叶而性冷;一种大如雀髀,名雀髀斛,生酒渍服,乃言胜干者。亦如麦斛,叶在茎端,其余斛如竹,节间生叶也。臣禹锡等谨按《药性论》云:石斛,君。益气除热,主治男子腰肢软弱,健阳,逐皮肌风痹,骨中久冷虚损,补肾,积精,腰痛,养肾气,益力。《日华子》云:治虚损劣弱,壮筋骨,暖水脏,轻身益智,平胃气,逐虚邪。《图经》曰:石斛,生六安山谷水傍石上,今荆、湖、川、广州郡及温、台州亦有之,以广南者为佳。多在山谷中。五月生苗,茎似竹节,节节间出碎叶。七月开花,十月结实,其根细长,黄色。七月、八月采茎。以桑灰汤沃之,色如金,阴干用。或云以酒洗,捋蒸炙成,不用灰汤。其江南生者有二种:一种似大麦,累累相连,头生一叶,名麦斛;一种大如雀髀,名雀髀斛,惟生石上者胜。亦有生栎木上者,名木斛,不堪用。

雷公云:凡使,先去头土了,用酒浸一宿,漉出于日中曝干,却用酥蒸,从巳至酉,却徐徐焙干用。石斛锁涎,涩丈夫元气。如斯修事,服满一镒,永无骨痛。

《衍义》曰:石斛,细若小草,长三四寸,柔韧,折之如肉而实。今人多以木斛浑行,医工亦不能明辨。世又谓之金钗石斛,盖后人取象而言之。然甚不经。将木斛折之,中虚如禾草,长尺余,但色深黄光泽而已。真石斛,治胃中虚热有功。

圣济总录

【原文摘录】 治肌瘦中风,汗出太多,成寒中泣出,石斛散方。

石斛去根,锉 附子炮裂,去皮脐 白术 桂去粗皮 秦艽去苗土 黄芪炙,锉。各三分

上六味,捣,细罗为散。每服二钱匕,不计时候,以温水调下。

【原文摘录】 治肾脏虚损,阳气痿弱,少腹拘急,四肢酸疼,面色黧黑,唇口干燥,目暗耳鸣,气短力乏,精神倦怠,小便滑数,菟丝子丸方。

菟丝子酒浸透,别捣 桂去粗皮 鹿茸去毛,酥炙 附子炮裂,去皮脐 泽泻 石龙芮去土。以上各一两 肉苁蓉酒浸,切,焙 杜仲去粗皮,锉,炒 白茯苓去皮 熟干地黄 巴戟去心 荜澄茄 沉香锉 蘹香炒 石斛去苗 牛膝酒浸一宿 续断各三分 桑螵蛸酒浸,炒 芎劳 覆盆子去枝叶,并萼 五味子各半两

上二十一味,捣为细末,以酒煮糊为丸,如梧桐子大。每服二十丸,温酒或盐汤下,空心服。如脚膝无力,木瓜汤下,晚食前再服。

【原文摘录】 治三焦气虚,心胸痞闷,两胁胀满,不思饮食,四肢少力,或多痰涎,咽喉不利,或上气喘促,头目昏眩,心腹疼痛,又治中满下虚,久服和补脾元。调适寒温,顺四时之胃气,大能进饮食。通流津液,止烦渴。育神养气,谷神散方。

枇杷叶净刷去毛,涂枣汁,炙香熟,一两 石斛细锉,用酒拌和,微炒,三分 薏苡仁微炒,一两 缩砂蜜去皮,一两 丁香半两 杜仲去粗皮,用生姜汁与酒合和涂炙,令香熟,三分 藿香叶三分 随风子如无拣紧小诃黎勒亦得,三分 沉香细锉,三分 木香三分 半夏用汤洗七遍,生姜一分,切作片子与半夏同捣烂,作饼子炙黄,一分 青橘皮汤浸,去白焙干,半两 大腹皮锉,微炒,三分 槟榔细锉,半两 白术二两 桑根白皮细锉,微炒,半两 陈橘皮汤浸,去白焙,三分 白豆蔻去皮,微炒,一两 人参一两 五味子半两 白茯苓去黑皮,一两 陈曲微炒,三分 谷糵微炒,半两 甘草微炙黄,一两

上二十四味,捣罗为散,每服三钱匕,以水一盏,入枣三枚劈,生姜三片,同煎至七分。去滓温服,不计时候。

【原文摘录】 治虚劳腹中拘急,食不生肌肉,面色黑黄,手足疼痛,小便不利,石斛散方。

石斛去稍黑者,一两 山茱萸 五味子 萆薢各一两 肉苁蓉酒洗,去皱皮,切炙,一两半 远志去心 人参 桂去粗皮。各一两 菟丝子一两半,酒浸一宿,别捣 秦艽去苗土,一两一分 赤茯苓去黑皮,三分 蜀椒去目并闭口炒出汗,一两

上一十二味,捣罗为散,每服二钱匕,空腹温酒调下,日午、夜卧再服。

【原文摘录】 治发背痈疽,经年不瘥,热气结聚,山茱萸散方。

山茱萸 五味子 白茯苓去黑皮。各三分 当归切焙 附子炮裂,去皮,脐 芎劳 芍药 石苇去毛炙 桂去粗皮 人参 地脉草 石斛去根,酒浸,焙 菟丝子酒浸炙 甘草炙。各半两 巴戟天去心 远志去心 麦门冬去心焙 肉苁蓉酒浸,去皱皮,炙 生干地黄炒。各一两 干姜炮一分

上二十味,捣罗为散,每服二钱匕,温酒调下,加至三钱匕,醋浆水调下亦得,长服永不发疮疖。

普济本事方

【原文摘录】 石斛散 治虚劳羸瘦乏力可食,倦怠多惊畏。

石斛四钱,去根,净洗,细锉,酒炒 牛膝酒浸,水洗,焙干 柏子仁去皮,研 五味子拣 远志去心、苗,洗,锉,炒黄色 木香 杏仁去皮、尖,炒令香熟 肉苁蓉酒浸,水洗,焙干 诃子肉炮 青橘皮 柴胡去苗,净洗 人参去芦 熟地黄酒洒,九蒸九曝,焙干,秤,各三钱 茯苓四钱,去皮 甘草二钱,炙 干姜一钱,半炮 神曲碎

炒 麦蘖各六钱

上为细末。每服二钱,米饮调下,食前日二三服。

太平惠民和剂局方

【原文摘录】 石斛 凡使,先洗去根土,用酒浸一宿,漉出,蒸过,曝干,方入药用。如急用,不蒸亦得。如别有炮制,各依本方。

本草品汇精要

【原文摘录】 草之草:石斛无毒 丛生。

石斛出《神农本经》主伤中,除痹,下气,补五脏,虚劳,羸瘦,强阴。久服厚肠胃,轻身延年以上朱字《神农本经》。益精,补内绝不足,平胃气,长肌肉,逐皮肤邪热,痱气,脚膝疼冷,痹弱,定志除惊以上黑字《名医》所录。名林兰、禁生、杜兰、雀髀斛、石遂、麦斛。苗《图经》曰:五月生苗,茎似竹节,节间出碎叶。七月开花,十月结实。其根细长,黄色。七、八月采茎,以桑灰汤沃之,其色如金。江南生者有二种,一种似大麦,累累相连,头生一叶,名麦斛;一种大如雀髀,名雀髀斛,惟生石上者胜。亦有生栎木上者,名木斛,不堪用。唐本注云:麦斛,叶在茎端,其余斛如竹节间生叶也。地《图经》曰:生六安山谷水傍石上,今荆州、广州郡及温、台州亦有之。唐本注云:荆襄及汉中、江左。陶隐居云:出始兴、宣城、庐江、始安。道地:广南者为佳。时生:五月生苗。采:七月、八月取茎。收阴干。用茎。质类木贼而扁。色黄。味甘。性平,缓。气气厚于味,阳中之阴。臭朽。主补肾气,暖腰膝。助陆英为之使。反畏僵蚕、雷丸,恶凝水石、巴豆。制雷公云:去头土,用酒浸一宿,漉出,于日中暴干,却,用酥蒸,从巳至酉,徐徐焙干用之。治疗:《药性论》云:除热及男子腰脚软弱,逐皮肌风痹,骨中久冷,虚损腰痛。《日华子》云:平胃气,逐虚邪。《衍义》曰:去胃中虚热。补:《药性论》云:益气健阳,补肾积精,养肾气,益力。《日华子》云:补虚损劣弱,壮筋骨,暖水脏,轻身益智。

妇人大全良方

【原文摘录】 防风汤 治中风内虚,脚弱语謇。

石斛一两半,酒炒 干地黄 杜仲去皮切,姜汁炒 丹参各一两一分 防风 川芎 麦门冬去心 桂心 川独活各一两

上㕮咀,每服五钱,水盏半,枣二枚,煎至八分,去渣温服。

【原文摘录】 论曰:夫妇人臂痛,筋脉挛急,不得屈伸,遇寒则剧,由肝虚为风寒邪气流于血脉,客于经络,搏于筋,筋不荣则干急而痛,其脉紧细,宜服柏子仁丸、舒经汤。

柏子仁丸王氏《指迷方》

柏子仁 干地黄各二两 茯苓 枳实去瓤,麸炒 覆盆子炒 北五味 附子炮 石斛去根切,酒蒸,炒 鹿茸酥炙 酸枣仁炒 桂心 沉香 黄芪各一两,蜜水炙。一方等分

上为细末,炼蜜为丸,如梧桐子大。空心酒下三十丸。

本草蒙筌

【原文摘录】 石斛 味甘,气平,无毒。多产六安州名,属南直隶,亦生两广广东、广西。茎小有节,色黄类金。世人每以金钗石斛为云,盖亦取其象也。其种有二,细认略殊。生溪石上者名石斛,折之似有肉中实;生栎木上者名木斛,折之如麦秆中虚。石斛有效难寻,木斛无功易得。卖家多采易者代充,不可不预防尔。恶凝水石、巴豆,畏白僵蚕、雷丸。以酒浸蒸,方宜入剂,却惊定志,益精强阴。壮筋骨,补虚羸,健脚膝,驱冷痹。皮外邪热堪逐,胃中虚火能除。厚肠胃轻身,长肌肉下气。

本草纲目

【原文摘录】 石斛《本经》上品　[释名]石蓫《别录》、金钗《纲目》、禁生《别录》、林兰《本经》、杜兰《别录》。时珍曰：石斛名义未详。其茎状如金钗之股，故古有金钗石斛之称。今蜀人栽之，呼为金钗花。盛弘之《荆州记》云：耒阳龙石山多石斛，精好如金钗，是矣。林兰、杜兰，与木部木兰同名，恐误。[集解]《别录》曰：石斛生六安山谷水旁石上。七月、八月采茎，阴干。弘景曰：今用石斛，出始兴。生石上，细实，以桑灰汤沃之，色如金，形如蚱蜢髀者佳。近道亦有，次于宣城者。其生栎木上者，名木斛。其茎至虚，长大而色浅。不入丸散，惟可为酒渍煮之用。俗方最以补虚，疗脚膝。恭曰：今荆襄及汉中，江左又有二种：一种似大麦，累累相连，头生一叶，而性冷，名麦斛；一种茎大如雀髀，叶在茎头，名雀髀斛。其他斛如竹，而节间生叶也。作干石斛法：以酒洗蒸曝晒，不用灰汤。或言生者渍酒，胜于干者。颂曰：今荆州、光州、寿州、庐州、江州、温州、台州亦有之，以广南者为佳。多在山谷中。五月生苗，茎似小竹节，节间出碎叶。七月开花，十月结实。其根细长，黄色。惟生石上者为胜。宗奭曰：石斛细若小草，长三四寸，柔韧，折之如肉而实。今人多以木斛混之，亦不能明。木斛中虚如禾草，长尺余，但色深黄光泽耳。时珍曰：石斛丛生石上。其根纠结甚繁，干则白软。其茎叶生皆青色，干则黄色。开红花。节上自生根须。人亦折下，以砂石栽之，或以物盛挂屋下，频浇以水，经年不死，俗称为千年润。石斛短而中实，木斛长而中虚，甚易分别。处处有之，以蜀中者为胜。[修治]敩曰：凡使，去根头，用酒浸一宿，曝干，以酥拌蒸之，从巳至酉，徐徐焙干，用入补药乃效。[气味]甘，平，无毒。普曰：神农：甘，平。扁鹊：酸。李当之：寒。时珍曰：甘、淡、微咸。之才曰：陆英为之使，恶凝水石、巴豆，畏雷丸、僵蚕。[主治]伤中，除痹下气，补五脏虚劳羸瘦，强阴益精。久服，厚肠胃《本经》。补内绝不足，平胃气，长肌肉，逐皮肤邪热痱气，脚膝疼冷痹弱，定志除惊。轻身延年《别录》。益气除热，治男子腰脚软弱，健阳，逐皮肌风痹，骨中久冷，补肾益力权。壮筋骨，暖水脏，益智清气《日华》。治发热自汗，痈疽排脓内塞时珍。[发明]敩曰：石斛镇涎，涩丈夫元气。酒浸酥蒸，服满一镒，永不骨痛也。宗奭曰：石斛治胃中虚热有功。时珍曰：石斛气平，味甘、淡、微咸，阴中之阳，降也。乃足太阴脾、足少阴右肾之药。深师云：囊湿精少，小便余沥者，宜加之。一法：每以二钱入生姜一片，水煎代茶饮，甚清肺补脾也。

[附方]飞虫入耳：石斛数条，去根如筒子，一边纤入耳中，四畔以蜡封闭，用火烧石斛，尽则止。熏右耳，则虫从左出，未出更作。(《圣济》)

雷公炮制补遗便览[87]

【原文摘录】 石斛　味甘，平，无毒。主伤中，除痹，下气，补五脏虚劳羸瘦，强阴益精，补内绝不足，平胃，长肌肉，逐皮肤邪热痱气，脚膝疼冷痹弱。久服厚肠胃，定志除惊。一名林兰，一名禁生，一名杜兰，一名石蓫。生六安山谷水傍石上。七月、八月采茎，阴干。陆英为之使，恶凝水石、巴豆，畏僵蚕、雷丸。

雷公云：凡使，先去头土，了，用酒浸一宿，漉出，于日中曝干，却，用酥蒸，从巳至酉，却，徐徐焙干用。石斛锁涎，涩丈夫元气。如斯修事，服满一镒，永无骨痛。

本草汇言

【原文摘录】 石斛　味甘淡，微涩，气平，无毒。气薄味厚，阴中之阳，降也。入足太阴、少阴二经。《别录》曰：石斛，生六安山谷水傍石上。苏氏曰：今荆、襄、汉中，江左庐州、台州、温州诸处亦有。近以温、台者为贵，谓其形似金钗之股，端美可观。然气味腐浊，不若蜀产者气味清疏，形颇精洁更佳也。蜀人呼为金钗花。今充贡者，取川地者进之。又按李氏曰：丛生水旁石上，其根纠结甚繁，干则白软。茎，叶生皆青脆，干则黄韧。五月生苗似竹，节间出碎小叶。七月开淡红色花。初冬结实。节旁自生根须。折之悬挂屋下，时灌以水，经年不死。此即蜀中所产，入药最良。再按苏氏曰：一种麦斛，形似大麦，累累相连，头生一叶而性多寒；一种雀髀斛，茎大如雀股，叶在茎头；一种草斛，若茅草，长三四寸，柔且韧，折之如肉而实；一种木斛，中虚如木，长尺余，色深黄而光泽，误用损人元气。修治，去根头，酒润蒸之，晒干用。惟入汤膏，不入丸散。以质性绵韧，不能作末故也。倪朱谟曰：石斛短而中实。木斛长而中虚，甚易分别。

雷公炮制药性解

【原文摘录】　石斛　味甘,性平,无毒,入胃、肾二经。补虚羸,暖水脏,填精髓,强筋骨,平胃气,逐皮肤邪热,疗脚膝冷痹,久服厚肠胃,定志除惊。去根,酒浸一宿,曝干酥炙用。陆英为使,恶寒水石、巴豆,畏僵蚕、雷丸。

按:石斛入肾,则专主下部矣。而又入胃者,盖以其味甘能助肾,而不伤于热,平胃而不伤于燥之故也。

雷公云:凡使先去头上了,用酒浸一宿,漉出晒干,再用酥蒸,从巳至酉,却徐徐焙干,然后用。

炮炙大法

【原文摘录】　石斛　长而中实,味不苦者真。去头土了,用酒浸一宿,漉出,于日中曝干,却用酥蒸,从巳至酉,却徐徐焙干用。石斛、锁阳涩丈夫元气。如斯修事,服满一镒,永不骨痛。暂使,酒蒸用。服饵当如法。陆英为之使,恶凝水石、巴豆,畏雷丸。

本草征要

【原文摘录】　石斛味甘平,无毒,入胃、肾二经。恶巴豆,畏僵蚕。酒浸、细锉、熬膏　清胃生肌,逐皮肤虚热;强肾益精,疗脚膝痹弱;厚肠止泻,安神定惊。入胃清湿热,故理痹证泄泻;入肾强阴,故理精衰骨痛。其安神定惊,兼入心也。按:石斛宜于汤液,不宜入丸,形长而细且坚,味甘不苦为真。误用木斛,味大苦,饵之伤人。

本草乘雅半偈

【原文摘录】　石斛《本经》上品　[气味]甘平,无毒。[主治]主伤中,除痹下气,补五脏,虚劳羸瘦,强阴,益精。久服厚肠胃。[颢]曰:出六安山谷,及荆襄、汉中、江左、庐州、台州、温州诸处,近以温、台者为贵。谓其形似金钗,然气味腐浊,不若川地者,形颇修洁,气味清疏,母取美观,舍清用浊也。丛生水旁石上,根纠结甚繁,干则白软,茎叶生皆青脆,干则黄韧。五月生苗,似竹节,间出碎小叶。七月开淡红色花,十月结实。节旁自生根须,折之悬挂屋下,时灌以水,经年不死,俗呼为千年润,此即蜀中所产,入药最良。一种麦斛,形似大麦,累累相连,头生一叶,而性多寒。一种雀髀斛,茎大如雀髀,叶在茎头。一种草斛,若小草,长三四寸,柔且韧,折之如肉而实。一种木斛,中虚如木,长尺余,色深黄而光泽。修治,去根头,酒浸一宿,曝干,酥拌蒸之,从巳至酉,徐徐焙干。唯入汤膏,不入丸散,以质绵韧,不作末故也。陆英为之使。恶凝水石、巴豆,畏雷丸、僵蚕。先人博议云:石止而不动,斛受而量满。黄色甘味平气,具土德化,有杜而不出,受而不施,成而不生,及遂事之义,故有杜兰、禁生、石蓫之名。盖五中之伤,外以形骸之痹,内以伏匿之气,故外消肌肉,而内乏阴精,此能去内外之因,而致内外之益,则五中不伤,是为之补。久之则中藏既盛,外府自厚矣。

本草备要

【原文摘录】　石斛　批平补肝肾甘淡入脾,而除虚热;咸平入肾,而涩元气。益精,强阴,暖水脏,平胃气,补虚劳,壮筋骨。疗风痹脚弱,发热自汗,梦遗滑精,囊涩余沥。雷敩曰:石斛填髓。昂按:石斛石生之草,体瘦无汁,味淡难出。置之煎剂,猝难见功,必须熬膏,用之为良。光泽如金钗,股短而中实,生石上者良,名金钗石斛。长而虚者名水斛,不堪用。去头、根,酒浸用。恶巴豆,畏僵蚕。细锉水浸,熬膏更良。

本草易读

【原文摘录】 石斛 去头与根,酒浸日晒酥蒸用。陆英为使,恶凝水石、巴豆,畏雷丸、僵蚕。甘,淡,微咸,无毒。强阴益精,暖水补虚。平胃气而壮筋骨,疗风痹而治脚弱。梦遗滑精之疾,发热自汗之疴。生六安山谷水旁石上。七、八月采茎,色如金者佳。荆襄泽中、江左亦有之。丛生石上,其根纠结甚繁,干则自软。其茎叶皆生青色,干则黄色。红花,节上自生根须。人亦折下,以砂石栽之。短而中实者石斛也,长而中虚者木斛也。木斛不入散丸。

本经逢原

【原文摘录】 石斛 甘淡,微苦,咸平,无毒。酒浸用。种类最多,惟川者味甘淡、色黄、无岐,可无伤胃之虞。古称金钗者为最,以其色黄如金,旁枝如钗,故有是名。近世绝无此种,川者差堪代用。其余杂产、味苦色晦、中虚多岐者,味皆极苦,误用损人。凡入汤药酒浸晒干入丸剂,薄切,米饮浆晒干磨之。《本经》主伤中除痹下气,补五脏,虚劳羸瘦,强阴益精,久服厚肠胃。发明石斛足太阴、少阴脾肾之药。甘可悦脾,故厚肠胃而治伤中。咸能益肾,故益精气而补虚羸,为治胃中虚热之专药。又能坚筋骨,强腰膝,骨痿痹弱,囊湿精少,小便余沥者宜之。

本草从新

【原文摘录】 石斛平胃气,除虚热 甘淡,微咸,微寒。平胃气宗奭曰:治胃中虚热有功。雷敩曰:石斛镇涎,除虚热《别录》曰:逐皮肤邪热,安神定惊。疗风痹脚弱,自汗发热,囊湿余沥。长于清胃除热,惟胃肾有虚热者宜之。虚而无火者,不得混用。光泽如金钗,股短、中实,味甘者良温州最上,广西略次,广东最下。长虚、味苦者,名木斛,服之损人。去头根,酒浸。恶巴豆,畏僵蚕。细锉水浸,熬膏更良宜于汤液,不宜入丸。

本草经解

【原文摘录】 石斛 即金钗石斛。陆英为之使,畏僵蚕、雷丸,恶凝水石、巴豆。甘淡,微寒,入足太阴、少阴,兼入足阳明经。清肾中浮火,而摄元气。除胃中虚热,而止烦渴。清中有补,补中有清,但力薄必须合生地奏功。配菟丝,除冷痹精气足也。佐生地,浓肠胃湿热去也。虚寒者用之,泄泻不止。佐以川芎搐鼻,治睫毛倒入。使以生姜煎服,治阴湿余沥。光泽如金钗,股短,中实味甘者佳。盐水拌炒,补肾兼清肾火、清胃火,酒浸亦可,熬膏更好。长而中虚味苦者为木斛,用之损人。

本草求真

【原文摘录】 石斛石草[批]入脾除虚热,入肾涩元气 石斛专入脾、肾生于石上,体瘦不肥,色黄如金,旁枝如钗。甘淡、微苦、咸平,故能入脾而除虚热,入肾而涩元气,及能坚筋骨,强腰膝。凡骨痿痹弱,囊湿精少,小便余沥者最宜。以其本生于石,体坚质硬,故能补虚弱,强筋助骨也。但形瘦无汁,味淡难出,非经久熬,气味莫泄,故止可入平剂或熬膏用之为良,以治虚热,补性虽有,亦惟在人谅病轻重施用可耳。取光润如金钗,股短中实者良。长而虚者名水斛,不堪入药。去头根,酒浸用。恶巴豆,畏僵蚕。

本草述钩元

【原文摘录】 辨治：生溪石上者，名石斛，折之似有肉，形短而中实。生栎木上者，名木斛，折之如麦秆，形长而中虚。去根头，酒洗，蒸用，惟入汤膏，不入丸散。

本草害利

【原文摘录】 修治，蜀中者为胜。七、八月采茎阴干，以桑皮沃之。色金、形如蚱蜢髀者佳。金石斛，凡使去根头用，酒浸一宿暴干，以酥拌蒸之五时，徐徐焙干用，入补药乃效。或熬膏用。

三、小结

历史上对石斛的加工炮制方法较多，除鲜用以外，其炮制方法有水制、火制和水火共制等，《圣济总录》石斛有"去根、锉、酒炒"，《妇人大全良方》中防风汤"石斛酒炒"、柏子仁丸中"石斛，去根切，酒蒸，炒"等，《雷公炮制补遗便览》绘有《雷公炮制论》"酒浸""酥蒸"法炮制石斛的场景示意图，可见石斛的炮制方法甚多。

蜈　蚣

蜈蚣为蜈蚣科动物少棘巨蜈蚣 *Scolopendra subspinipes mutilans* L. Koch 的干燥体。春、夏二季捕捉,用竹片插入头尾,绷直,干燥。

一、概述

2 000 多年前我国即发现蜈蚣的药用价值,并作为防病治病的药物一直沿用至今,成为传统常用动物药材。长期以来,蜈蚣主要用于小儿惊风,抽搐痉挛,中风口㖞,半身不遂,破伤风症,风湿顽痹,疮疡,瘰疬,毒蛇咬伤。

我国古代将蜈蚣称为蝍蛆、蒺藜、虫蒺虫藜,蜈蚣这一物名首见于汉代《神农本草经》,列为"主治病"的"下品",因原本散佚,后世辑本有的称为"吴公",有的称为"吴蚣"。

二、炮制研究

雷公炮炙论

【原文摘录】 蜈蚣　雷公云:凡使,勿用千足虫,真似,只是头上有白肉,面并觜尖。若误用,并把著,腥臭气入顶,致死。

夫使蜈蚣,先以蜈蚣木末,不然用柳蚛末,于土器中炒,令木末焦黑后,去木末了,用竹刀刮去足、甲了用。

本草经集注

【原文摘录】 蜈蚣　味辛,温,有毒。主治鬼疰,蛊毒,啖诸蛇虫鱼毒,杀鬼物老精,温疟,去三虫。治心腹寒热结聚,堕胎,去恶血。生大吴川谷江南。赤头足者良。今赤足者多出京口,长山、高丽山、茅山亦甚有,于腐烂积草处得之,勿令伤,曝干之。黄足者甚多,而不堪用,人多火炙令赤以当之,非真也。一名蝍蛆。庄周云:蝍蛆甘带。《淮南子》云:腾蛇游雾,而殆于蝍蛆。其性能制蛇,忽见大蛇,便缘而啖其脑。蜈蚣亦啮人,以桑汁白盐涂之即愈。

千金翼方

【原文摘录】 江南度世丸　主万病,癥坚积聚,伏尸长病寒热,注气流行皮中,久病著床,肌肉枯尽,四肢烦热,呕逆不食,伤寒时气,恶注忤,口噤不开心痛方。

麝香一两　细辛二两　大黄一两　甘草二两,炙　蜀椒三两,汗,去目、闭口者　紫菀一两半　人参二两　干姜一两　茯苓二两　附子一两半,炮去皮　真珠一两　丹砂一两　乌头半两,炮去皮　野葛一两　牛黄半两　桂心一两　蜈蚣二枚,炙　雄黄一两　鬼臼一两　巴豆六十枚,去皮心,熬

上二十味,捣末蜜丸,饮服如小豆大二丸,稍加至四丸,日二,加獭肝一两,大良。

太平圣惠方

【原文摘录】　骨蒸,有虫相传不绝,宜服此方。

蓬莪术三分　鳖甲一两,涂醋,炙微黄,去裙襕　柴胡一两半,去苗　紫菀三分,去苗土　桂心一两　当归一两　蜈蚣一枚,赤足者,炙黄,去头足　蛴螬二枚,炙黄,去头足　斑蝥二十枚,糯米拌炒令黄,去翅足　桃仁四十九枚,汤浸,去皮尖双仁,麸炒微黄　川大黄一两,锉碎,微炒　槟榔一两

上件药,捣细罗为散。每服,空腹以清粥饮调下一钱,服后稳卧将息。小便中,亦有病根下,或虫物出,如未应,隔日再服。忌苋菜。

【原文摘录】　治心痛,积年不瘥,发即数日不食,及腹中积聚,邪毒气不散,犀角丸方。

犀角屑　麝香细研　雄黄细研　桔梗去芦头　朱砂细研　莽草微炒,炙　鬼臼去须　附子炮裂,去皮脐　桂心　甘草煨,令微黄　芫花醋拌炒令干。以上各半两　巴豆二十枚,去皮心研,纸裹压去油　赤足蜈蚣二枚,微炒,去足　贝齿五枚,烧赤

上件药,捣罗为末,入研了药令匀,炼蜜和捣三二百杵,丸如梧桐子大。每于食前,以粥饮下二丸。

本草图经

【原文摘录】　蜈蚣　生吴中川谷及江南,今江浙山南唐邓间皆有之。多在土石及人家屋壁间,以头、足赤者为胜。七、八月取之,黄足者最多。人以火炙令赤以当之,不堪用也。其性能制蛇,忽见大蛇,便缘而啖其脑。陶隐居及苏恭皆以为庄子称蝍蛆、甘带。《淮南子》云:腾蛇殆于蝍蛆,并言蝍蛆是此蜈蚣也。而郭璞注《尔雅》:蒺藜,蝍蛆云,似蝗而大腹,长角,乃又似别种。下有马陆条,亦与蜈蚣相类,长三四寸,斑色,其死侧卧,状如刀环,故一名刀环虫。书传云:百足之虫,至死不僵。此虫足多,寸寸断之,亦便寸行是也。胡洽治尸疰、恶气诸方,皆用蜈蚣。今医治初生儿口噤不开,不收乳者,用赤足蜈蚣,去足炙,末,以猪乳二合调半钱,分三四服,温灌之。

证类本草

【原文摘录】　味辛,温,有毒。主鬼疰,蛊毒,啖诸蛇、虫、鱼毒,杀鬼物老精温疟,去三虫,疗心腹寒热结聚,堕胎,去恶血。生大吴川谷、江南。赤头、足者良。陶隐居云:今赤足者多出京口,长山、高丽山、茅山亦甚有,于腐烂积草处得之,勿令伤,暴干之。黄足者甚多,而不堪用,人多火炙令赤以当之,非真也。一名蝍蛆。庄周云:蝍蛆,甘带。《淮南子》云:腾蛇游雾,而殆于蛆。其性能制蛇,勿见大蛇,便缘而啖其脑。蜈蚣亦啮人,以桑汁、白盐涂之即愈。唐本注云:山东人呼蜘蛛,一名蝍蛆,亦能制蛇,而蜘蛛条无制蛇语。庄周云蝍蛆,甘带。淮南云腾蛇殆于蝍蛆,并蜈蚣矣。臣禹锡等谨按蜀本《图经》云:生山南谷土石间,人家屋壁中有。形似马陆,扁身长黑,头、足赤者良。今出安、襄、邓、随、唐等州,七月、八月采。《日华子》云:蜈蚣,治癥癖,邪魅,蛇毒,入药炙用。《图经》曰:蜈蚣,生吴中川谷及江南,今江浙、山南、唐、邓间皆有之。多在土石及人家屋壁间,以头、足赤者为胜。七、八月取之,黄足者最多。人以火炙令赤以当之,不堪用也。其性能制蛇,忽见大蛇,便缘而啖其脑。陶隐居及苏恭皆以为《庄子》称蝍蛆,甘带。《淮南子》云:腾蛇殆于蝍蛆,并言蝍蛆是此蜈蚣也。而郭注《尔雅》:蒺藜,蝍蛆。云:似蝗而大腹,长角,乃又似别种。下有马陆条,亦与蜈蚣相类,长三四寸,斑色,其死侧卧,状如刀环,故一名刀环虫。书传云:百足之虫,至死不僵。此虫足多,寸寸断之,亦便寸

行是也。胡洽治尸疰,恶气诸方,皆用蜈蚣。今医治初生儿口噤不开,不收乳者,用赤足蜈蚣去足,炙,末,以猪乳二合调半钱,分三四服,温灌之。雷公云:凡使,勿用千足虫,真似,只是头上有白肉,面并嘴尖。若误用,并把着,腥臭气入顶,致死。夫使蜈蚣,先以蜈蚣、木末,不然用柳蚛末,于土器中炒,令木末焦黑了,去水末了,用竹刀刮去足、甲了用。《千金方》:大治射工水弩毒。以蜈蚣大者一枚,炙为末,和苦酒傅之,亦治口噤。《子母秘录》:治小儿撮口病,但看舌上有疮如粟米大是也。以蜈蚣汁,刮破指甲,研,傅两头肉,差。如无生者,干者亦得。《抱朴子》云:末蜈蚣以治蛇疮。《衍义》曰:蜈蚣,背光黑绿色,足赤,腹下黄。有中其毒者,以乌鸡屎水稠调,涂咬处,效。大蒜涂之,亦效。复能治丹毒瘤。蜈蚣一条干者,白矾皂子大,雷丸一个,百部二钱,秤,同为末,醋调涂之。又畏蛞蝓,不敢过所行之路,触其身则蜈蚣死,人故取以治蜈蚣毒。桑汁、白盐亦效。

圣济总录

【原文摘录】 治白虎风骨节疼痛,不可忍者,麝香散方。

麝香研,半两 没药研 乳香研。各一两 虎牙最大长者用一副四个 蜈蚣十条,赤足完全者,酒浸三日,曝干 天麻二两

上六味,捣研为细散和匀,每服二钱匕,温酒调下,不拘时候,日二三服。

【原文摘录】 治大风疾须眉堕落,皮肉已烂成疮者,白花蛇散方。

白花蛇去皮骨,酒炙 乌蛇去皮骨,酒炙 干蝎全者,去土炒 白僵蚕炒。各一两 地龙去土炒,半两 雄黄醋熬,研,一分 蜈蚣十五条,赤足全者,炒 蝎虎十五枚,全者炒 蜜蜂炒,一分 丹砂研,一两 黄蜂炒,一分 胡蜂炒,一分 龙脑研,半钱

上一十三味,捣罗为散,每服一钱匕,温蜜水调下,日三五服。

普济本事方

【原文摘录】 治药制度总例:蜈蚣 去头足。

扁鹊心书

【原文摘录】 大青膏 治小儿吐泻后,成慢惊,脾虚发搐,或斑疹后发搐。

乌蛇去头尾,酒浸炙 全蝎十枚,去头足 蜈蚣五条,去头足,炙 钟乳粉要真者火煅研极细末,水飞净,五钱 青黛 丁香 木香 川附子制。各五钱 白附子面包煨熟,一两

共为末,蜜丸龙眼大,每服一丸,滚水下,连进二服,立瘥。甚者灸中脘五十壮。

本草品汇精要

【原文摘录】 介虫:蜈蚣有毒 卵生。

蜈蚣出《神农本经》主鬼疰,蛊毒,啖诸蛇、虫、鱼毒,杀鬼物,老精,温疟,去三虫以上朱字《神农本经》。疗心腹寒热结聚,堕胎,去恶血以上黑字《名医》所录。地《图经》曰:生吴中川谷及江南,今江浙、山南、唐、邓间皆有之,多在土石及人家屋壁间。以头、足赤者为胜。其性能制蛇,见大蛇便缘而啖其脑。若黄足者最多,人以火炙令赤以当之,不堪用也。《衍义》曰:蜈蚣背光黑绿色,足赤,腹下黄者是。畏蛞蝓,遇其所行之路辄不敢过,若触其身则死,故人取以治蜈蚣毒也。时生:无时。采:七月、八月取。收暴干。用头、足赤者良。味辛。性温,散。气气之厚者,阳也。臭腥。制雷公云:凡使蜈蚣,先以木末或柳蚛末于土器中同炒,令木末焦黑后,去木末,用竹刀刮去足、甲,或炙用亦可。治疗:《图经》曰:去尸疰,恶气,诸方皆用。《日华子》云:除癥结,邪魅。《别录》云:为末,治蛇疮。汁,治小儿撮口病,但看舌上有疮如粟米大者是也。刮破指甲,研,傅两头内,瘥。合治以一条炙黄为末,合苦酒傅之,大治射工水弩毒,亦治口噤。炙黄,

去足为末,合猪乳二合调半钱,分三四服,温灌之,主初生儿口噤不开,不收乳者。以干者一条,合白矾皂子大,雷丸一个,百部二钱,同为末,以醋调,涂丹毒瘤。解人中其毒,以乌鸡屎水稠调,涂咬处。或用大蒜,又桑汁、白盐涂之,并效。赝千足虫真似,只是头上有白肉、面并嘴尖。

本草蒙筌

【原文摘录】 蜈蚣 味辛,气温,有毒。墙壁多藏,各处俱有。端午收者美,赤头足者良。入药慢火炙黄,去净头足研末。噉蛇虺虫鱼恶毒,杀鬼物蛊疰精邪。去瘀血堕胎,逐积聚除疟。鸡性好食,人若中其毒者,以乌鸡粪水调涂之。又畏蛞蝓、蜒蚰,触之即死,亦可取敷其毒也。

本草纲目

【原文摘录】 《本经》下品 [释名]蒺藜《尔雅》、蝍蛆《尔雅》、天龙。弘景曰:《庄子》:蝍蛆甘带。《淮南子》云:螣蛇游雾而殆于蝍蛆。蝍蛆,蜈蚣也,性能制蛇。见大蛇,便缘上啖其脑。恭曰:山东人呼蜘蛛一名蝍蛆,亦能制蛇,而蜘蛛条无制蛇之说。庄子、淮南并谓蜈蚣也。颂曰:按《尔雅》:蒺藜,蝍蛆也。郭注云:似蝗而大腹长角,能食蛇脑。乃别似一物。时珍曰:按:张揖《广雅》及《淮南子注》,皆谓蝍蛆为蜈蚣,与郭说异。许慎以蝍蛆为蟋蟀,能制蛇;又以蝍蛆为马蚿,因马蚿有蛆蝶之名,而误矣。[集解]《别录》曰:蜈蚣生大吴川谷及江南。头、足赤者良。弘景曰:今赤足者,多出京口、长山、高丽山、茅山,于腐烂积草处得之,勿令伤,曝干。黄足者甚多而不堪用,人以火炙令赤当之,非真也。蜈蚣啮人,以桑汁、白盐涂之即愈。《蜀图》曰:生山南川谷,及出安、襄、邓、随、唐等州土石间,人家屋壁中亦有。形似马陆,身扁而长。黑头赤足者良。七、八月采之。宗奭曰:蜈蚣背光,黑绿色,足赤腹黄。有被毒者,以乌鸡屎,或大蒜涂之,效。性畏蛞蝓,不敢过所行之路,触其身即死,故蛞蝓能治蜈蚣毒。时珍曰:蜈蚣西南处处有之。春出冬蛰,节节有足,双须歧尾。性畏蜘蛛,以溺射之,即断烂也。南方有极大者,而本草失载。按:段成式《酉阳杂俎》云:绥定县蜈蚣,大者能以气吸蛇及蜥蜴,相去三四尺,骨肉自消。沈怀远《南越志》云:南方晋安有山出蜈蚣。大者长丈余,能噉牛。俚人然炬遂得,以皮鞔鼓,肉曝为脯,美于牛肉。葛洪《遐观赋》云:南方蜈蚣大者长百步,头如车厢,肉白如瓠,越人争买为羹炙。张耒《明道杂志》云:黄州岐亭有拘罗山,出大蜈蚣,褭丈尺。土人捕得熏干,商人贩入北方货之,有致富者。蔡绦《丛谈》云:峤南蜈蚣大者二三尺,螫人致死。惟见托胎虫,则局缩不敢行。虫乃登首,陷其脑而食之。故被蜈蚣伤者,捣虫涂之,痛立止也。珍按:托胎虫即蛞蝓也。蜈蚣能制龙、蛇、蜥蜴,而畏蛤蟆、蛞蝓、蜘蛛,亦庄子所谓物畏其天,《阴符经》所谓禽之制在气也。[修治]敩曰:凡使勿用千足虫,真相似,只是头上有白肉,面并嘴尖。若误用,并把着,腥臭气入顶,能致死也。凡治蜈蚣,先以蜈蚣木末或柳蛀末于土器中炒。令木末焦黑,去木末,以竹刀刮去足、甲用。时珍曰:蜈蚣木不知是何木也。今人惟以火炙去头、足用,或去尾、足,以薄荷叶火煨用之。[气味]辛,温,有毒。时珍曰:畏蛞蝓、蜘蛛、鸡屎、桑皮、白盐。[主治]鬼疰蛊毒,啖诸蛇、虫、鱼毒,杀鬼物老精温疟,去三虫《本经》。疗心腹寒热积聚,堕胎,去恶血《别录》。治癥癖《日华》。小儿惊痫风搐,脐风口噤,丹毒秃疮瘰疬,便毒痔漏,蛇瘕蛇瘴蛇伤时珍。[发明]颂曰:《本经》云"疗鬼疰",故《胡洽方》治尸疰、恶气、痰嗽诸方多用之。今医家治小儿口噤不开、不能乳者,以赤足蜈蚣,去足,炙研,用猪乳二合调半钱,分三服,温灌之,有效。时珍曰:盖行而疾者,惟风与蛇。蜈蚣能制蛇,故亦能截风,盖厥阴经药也。故所主诸证,多属厥阴。按:杨士瀛《直指方》云:蜈蚣有毒,惟风气暴烈者可以当之。风气暴烈,非蜈蚣能截能擒亦不易止,但贵药病相当耳。设或过剂,以蚯蚓、桑皮解之。又云:瘴疮一名蛇瘴,蛮烟瘴雨之乡,多毒蛇气。人有不伏水土风气而感触之者,数月以还,必发蛇瘴。惟赤足蜈蚣最能伏蛇为上药,白芷次之。又《圣济总录》云:岭南朴蛇瘴,一名锁喉瘴。项大肿痛连喉。用赤足蜈蚣一二节研细,水下即愈。据此,则蜈蚣之治蛇虫、蛇毒、蛇瘕、蛇伤诸病,皆此意也。然蜈蚣又治痔漏、便毒、丹毒等病,并陆羽《茶经》载枕中方治瘰疬一法,则蜈蚣自能除风攻毒,不独治蛇毒而已也。

[附方]

小儿撮口,但看舌上及上下腭有疮如粟米大是也:指甲刮破,以蜈蚣研汁,敷两头肉即愈。如无生者,干者亦可。(《子母秘录》)

小儿急惊:万金散,蜈蚣一条全者,去足,炙为末,丹砂、轻粉等分研匀,阴阳乳汁和,丸绿豆大。每岁一丸,乳汁下。(《圣惠》)

天吊惊风,目久不下,眼见白睛,及角弓反张,声不出者,双金散主之:用大蜈蚣一条,去头足,酥炙,用竹刀批开,记定左右。又以麝香一钱,亦分左右各记明,研末包定。每用左边者吹左鼻,右边者吹右鼻,各少许,不可过多。若眼未下,再吹些须,眼下乃止。(《直指》)

破伤中风,欲死:《圣惠》用蜈蚣,研末,擦牙,追去涎沫,立瘥。《儒门事亲》用蜈蚣头、乌头尖、附子底、蝎梢等分为末,每用一字或半字,热酒灌之,仍贴疮上,取汗愈。

口眼㖞斜,口内麻木者:用蜈蚣三条,一蜜炙,一酒浸,一纸裹煨,并去头足;天南星一个,切作四片,一蜜炙,一酒浸,一纸裹煨,一生用;半夏、白芷各五钱,通为末,入麝少许。每服一钱,热调下,日一服。(《通变要法》)

腹内蛇症:误食菜中蛇精,或成蛇瘕,或食蛇肉成瘕,腹内常饥,食物即吐。以赤足蜈蚣一条,炙,研末,酒服。(《卫生易简方》)

蝮蛇螫伤:蜈蚣,研末,敷之。(《抱朴子》)

射工毒疮:大蜈蚣一枚,炙研,和酢敷之。(《千金方》)

天蛇头疮,生手指头上:用蜈蚣一条,烧烟熏一二次即愈。或为末,猪胆汁调,涂之,奇效。

丹毒瘤肿:用蜈蚣一条干者,白矾一皂子大,雷丸一个,百部二钱,研末,醋调敷之。(《本草衍义》)

瘰疬溃疮:茶、蜈蚣二味,炙至香熟,等分捣筛为末。先以甘草汤洗净,敷之。(《枕中方》)

聤耳出脓:蜈蚣末,吹之。(鲍氏)

小儿秃疮:大蜈蚣一条,盐一分,入油内浸七日。取油搽之,极效。(《海上方》)

便毒初起:黄脚蜈蚣一条,瓦焙存性,为末。酒调服,取汗即散。(《济生秘览》)

痔疮疼痛:《直指》用赤足蜈蚣,焙为末,入片脑少许,唾调敷之。孙氏《集效》用蜈蚣三四条,香油煮一二沸,浸之,再入五倍子末二三钱,瓶收密封。如遇痛不可忍,点上油,即时痛止,大效。

腹大如箕:用蜈蚣三五条,酒炙,研末。每服一钱,以鸡子二个,打开入末在内,搅匀纸糊,沸汤煮熟食之。日一服,连进三服,瘥。(《活人心统》)

脚肚转筋:蜈蚣,烧,猪脂和敷。(《肘后》)

女人趾疮,甲内恶肉突出不愈:蜈蚣一条,焙、研,敷之。外以南星末,醋和敷四围。(《医方摘要》)

本草汇言

【原文摘录】 蜈蚣 味辛,气温,有毒,入手、足厥阴经。李氏曰:蜈蚣生南方,处处有之。生土石间及人家屋壁中,形如马陆而光黑绿色,足赤腹黄,双须、歧尾,节节有足。春出冬蛰。南方山谷中有极大长尺者,能制毒蛇。性畏蜘蛛、蜒蚰,遇之即死。修治,火炙去头足用。外有千足虫,真相似,只是头上有白肉,面并嘴尖,把着腥臭入顶,误用能致人死。

【原文摘录】 集方。

《直指方》治小儿急惊风痫,脐风天吊,眼反白睛,角弓反张,声不出者。用蜈蚣一条,炙干为末,朱砂、轻粉各一钱,麝香五分,共研匀,用乳汁调灌一分,再取一分,吹两鼻孔。

《枕中方》治瘰疬溃烂不收。用蜈蚣一条,炙干为细末,每日用少许,傅之。

《济生秘要》治便毒初起。用蜈蚣一条,炙干为末,酒调空心服。

《卫生方》治腹内有恶血积聚,血瘕血癖,面黄寒热,腹胀不食。用蜈蚣三条,炙干为末,酒调,空心作三次服。

同上治腹内蛇瘕,是误食菜中蛇精,或食蛇肉成瘕,腹内常饥,食物即吐。以蜈蚣三条,炙干研末,酒调,空心作三次服。

《活人心统》治无故腹大如箕。用蜈蚣三条,炙干为末,入鸡子内搅匀,封固,蒸熟食之。

雷公炮制药性解

【原文摘录】 蜈蚣 味辛,性温,有毒,不载经络。主小儿口噤,鬼疰蛊毒诸蛇毒,杀精物温疟,去三虫,心腹寒热结聚,去瘀血,堕胎。去头足慢火炙黄用,畏蛞蝓、蜒蚰、大蒜、鸡屎。

按:蜈蚣最似百足虫。第百足虫足较细密,死而不僵,头上有白肉,面及尖嘴,其毒更甚,勿宜轻用。

雷公云:凡使勿用千足虫,真似,只是头上有角,肉面并嘴尖。若误用者,腥臭气,入顶致死。凡使用蜈蚣,用柳木末放于器中,炒木末焦黑后,去木末,用竹刀刮去足用。

炮炙大法

【原文摘录】 蜈蚣 凡使勿用千足虫,真似,只是头上有白肉,而并嘴尖。若误用,并闻着腥臭气,入顶致死。凡治蜈蚣,先以蜈蚣木末,不然用柳蚛末,于土器中炒,令木末焦黑后,去木末了,用竹刀刮去足甲了,用蜈蚣木不知是何木也。今人惟以火炙去头足用,或去尾足,以薄荷叶火煨用之。畏蛞蝓、蜘蛛、白盐、鸡屎、桑白皮。

医灯续焰

【原文摘录】 双金散 治天钓惊风,目久不下。

蜈蚣一个去头、足、尾,用真酥涂,慢火炙黄。置砧子上,面南立,用竹刀子当脊缝中亭剖作两半个。左边者入一帖子,内写左字。右边者亦入一帖子,内写右字。不得错误 麝香一钱,细研。先将左边者同于乳钵内研作细末,却入在左字帖内收起。别用乳钵将右边字者入麝香同研极细,却入右字帖内收。不得相犯。每有病者眼睛钓上,止见白睛,兼角弓反张,更不能出声者,用此药法治之

上用细苇筒子,取左字帖内药少许,吹在左边鼻里,右亦如之。用药不可多。

本草崇原

【原文摘录】 蜈蚣 气味辛,温,有毒。主治鬼疰蛊毒橄,诸蛇虫鱼毒,杀鬼物老精,温疟,去三虫。蜈蚣江以南处处有之,春出冬蛰,节节有足,双须岐尾,头上有毒钳,入药以头足赤者为良。蜈蚣一名天龙,能制龙蛇蜥蜴,畏虾蟆、蛞蝓、蜘蛛、雄鸡。《庄子》所谓:物畏其天。《阴符经》所谓禽之制在气也。蜈蚣色赤性温,双钳两尾,头尾咸红。生于南方,禀火毒之性,故《本经》主治皆是以火毒而攻阴毒之用也。愚按:蛇属金,蜈蚣属火,故能制之。鸡应昴宿,是又太阳出而爝火灭之义矣。

本草择要纲目

【原文摘录】 蜈蚣 采得真者,头足并尾,以薄荷叶包,火煨用之。犯蜈蚣毒,以乌鸡粪或大蒜涂之立效。或以火气熏之亦效,或以蜘蛛吸之亦效,或以蛞蝓捣敷之亦效。[气味]辛,温,有毒。[主治]蛊毒,啖诸蛇虫鱼毒,疗心腹寒热积聚,治癥癖,小儿惊痫脐风口噤,丹毒秃疮瘰疬。盖行而疾者,唯风与蛇,蜈蚣能制蛇,故亦能截风。盖厥阴经药也,故所主诸症多属厥阴。凡用取身扁而长,黑头赤足者为良。千足虫与蜈蚣相似,但头上有白肉,面并嘴俱尖。若误用并犯其腥臭气,入脑致死。不可不慎,重选择之。

本草备要

【原文摘录】 蜈蚣 批宣,去风辛,温,有毒,入厥阴肝经。善走能散,治脐风撮口炙末,猪乳调服,惊痫瘰疬,蛇癥能制蛇。疮甲趾甲内恶肉突出,俗名鸡眼睛,蜈蚣焙研之,以南星末醋调,敷四围,杀虫古方治痓瘀多用之,堕胎。取赤足黑头者,火炙,去头、足、尾、甲,将荷叶火煨用,或酒炙。畏蜘蛛、蜒蚰不敢过所行之路,触着即死、鸡屎、桑皮、盐中其毒者,以桑汁、盐、蒜涂之。被咬者,捕蜘蛛置咬处,自吸其毒,蜘蛛死,放水中,吐而活之。

本草易读

【原文摘录】 蜈蚣 去头足炙用。赤足者良。辛,温,有毒,入足厥阴经。治脐风撮口,惊痫瘰疬,疗蛇症甲肉,癥癖毒蛊。最坠胎孕,兼杀虫毒。出南方,今西南处处有之。趾甲肉突,焙末敷之,以南星末醋合敷四围验方第一。手上蛇头,烧烟熏之。或为末,猪胆汁合敷第二。蛇症吐食常饥,食物即吐,焙末酒下一枚第三。

本经逢原

【原文摘录】 蜈蚣 辛,温,有毒。火炙去足用。《本经》主鬼疰蛊毒,啖诸蛇虫鱼毒,杀鬼物老精,除温疟,去三虫。发明盖行而疾者,惟风与蛇。蜈蚣能制蛇,故亦能截风,厥阴经药也。岭南有蛇瘴,项大肿痛连喉,用赤足蜈蚣二节研细,水下即愈。又破伤风欲死,研末擦牙边去涎沫立瘥。《本经》言啖诸蛇虫鱼毒,悉能解之。万金散治小儿急惊,蜈蚣一条,去足炙黄,入朱砂、轻粉,乳汁为丸,服少许即安。双金散治小儿天吊目久不下,口噤反张,蜈蚣一条,酥炙去头足,入麝香为末,以少许吹鼻至眼合乃止。若眼未下再吹之。小儿撮口刮破舌疮,蜈蚣末敷之。《千金》治射工毒疮,蜈蚣炙黄为末敷之。小儿秃疮,蜈蚣浸油搽之。《直指方》治痔疮疼痛,蜈蚣炙末,入片脑少许唾调敷之。《急救方》治温疟洒洒时惊,凉膈散加蜈蚣尾服之。《摘要》治妇人趾疮,甲内鸡眼及恶肉突出,蜈蚣一条去头足,焙研入麝香少许,去硬盖,摊乌金纸留孔,贴上一夕即效。如有恶肉,外以南星末,醋和敷四周,其祛毒之功,无出其右。

得配本草

【原文摘录】 蜈蚣 畏蛞蝓、蜘蛛、白盐、鸡屎、桑白皮。辛,温,有毒,入足厥阴经。能截暴风,消除瘀血。入鸡子白煮,治腹大如箕。入酒煮炙,治腹内蛇症常饥,食物即吐,此其症也。去头、足用,荷叶包煨,或以柳末于新瓦上同炒,俟黑为度,或酒炙,随病法制。千足虫头上有白肉,嘴尖,误服之腥气入顶而死。中其毒者,桑树汁、盐、蒜涂之。乌鸡粪、蜒蚰可敷,蚯蚓、桑皮亦能解其毒。

本草求真

【原文摘录】 蜈蚣湿生[批]入肝祛风,通瘀,散热,解毒 蜈蚣专入肝本属毒物,性善啖蛇,故治蛇癥毒者无越是物蜈蚣本能刺蛇。且其性善走窜,故瘟疫鬼怪得此则疗。又其味辛,辛则能以散风,故凡小儿惊痫风搐,脐风噤口,得此入肝则治炙末,猪乳调治。又其性温,温则能以疗结,故凡瘀血堕胎,心腹寒热结聚,得此则祛。至于瘰疬便毒等证,书载能以调治。如趾甲内有恶肉突出,俗名鸡眼睛,用蜈蚣焙干为末敷上,以南星末醋调敷围四处,亦是以毒攻毒之意耳。赤足黑头者佳。火煨用。畏蜘蛛、蜒蚰蜘蛛、蜒蚰之路,蜈蚣不敢经过,触着即死。被蜈蚣咬者,但捕蜘蛛置咬处,自吸其毒,蜘蛛放水中吐而活之、鸡屎、桑皮、盐。中蜈蚣毒,以桑汁、盐、蒜涂之即愈。

本草述钩元

【原文摘录】 蜈蚣 一名螂蛆,川广最多,江南亦有。背丝腹黄,头足赤而大者为公,黄细者为母,用公不用母,故名。七、八月采之,味辛,气温,有毒,足厥阴经药也。主疬风破伤风,小儿惊痫风搐、脐风口噤,治心腹寒热,积聚胀满癥瘕,痫证谵妄,去恶血,堕胎,散蛊毒,制诸蛇毒,尸疰恶气,杀三虫,敷便毒、痔漏、瘰疬、溃疮,及蝮蛇螫伤。禀火金之气以生,辛温属阳之毒虫也仲淳。行而疾者,惟风与蛇,蜈蚣能制蛇,故亦能截风《濒湖》。蜈蚣有毒,惟风气暴烈者,可以当之。风气暴烈,非蜈蚣擒截,亦不易止,但贵药病相当耳通剂解法,载修治前,得牛角䚡、象牙末、猪悬蹄、刺猬皮、蚯竹屑,能去通肠漏管。

小儿口噤不乳,东走蜈蚣,去足炙研,用猪乳二合调半钱,分三四服,温灌之。锁喉瘴,项大肿痛连喉,此岭南外蛇瘴也,用赤足蜈蚣一二节,研细,水下即愈。丹毒瘤肿,蜈蚣一条,白矾一皂子大,雷丸一个,百部二钱,研末,醋调敷之。瘰疬溃疮,茶蜈蚣二味,炙至香熟,捣筛为末,先以甘草汤洗净,敷之。便毒初起,黄脚蜈蚣一条,瓦焙,存性为末,酒调服,取汗即散。蜈蚣火炙,去头足用,或去尾足,以薄荷叶裹火煨用之。

本草害利

【原文摘录】 蜈蚣 修治,七、八月采,取赤足黑头者,火炙,去头足尾甲,将薄荷叶火煨用。

三、小结

不同炮制方法

1. 净制 《普济本事方》"去头足",《本草纲目》附方"以蜈蚣研汁""用蜈蚣,研末"。

2. 火制 炒、炙、煨、焙。《雷公炮炙论》《证类本草》《本草纲目》"夫使蜈蚣,先以蜈蚣木末,不然用柳蚛末,于土器中炒,令木末焦黑后,去木末了,用竹刀刮去足、甲了用",《千金翼方》"炙",《太平圣惠方》"赤足者,炙黄,去头足""微炒,去足",《圣济总录》"赤足全者,炒",《扁鹊心书》"去头足,炙",《本草品汇精要》"炙黄,去足为末",《本草蒙筌》"蜈蚣入药,慢火炙黄,去净头足,研末",《本草纲目》"今人惟以火炙去头、足用,或去尾、足,以薄荷叶火煨用之",《本草纲目》附方"蜈蚣一条全者,去足,炙为末""去头足,酥炙,用竹刀批开,记定左右""炙,研,和酢敷之"为末,猪胆汁调"蜈蚣炙至香熟,等分捣筛为末""黄脚蜈蚣一条,瓦焙存性,为末""赤足蜈蚣,焙为末""用蜈蚣三四条,香油煮一二沸,浸之""蜈蚣,烧,猪脂和敷""焙,研,敷之",《本草汇言》"火炙,去足用""炙干为末",《雷公炮制药性解》"凡使用蜈蚣,用柳木末放于器中,炒木末焦黑后,去木末,用竹刀刮去足用",《炮炙大法》"凡治蜈蚣,先以蜈蚣木末,不然用柳蚛末,于土器中炒,令木末焦黑后,去木末了,用竹刀刮去足甲了,用蜈蚣木不知是何木也。今人惟以火炙去头足用,或去尾足,以薄荷叶火煨用之",《本草择要纲目》"头足并尾,以薄荷叶包,火煨用之",《本草备要》"取赤足黑头者,火炙,去头、足、尾、甲,将荷叶火煨用,或酒炙",《本草易读》"去头足炙用""焙末",《本经逢原》"研细""去足,炙黄""酥炙,去头足""去头足,焙研",《本草求真》"炙末""焙干为末""赤足黑头者佳,火煨用",《本草述钩元》"去足,炙,研""炙至香熟,捣筛为末""瓦焙,存性为末"。

3. 不同辅料 酒、蜜、盐、真酥、鸡子白、荷叶、薄荷叶等。《圣济总录》"酒浸三日,曝干",《本草品汇精要》"先以木末或柳蚛末,于土器中同炒,令木末焦黑后,去木末,用竹刀刮去足、甲,或炙用亦可",《本草品汇精要》"以一条炙黄为末",《本草纲目》附方"一蜜炙,一酒浸,一纸裹煨,并去头足""炙,研末,酒服""盐一分,入油内浸七日""酒炙研末",《医灯续焰》"用真酥涂,慢火炙黄",《得配本草》"入鸡子白煮,治腹大如箕。入酒煮炙,治腹内蛇症。去头、足用,荷叶包煨,或以柳末于新瓦上同炒,俟黑为度,或酒炙,随病法制",《本草害利》"火炙,去头足尾甲,将薄荷叶火煨用"。

薏苡仁

薏苡仁为禾本科植物薏苡 *Coix lacryma-jobi* L. var. *mayuen*（Roman.）Stapf 的干燥成熟种仁。秋季果实成熟时采割植株，晒干，打下果实，再晒干，除去外壳、黄褐色种皮和杂质，收集种仁。

一、概述

薏苡仁甘、淡，凉，入脾、肺、肾经。健脾，补肺，清热，利湿。治泄泻，湿痹，筋脉拘挛，屈伸不利，水肿，脚气，肺痿，肺痈，肠痈，淋浊，白带。

二、炮制研究

雷公炮炙论

【原文摘录】 薏苡仁 雷公云：凡使，勿用糠米，颗大无味。其糠米，时人呼为粳米是也。若薏苡仁，颗小、色青、味甘，咬着粘人齿。夫用一两，以糯米二两，同熬，令糯米熟，去糯米，取使若更以盐汤煮过，别是一般修制，亦得。

太平圣惠方

【原文摘录】 治虚劳惊悸，不能食，神思虚烦，不多睡。宜服安神定志，令人嗜食，人参丸方。

人参三分，去芦头　茯神一两　芎䓖半两　枳壳半两，麸炒微黄，去瓤　薏苡仁一两，微炒　桂心半两　甘草半两，炙微赤，锉　薯蓣一两　白术半两　龙齿三分，细研　铁粉半两，细研　黄芪一两，锉　厚朴三分，去粗皮，涂生姜汁，炙令香熟

上件药，捣罗为末，入研了药，更研令匀，炼蜜和捣三二百杵，丸如梧桐子大。每服不计时候，以温酒下二十丸。

【原文摘录】 食治水肿诸方，又方：

郁李仁一两半，汤浸去皮，水研取汁　薏苡仁二两，研碎如粟米

上以郁李仁汁，煮薏苡仁，作粥，空腹食之。

【原文摘录】 治产后腹中积血，及中风汗出，益气肥健，利小便，冬麻子粥方。

冬麻子一合，以水研取汁，三升　薏苡仁一合，捣碎　粳米二合

上用冬麻子汁，煮二味作粥，空心食之。

本草图经

【原文摘录】 薏苡仁 生真定平泽及田野今所在有之。春生苗,茎高三四尺;叶如黍;开红白花作穗子;五月、六月结实,青白色,形如珠子而稍长,故呼意珠子。小儿多以线穿如贯珠为戏。八月采实,采根无时。今人通以九月、十月采,用其实中人。古方大抵心肺药多用之。韦丹治肺痈,心胸甲错者,淳苦酒煮薏苡仁令浓,微温顿服之。肺有血当吐愈。《广济方》治冷气,薏苡仁饭粥法:细春其仁,炊为饭,气味欲匀如麦饭乃佳,或煮粥亦好,自任无忌。根之入药者,葛洪治卒心腹烦满。又胸胁痛者,锉根浓煮汁,服三升乃定。今人多取叶为饮,香益中空膈,甚胜其杂他药用者。张仲景治风湿身烦疼,日晡剧者,与麻黄杏仁薏苡仁汤:麻黄三两,杏仁三十枚,甘草、薏苡仁各一两,四物以水四升,煮取二升,分温再服。又治胸痹偏缓急者,薏苡仁附子散方:薏苡仁十五两,大附子十枚,炮,二物杵末,每服方寸匕,日三。

证类本草

【原文摘录】 薏苡仁 味甘,微寒,无毒。主筋急拘挛,不可屈伸,风湿痹,下气,除筋骨邪气不仁,利肠胃,消水种,令人能食。久服轻身益气。其根,下三虫。一名解蠡,一名屋菼音毯,一名起实,一名赣音感。生真定平泽及田野。八月采实,采根无时。陶隐居云:真定县属常山郡,近道处处有,多生人家。交址者子最大,彼土呼为秆(音干)珠。马援大取将还,人谗以为真珠也。实重累者为良。用之取中仁。今小儿病蛔虫,取根煮汁糜食之,甚香,而去蛔虫大效。今按陈藏器本草云:薏苡收子,蒸令气馏,暴干,磨取仁,炊作饭及作面。主不饥,温气,轻身。煮汁饮之,主消渴。又按别本注云:今多用梁汉者,气力劣于真定,取青水色者良。臣禹锡等谨按《药性论》云:能治热风,筋脉挛急,能令人食。主肺痿肺气,吐脓血,咳嗽涕唾,上气。昔马援煎服之,破五溪毒肿。种于彼取甑中蒸,使气馏,暴于日中,使干,挪之得仁矣。孟诜云:性平,去干湿脚气,大验。《图经》曰:薏苡仁,生真定平泽及田野,今所在有之。春生苗,茎高三四尺。叶如黍。开红白花作穗子。五月、六月结实,青白色,形如珠子而稍长,故呼意珠子。小儿多以线穿如贯珠为戏。八月采实,采根无时。今人通以九月、十月采,用其实中仁。古方大抵心肺药多用之。韦丹治肺痈,心胸甲错者,淳苦酒煮薏苡仁令浓,微温顿服之。肺有血当吐愈。《广济方》治冷气,薏苡仁饭粥法:细春其仁,炊为饭,气味欲匀如麦饭乃佳。或煮粥亦好,自任无忌。根之入药者,葛洪治卒心腹烦满,又胸胁痛者,锉根浓煮汁,服三升乃定。今人多取叶为饮,香益中空膈,甚胜其杂他药用者。张仲景治风湿身烦疼日晡剧者,与麻黄杏仁薏苡仁汤:麻黄三两,杏仁三十枚,甘草、薏苡仁各一两,四物以水四升,煮取二升,分温再服。又治胸痹偏缓急者,薏苡仁附子散方:薏苡仁十五两,大附子十枚炮,二物杵末,每服方寸匕,日三。陈藏器余主消渴,煞蛔虫。根煮服,堕胎。雷公曰:凡使,勿用撼米,颗大无味,其撼米,时人呼为粳撼是也。若薏苡仁,颗小色青,味甘,咬着黏人齿。夫用一两,以糯米二两同熬,令糯米熟,去糯米取使,若更以盐汤煮过,别是一般修制亦得。《外台秘要》:治牙齿风痛。薏苡根四两,水四升,煮取二升,含冷易之,龈便生。又方咽喉卒痛肿,吞薏苡仁二枚。又方蛔虫攻心腹痛。薏苡根二斤切,水七升,煮取三升。先食尽服之,虫死尽出。《梅师方》:肺疾唾脓血。取薏苡仁十两杵碎,以水三升,煎取一升,入酒少许服之。食医心镜:治筋脉拘挛,久风湿痹,下气,除骨中邪气,利肠胃,消水肿,久服轻身,益气力。薏苡仁一升,捣为散。每服以水二升煮两匙末作粥,空腹食之。马援:后汉《马援传》在交址,常饵薏苡实,用能轻身省欲,以胜瘴气。南方薏苡实,援欲以为种,军还载之一车。《衍义》曰:薏苡,此李商隐《太仓铭》中所谓薏苡似珠,不可不虞者也。取仁用。《本经》云:微寒,主筋急拘挛。拘挛有两等,《素问》注中,大筋受热,则缩而短,缩短故挛急不伸,此是因热而拘挛也,故可用薏苡仁。若《素问》言因寒即筋急者,不可更用此也。凡用之,须倍于他药,此物力势和缓,须倍加用即见效。盖受寒,即能使人筋急。受热,故使人筋挛。若但热而不曾受寒,亦能使人筋缓。受湿则又引长无力。

圣济总录

【原文摘录】 治气血不和,为风寒所侵,不得宣泄,蕴结皮肤间,寒热相搏,如针刺,防风丸方。

防风去叉,二两　酸枣仁炒,一两　槟榔煨过,一两半　薏苡仁炒熟,二两　独活去芦头　甘菊花　芎䓖各一两　藁本去苗土,二两　大麻仁别研如粉,一两半

上九味,捣罗八味为末,和大麻仁粉,重罗炼蜜,丸梧桐子大。每服二十丸,温酒下,不计时候。

【原文摘录】　治妊娠胃反呕逆不下食,麦门冬粥方。

生麦门冬去心,净洗,切碎研,烂绞取汁,一合　白粳米净淘,二合　薏苡仁拣净,去土,一合　生地黄肥者,四两,净洗,切碎,研烂绞汁,三合　生姜汁一合

上五味,以水三盏,先煮煎粳米、薏苡仁二味,令百沸,次下地黄、麦门冬、生姜三汁相和,煎成稀粥。空心温服,如呕逆未定,晚后更煮食之。

【原文摘录】　治中风,手足不随,言语謇涩,大便难,筋骨痛,薏苡仁粥方。

薏苡仁捣如粟大三合　麻子半升

上二味,以水三升,烂研麻子,生绢滤取汁,煮薏苡仁作粥,空心食之。

太平惠民和剂局方

【原文摘录】　薏苡仁　凡使,须以糯米同炒干用。

杨氏家藏方[88]

【原文摘录】　温胃丸　治小儿胃虚,气逆干哕,恶心,胸膈痞闷,呕吐乳食。

丁香二钱　肉豆蔻二钱,面裹煨熟　木香　人参去芦头　莲子心　薏苡仁炒黄。四味各一钱半

上件为细末,煮神曲糊为丸如黍米大。每服二十丸,温熟水送下,乳食空。

类编朱氏集验医方

【原文摘录】　三皮散　治风毒湿气,流注脚膝,四肢挛拳,筋脉不伸,脚足疼痛,步履艰难。用此药酒断根,不问三二十年者,皆有效。

海桐皮去皮　五加皮自采者　桑白皮　川独活　川牛膝　制杜仲各一两　黑附子炮,去皮,斟酌用多少　薏苡仁生用,二两　生干地黄升半

上为粗末,用绵裹作一包,以无灰好酒一斗许,春浸七日,秋冬二七日,夏三五日。滤起药,空心温服一盏,一日三五次服。如服药酒时却饮它酒,常令酒气相接,勿令大醉,重者不过两剂。服此药后,旬日,两腿必发大疹,渐渐破出紫黑血,候干,续磨风膏贴疮上,自然好也。日逐脚上如数百条蛇自足而出,此其效验。如患足疾之人,脚后有一条筋,直凑肾囊,疼痛拘挛,用妙香散一贴,分作三二服,空心,食前,温酒盐汤下,自然伸也。二方得之淮头老兵

瑞竹堂经验方[89]

【原文摘录】　薏苡仁方　治手足流注疼痛,麻痹不仁,难以屈伸。

薏苡仁去皮,一两　当归去芦,一两　芍药　麻黄去节　桂去粗皮。各一两　甘草去皮,一两,微炒　苍术去粗皮,四两,米泔浸一宿,炒

上为㕮咀,每服五钱,水二盏,生姜五七片,煎至七分,去滓,食前温服。若病人汗出者,减麻黄,病人内热者,减桂,看虚实加减服之。

奇效良方

【原文摘录】 治疫毒痢。吃前面两方药,病势已减,所下之痢,止余些小,忽下清粪,或如鸭粪,忽如茶汤,或如浊油,忽只余些小红色,宜吃此方,以牢固大肠,还复真气,舶上硫黄丸。

舶上硫黄二两,去砂石,细研为末　薏苡仁二两,炒焦,杵为末

上二末相和,令匀,滴热水和为丸,如梧桐子大。每服五十丸,空心以米汤下。

【原文摘录】 参苓白术散　治胃虚口噤。

人参　茯苓　白术　白扁豆姜汁浸炒,去皮　山药　莲肉　砂仁　薏苡仁炒　桔梗　甘草炙。各二两

上为细末,石菖蒲煎汤下,宜食生韭菜。

【原文摘录】 补肝汤　治肝痹,两胁下满,筋急不得太息,疝瘕四逆,抢心腹痛,目不明。

乌头四枚,炮,去皮脐　附子二枚,炮,去皮脐　山茱萸去核　官桂去粗皮。各三分　薏苡仁去皮　甘草炙独活以上各半两　白茯苓去皮,一两二钱　柏子仁另研　防风去叉　细辛以上各二两

上锉如麻豆大,入研药拌匀,每服五钱,水一盏半,大枣二枚,去核,同煎至八分,去滓,不拘时温服。

【原文摘录】 薏苡仁丸　治小儿手拳,不能展用。

薏苡仁汤泡,去皮　当归　防风　牡丹皮　羌活　酸枣仁去皮。各一两

上为细末,炼蜜为丸,如芡实大,每服一丸,用荆芥汤不拘时化下。

【原文摘录】 薏苡丹出古方妙选　治手拳不展,所受肝气怯弱,致两脉挛缩,或伸展无力。

薏苡仁一两,汤浸去皮,细研　当归一两,洗,焙干　秦艽一两,去苗　防风一两　酸枣仁一两　羌活一两

上件捣罗为细末,炼蜜和如鸡实大。每服一粒至二粒,麝香荆芥汤化下,不拘时候。

本草品汇精要

【原文摘录】 草之草:薏苡仁无毒。

薏苡仁出《神农本经》筋急拘挛,不可屈伸,风湿痹,下气。久服轻身,益气。其根下三虫以上朱字《神农本经》。筋骨邪气不仁,利肠胃,消水肿,令人能食以上黑字《名医》所录。名解蠡、屋菼、起实、赣、竿珠、薏珠子。苗《图经》曰:春生苗,茎高三四尺,叶如黍叶。开红白花作穗,五、六月结实,其色青白,形如珠子而稍长,故呼薏珠子。别本注云:今多用汉梁者,气力劣于真定,取青水色者良。地陶隐居云:生交趾及汉梁,今处处有之。道地:真定平泽及田野为佳。时生:春生苗。采:八月取根、实。收暴干。用实白微青者为好。质类珠子而稍长。色青白。味甘。性微寒,缓。气气之薄者,阳中之阴。臭香。主除肺痿,止消渴。制暴于日中,挪之得仁。治疗:《图经》曰:根煮汁,除心腹烦满,胸胁痛。叶,益中空膈。陶隐居云:根煮汁,去小儿蛔虫。《药性论》云:热风,筋脉挛急,令人能食,除肺气,吐脓血,咳嗽,涕唾,上气,破五溪毒肿。陈藏器云:杀蛔虫。孟诜云:干湿脚气。合治合苦酒,疗肺痈,心胸甲错。合麻黄、杏仁、甘草,治风湿身烦疼,日晡剧者。合大附子,治胸痹偏缓急。禁妊娠不可服。赝粳糯为伪。

扶寿精方

【原文摘录】 滋阴清化丸　滋化源,清痰火。

怀庆生地黄二两,酒浸,竹刀切,捣　天门冬二两,去皮心,晒　陈皮去白,盐水拌,微炒　天花粉　贝母熟地黄酒浸,竹刀切　麦门冬酒浸透,去心,捣　薏苡仁绢包,同糯米砂锅内蒸一炷香,去米不用,晒干　白茯苓去皮,得人乳浸透更妙　干山药　甘枸杞　白芍药酒炒　川玄参各一两　五味子　生甘草各五钱

上为细末,炼蜜丸,弹子大,每服一丸,空心临睡不时津液嚼化,沸汤调下亦可。

古今医统大全

【原文摘录】 薏苡仁散 治咳嗽血,肺损。

薏苡仁为细末,用猪肺煮熟,切块,蘸而吃之。或以猪心一个,竹刀切开,勿令相离。以沉香末一钱,半夏七个,入在心内合定。纸里蘸小便,内令湿,煨熟,去半夏,止吃心。

本草蒙筌

【原文摘录】 薏苡仁 味甘,气微寒,无毒。近道俱出,真定郡名,属北直隶。者良。多生旷野泽中,茎高三四尺许。叶类垂黍,花开浅黄。结实而名薏珠,小儿每穿为戏。医家采用,春壳取仁。或和诸药煎汤炒熟微研入之,或挼粳米煮粥薏苡仁粒硬,须先煮半熟,才挼粳米同煮,粥方稠粘。专疗湿痹,且治肺痈。筋急拘挛,屈伸不便者最效此湿痹证;咳嗽涕唾,脓血并出者极佳此肺痈证。除筋骨邪入作疼,消皮肤水溢发肿。利肠胃,主渴消。久服益气轻身,多服开胃进食。但此药力和缓,凡用之时,须当倍于他药尔。若挖根煮汁,可攻蛔堕胎。肺痈服之,亦臻神效。谟按,《衍义》云:《本经》谓主筋急拘挛,须分两等,大筋缩短,拘急不伸,此是因热拘挛,故此可用;倘若因寒筋急,不可用也。又云:受湿者亦令筋缓。再按丹溪曰:寒则筋急,热则筋缩。急因于坚强,缩因于短促。若受湿则弛,弛因于宽长。然寒于湿未尝不挟热,而三者又未始不因于湿。薏苡仁去湿要药也。二家之说,实有不同。以《衍义》言观之,则筋病因热可用,因寒不可用。以丹溪言观之,则筋病因寒、因热、因湿皆可用也。盖寒而留久,亦变为热。况外寒湿与热皆由内湿启之,方能成病。内湿病酒面为多,鱼肉继以成之。若甘滑、陈久烧炙、辛香、干硬皆致湿之因,宜戒之。谓之曰:三者未始不因于湿,是诚盲者日月,聋者雷霆欤。

本草纲目

【原文摘录】 薏苡《本经》上品 [校正]据《千金方》,自草部移入此。[释名]解蠡音礼,《本经》、芑实音起,《别录》、赣米音感,《别录》。陶氏作簳珠,雷氏作撼米、回回米《救荒本草》、薏珠子《图经》。时珍曰:薏苡名义未详。其叶似蠡实叶而解散,又似芑黍之苗,故有解蠡、芑实之名。赣米乃其坚硬者,有赣强之意。苗名屋菼。《救荒本草》云:回回米又呼西番蜀秫。俗名草珠儿。[集解]《别录》曰:薏苡仁生真定平泽及田野。八月采实,采根无时。弘景曰:真定县属常山郡。近道处处多有,人家种之。出交趾者,子最大,彼土呼为簳珠。故马援在交趾饵之,载还为种,人谗以为珍珠也。实重累者为良。取仁用。志云:今多用梁汉者,气劣于真定。取青白色者良。藏器云:取子于甑中蒸使气馏,曝干挼之,得仁矣。亦可磨取之。颂曰:薏苡所在有之。春生苗茎,高三四尺。叶如黍叶,开红白花,作穗。五、六月结实,青白色,形如珠子而稍长,故人呼薏珠子。小儿多以线穿贯珠为戏。九月、十月采其实。敦曰:凡使,勿用撼米,颗大无味,时人呼为粳撼是也。薏苡仁颗小、色青、味甘,咬着黏人齿牙。时珍曰:薏苡,人多种之。二、三月宿根自生。叶如初生芭茅。五、六月抽茎开花结实。有二种:一种黏牙者,尖而壳薄,即薏苡也。其米白色如糯米,可作粥饭及磨面食,亦可同米酿酒。一种圆而壳厚坚硬者,即菩提子也。其米少,即粳撼也。但可穿作念经数珠,故人亦呼为念珠云。其根并白色,大如匙柄,糺结而味甘也。薏苡仁[修治]敦曰:凡使,每一两,以糯米一两同炒熟,去糯米用。亦有更以盐汤煮过者。[气味]甘,微寒,无毒诜曰:平。[主治]筋急拘挛,不可屈伸,久风湿痹,下气。久服,轻身益气《本经》。除筋骨中邪气不仁,利肠胃,消水肿,令人能食《别录》。炊饭作面食,主不饥,温气。煮饮,止消渴,杀蛔虫藏器。治肺痿肺气,积脓血,咳嗽涕唾,上气。煎服,破毒肿甄权。去干湿脚气,大验孟诜。健脾益胃,补肺清热,去风胜湿。炊饭食,治冷气。煎饮,利小便热淋时珍。[发明]宗奭曰:薏苡仁《本经》云微寒,主筋急拘挛。拘挛有两等:《素问》注中,大筋受热,则缩而短,故挛急不伸,此是因热而拘挛也,故可用薏苡;若《素问》言因寒则筋急者,不可更用此也。盖受寒使人筋急;寒热使人筋挛;若但受热不曾受寒,亦使人筋缓;受湿则又引长无力也。此药力势和缓,凡用须加倍即见效。震亨曰:寒则筋急,热则筋缩。急因于坚强,缩因于短促。若受湿则弛,弛则引长。然寒与湿未尝不挟热。三者皆因于湿,然外湿非内湿启之不能成病。故湿之为病,因酒而鱼肉继之。甘滑、陈久、烧炙并辛香,皆致湿之因也。时珍曰:薏苡仁属土,阳明药也,故能健脾益胃。虚则补其母,故肺痿、肺痈用之。筋骨之病,以治阳明为本,故拘挛筋急风痹者用之。土能胜水除湿,故泄痢水肿用之。按,古方小续命汤注云:中风筋急拘挛,语迟脉弦者,加薏苡仁。亦扶脾抑肝之义。又《后汉书》云:马援在交趾常饵薏苡实,云能轻身省欲以胜瘴气也。又张师正《倦游录》云:辛稼轩忽患疝疾,重坠大如杯。一道人教以薏珠用东壁黄土炒过,水煮为膏服,数服即消。程沙随病此,稼轩授之亦效。《本草》薏苡乃上品养心药,故此有功。颂曰:薏苡仁,心肺之药多用之。故范汪治肺痈,张仲景治风湿、胸痹,并有方法。《济生方》治肺损咯血,以熟猪肺切,蘸薏苡仁末,空心食之。薏苡补肺,猪肺引经也。赵君猷言屡用有效。

[附方]

薏苡仁饭,治冷气:用薏苡仁舂熟,炊为饭食。气味欲如麦饭乃佳,或煮粥亦好。(《广济方》)

薏苡仁粥,治久风湿痹,补正气,利肠胃,消水肿,除胸中邪气,治筋脉拘挛:薏苡仁为末,同粳米煮粥,日日食之,良。(《食医心镜》)

沙石热淋,痛不可忍:用玉秫,即薏苡仁也,子、叶、根皆可用,水煎热饮,夏月冷饮,以通为度。(《杨氏经验方》)

肺痿,咳唾,脓血:薏苡仁十两杵破,水三升,煎一升,酒少许,服之。(《梅师》)

肺痈咳唾,心胸甲错者:以淳苦酒煮薏苡仁令浓,微温顿服。肺有血,当吐出愈。(《范汪方》)

肺痈咯血:薏苡仁三合捣烂,水二大盏,煎一盏,入酒少许,分二服。(《济生》)

寿世保元

【原文摘录】 调元百补膏 张尚书传。

当归身酒洗,四两 怀生地黄二斤 怀熟地黄四两 甘枸杞子一斤 白芍一斤,用米粉炒 人参四两 辽五味子一两 麦门冬去心,五两 地骨皮四两 白术去芦,四两 白茯苓去皮,十二两 莲肉四两 怀山药五两 贝母去心,三两 甘草三两 琥珀一钱三分 薏苡仁用米粉炒,八两

上锉细末,和足水十斤,微火煎干。再加水十斤,如此四次。滤去渣,取汁,文武火熬之,待减去三分,每斤拣净熟蜜四两,春五两,夏六两,共熬成膏。每服三匙,白汤调下。

本草汇言

【原文摘录】 薏苡仁 味甘,气温,无毒。沉也,降也,入足阳明、手太阴经。《别录》曰:薏苡仁,出真定平泽田野间,今所在皆有。苏氏曰:今多用梁、汉者,但气劣于真定耳。陶氏曰:出交趾者最良,彼土人呼为薢珠,故马援在彼饵之,载种还,人说以为携珍珠也。李氏曰:二、三月宿根自发,高四五尺,叶如初生芭蕉,五月抽茎,开红白花,六月结实重累,壳青绿,坚薄而锐,中仁如珠,味甘美,咬着黏齿,可以作粥饭食,可以和糯米酿酒。一种形圆壳厚者,名菩提子,但可穿作念佛珠,其仁少,且无味,即粳感也。二种根并白色,大如槌柄纠结而味甘也。修治,以八九月采实,晒干,去壳用。

【原文摘录】 集方。

仲景方治周痹筋脉缓急,偏虚者。用薏苡仁一斤,炒黄,大附子切片,一两六钱,童便煮,晒干,分作十剂,水煎服。

《方脉正宗》治风湿痹气,肢体麻木,筋骨拘挛。用薏苡仁一斤,炒,当归、白术、天麻、半夏各四两,真桑寄生八两,分作二十剂,水煎服。

《独行方》治风湿痹气侵脾,以致肌肉浮胀,皮肤水肿,成喘急者。用薏苡仁一斤,炒,肉桂、干姜、砂仁、车前子、葶苈子、白芥子各二两四钱,郁李仁三两,研,去油,分作十六剂,水煎服。

范汪方治风湿痹气,妨碍胸胃,呕吐痰涎。用薏苡仁一斤,炒,半夏、胆星各四两,干姜、陈广皮各二两,生姜、白芥子各一两六钱,分作十六剂,水煎服。

《方脉正宗》治风湿痹气,时作泄泻,大便不实。用薏苡仁一斤,炒,砂仁三两二钱,研,木香二两,研,白术炒,四两,甘草炙,一两二钱,分作十六剂,水煎服。

《梅师方》治风湿痹气,内成肺痈,肺痿,咳吐脓血。用薏苡仁一斤,炒,百合、百部、茯苓、紫菀各四两,川贝母、桔梗各二两,甘草炙一两,分作十六剂,水煎服。

杨仁斋方治风湿痹气,小便癃闭不通,或成淋沥,或成白带白浊。用薏苡仁一斤,炒,淡竹叶、车前子、滑石研、茯苓各四两,白术炒二两,甘草炙一两二钱,分作十六剂,水煎服。

续补集方《妇人良方补遗》治孕妇生内痈。用薏苡仁煮汁,频频食之。

《经验方》治消渴饮水。用薏苡仁煮粥饮之。

济阴纲目

【原文摘录】 一方 治妇人妒妾,误夫无子,常服不妒姑存之试之。

天门冬去心 赤黍米去壳,微炒 薏苡仁去壳,炒。各四两

上为末,炼蜜丸,桐子大。每服八九十丸,白汤下。

雷公炮制药性解

【原文摘录】 薏苡仁 味甘,微寒,无毒,入肺、脾、肝、胃、大肠五经。利肠胃,消水肿,祛风湿,疗脚气,治肺痿,健脾胃。

按:薏苡仁总湿热,故入上下五经。盖受热使人筋挛,受湿使人筋缓者,可用。若受寒使人筋急者,忌之,势力和缓,须多用见效。

雷公云:凡使勿用秔米,棵大无味,其秔米时人呼粳秔是也,若薏苡仁颗小色青味甘,咬着黏人齿,用一两,以糯米一两同熬,令糯米熟,去米取使,若更以盐汤煎之,则是一般修事。

炮炙大法

【原文摘录】 薏苡仁 颗小,色青,味甘,用糯米炒,咬着黏人齿。凡一两以糯米一两同炒,令糯米熟,去糯米,取使;或以盐汤煮过亦得。一法:滚汤泡三次,去油,蒸气,晒干用。

本草征要

【原文摘录】 薏苡仁味甘,皮寒,无毒,入肺、脾二经。淘净晒炒 祛风湿,理脚气拘挛;保燥金,治痿痹咳嗽。泻痢不能缺也,水胀其可废乎? 薏仁得地之燥,禀秋之凉,能燥脾湿,善祛肺热。按:大便燥结,因寒转筋,及妊娠者并禁之。

本草乘雅半偈

【原文摘录】 薏苡仁《本经》上品,凡湿则重碍,燥则轻泼 [气味]甘,微寒,无毒。[主治]主筋急拘挛,不可屈伸,久风湿痹,下气。久服轻身,益气。[颥]曰:出真定,及平泽田野间,所在亦有。今用梁汉者,但气劣于真定耳;交趾者最良,彼土呼为竿珠。三月宿根自发。高四五尺,叶如初生芭茅。五月抽茎,开红白花,五、六月结实重累,壳青绿,坚薄而锐,中仁如珠,味甘美,咬着黏齿,可以作粥酿酒。一种形圆壳厚者,即菩提子。一种大而无味者,即秔秫也。修治,每一两,以糯米二两,同拌

炒熟,去糯米,更以盐汤煮片刻,晒干用。缪仲淳先生云:久服可以轻身者,湿去则脾胃安;脾胃安,则中焦治;中焦治,则能营养乎四肢,通利乎血脉经膜矣。

本草崇原

【原文摘录】 薏苡仁 [气味]甘,微寒,无毒。主筋急拘挛,不可屈伸,久风湿痹,下气。久服轻身益气。薏苡其形似米,故俗名米仁。始出真定平泽及田野,今处处有之。春生苗叶如黍。五、六月结实,至秋则老。其仁白色如珠,可煮粥,同米酿酒。薏苡仁,米谷之属,夏长秋成,味甘色白,其性微寒,禀阳明金土之精。[主治]筋急拘挛,不可屈伸者,阳明主润宗筋,宗筋主束骨而利机关,盖宗筋润,则诸筋自和。机关利,则屈伸自如。又,金能制风,土能胜湿,故治久风湿痹。肺属金而主气,薏苡禀阳明之金气,故主下气。治久风湿痹,故久服轻身,下气而又益气。

本草择要纲目

【原文摘录】 薏苡仁 [气味]甘,微寒,无毒。采得以糯米同炒,去米用良,亦有以盐汤煮过者。[主治]筋急拘挛风湿痹,除筋骨邪气不仁,肺痿吐脓血,治干湿脚气,疗肺痈心胸甲错。属土为阳明之药,故能健脾益胃。虚则补其母,故肺痿、肺痈用之。筋骨之病,以治阳明为本,故拘挛筋急风痹者用之。土能胜水除湿,故泄痢水肿用之。

本草备要

【原文摘录】 薏苡仁 批补脾胃,通,行水甘淡,微寒而属土,阳明胃药也。甘益胃,土胜水,淡渗湿,泻水所以益土,故健脾。治水肿湿痹,脚气疝气,泄痢热淋。益土所以生金,故补肺清热色白入肺,微寒清热。治肺痿肺痈,咳吐脓血以猪肺沾薏仁米服。扶土所以抑木,故治风热筋急拘挛厥阴风木主筋,然治筋骨之病,以阳明为本。阳明主润宗筋,宗筋主束骨而利机关者也。阳明虚则宗筋纵驰,故《经》曰:治痿独取阳明,又曰肺热叶焦,发为痿躄。盖肺者相傅之官,治节出焉。阳明湿热上蒸于肺,则肺热叶焦,气无所主而失其治节,故痿躄。薏苡理脾,而兼清热补肺。批:筋寒则急,热则缩,湿则纵。然寒湿久留,亦变为热;又有热气熏蒸,水液不行,久而成湿者。薏苡去湿要药,因寒因热,皆可用也。《衍义》云:因寒筋急者不可用,恐不然。但其力和缓,用之须倍于他药。杀蛔堕胎,炒熟微研。

本草易读

【原文摘录】 薏苡仁 糯米同炒用。甘,微寒,入足太阴、足阳明经。利水泻湿,退热除淋。舒筋急拘挛,止咳唾脓血。治脚气而除风,止消渴而杀虫。水肿喘急,用郁李仁二两,水研取汁,煮薏苡饭食验方第一。咳唾脓血,用半斤,杵破,水煮,入酒少许服第二。薏苡附子散,苡仁半斤、附子二两,煎服。治胸中痹塞或隐痛诸方第一。薏附败酱散,上方加败酱,为散煎服。治肠痈身甲错,腹皮急,按之濡如肿状,腹无积,身无热,脉数者第二。薏仁粥治久风湿痹,水肿胸痹,筋挛等症。盖薏仁杵粉,同大米作粥食之是也第三。

本经逢原

【原文摘录】 薏苡仁 即米仁甘,微寒,无毒。入理脾肺药,姜汁拌炒;入利水湿药,生用。《本经》主筋急拘挛,不可屈伸,久风湿痹下气,久服轻身益气,根下三虫。[发明]薏苡甘寒,升少降多,能清脾湿,祛肺热及虚劳咳嗽。肺痿肺痈,虚火上乘,皆宜用。为下引又能利筋去湿,故《本经》治久风湿痹,拘急不可屈伸之病。盖治筋必取阳明,治湿必扶土气,其功专于利水,湿去则脾胃健,而筋骨利、痹愈,则拘挛退,而脚膝安矣。然痹湿须分寒热,盖寒则筋急,热则筋缓,大筋受热,弛纵则小,筋缩短而挛急不伸,故宜用此。若因寒筋急而痛者,不可用也。其治虚人小便不利,独用数两,水煎数沸,服之即通。若津枯便秘,阴寒转筋及妊娠禁用,以其性专下泄也。取根捣汁,治蛔攻心痛。生根下三虫。又肺痈,以根汁冲无灰酒服,初起可消,已溃可敛,屡效。

张氏医通

【原文摘录】 薏苡仁汤 治中风湿痹,关节烦疼不利。

薏苡仁一两,姜汤泡 芍药酒洗 当归各钱半 麻黄去节 桂各八分 苍术去皮,芝麻拌炒,一钱 甘草炙,七分 生姜七片

水煎,服无时。

本草经解

【原文摘录】 薏苡仁 气微寒,味甘,无毒。主筋急拘挛不可屈伸,久风湿痹,下气。久服轻身益气。糯米炒。

本草从新

【原文摘录】 薏苡仁 补脾肺,通行水。甘淡,微寒而属土,阳明药也胃。甘益胃,土胜水,淡渗湿,泻水所以益土,故健脾。治水肿湿痹,脚气疝气,泄痢热淋。益土所以生金,故补肺清热色白入肺,微寒清热。治肺痿肺痈,咳吐脓血以猪肺蘸末服,良。扶土所以抑木,故治风热筋急拘挛厥阴风木主筋。然治筋骨之病,以阳明为本。阳明主润宗筋,宗筋主束骨而利机关者也。阳明虚则宗筋纵弛。故《经》曰:治痿独取阳明,又曰肺热叶焦,发为痿躄。盖肺者,相傅之官,治节出焉。阳明湿热上蒸于肺,则肺热叶焦,气无所主而失其治节,故痿躄。薏苡得土之燥、禀秋之凉,故能燥脾湿,善祛肺热。筋,寒则急,热则缩,湿则纵。然寒湿久留,亦变为热。又有热气熏蒸,水液不行,久而成湿者。薏苡去湿要药。令人能食。大便燥结,因寒筋急,勿用。其力和缓,用之须倍于他药。炒熟微研。

得配本草

【原文摘录】 薏苡仁 俗呼米仁。甘、淡,微寒,入足阳明、手太阴经气分。除筋骨中邪气不仁筋受寒则急,热则缩,湿则弛,寒热皆因于湿也,利肠胃,消水肿合郁李仁更效。治肺痿、肺痈,开心气,并治脚气、筋急、拘挛阳明主润宗筋,宗筋主束骨而利机关,阳明虚则宗筋纵弛,利小便热淋,杀蛔,堕胎。配附子,治周痹;配桔梗,治牙齿痛;配麻黄、杏仁、甘草,治风湿身疼;佐败酱,化脓为水。蘸熟猪肺,治肺损咯血;微炒用,治疝气;引药下行,盐水煮,或用壁土炒;治泻痢,糯米拌炒;治肺痈、利二便,生用。肾水不足,脾阴不足,气虚下陷,妊妇,四者禁用。

本草求真

【原文摘录】 薏苡仁稷粟[批]清肺热,除脾湿 薏苡仁专入肺、脾、胃书载上清肺热,下理脾湿,以其色白入肺,性寒泻热,味甘入脾,味淡渗湿故也。然此升少降多,凡虚火上乘,而见肺痿、肺痈,因热生湿,而见水肿湿痹,脚气疝气,泄痢热淋,并风热筋急拘挛等证,皆能利水而使筋不纵弛。筋为厥阴所主,而亦借乎阳明胃土以为长养。盖阳明胃土,内无湿热以淫,则肺上不熏蒸焦叶,而宗筋亦润,宗筋润则筋骨束

而机关利,所以痿厥多因肺热焦叶,机关不利,而治痿则独取于阳明,故薏苡清热除湿,实为治痿要药。震亨曰:寒则筋急,热则筋缩。急因于坚强,缩因于短促。若受湿则弛,弛则引长。然寒与湿未尝不挟热。三者皆因于湿,然外湿非内湿启之不能成病。故湿之为病,因酒而鱼肉继之。甘滑、陈久、烧炙并辛香,皆致湿之因也。筋急寒热皆有:因热筋急,当用薏苡清热除湿;因寒筋急,法当散寒除湿,似不宜用薏苡泻热之剂。汪昂不然《衍义》之说,亦非确论。非若白术气味苦温,寒性不见,号为补脾要药矣。此止清热利水之味,用于汤剂,性力和缓,须倍他药。若津枯便秘,阴寒转筋,及有孕妇女,不宜妄用,以性专下泄也。杀蛔取根[批]薏苡根。同糯米炒熟或盐汤煮过用。

痘科辨要[90]

【原文摘录】 参术散 泄而粪青白滑利,而痘色淡白者主之。

白术去芦皮,炒,一两 人参 白茯苓去皮 炒甘草去皮 薏苡仁炒熟,拣净 家莲子去心,炒 真神曲炒 山楂肉各五分 肉豆蔻面裹煨熟,去面,切细,用大纸包打去油,四钱 诃子炒取用,去核 广陈皮洗净,去筋膜晒,四钱 木香三钱 砂仁五分

上十三味,为极细末,每用二钱,清米饮调,食前温服。儿不肯服者,入稀粥内和服亦可也。

本草述钩元

【原文摘录】 薏苡仁 辨治:咬之黏牙者真,水洗略炒,或以滚水泡湿,同糯米文火炒,米黄去米。清肺热者生用。

本草害利

【原文摘录】 薏苡仁一名米仁 修治,凡使每一两,以糯米一两同炒熟,去糯米用。亦有更以盐汤煮过者,或炒,或生用。

三、小结

(一)不同炮制方法

薏苡仁始载于汉《神农本草经》,又名薏米、起实、薏珠子、草珠珠、回回米、米仁、六谷子,我们以"薏苡仁"及"米仁""薏米"等常用别称为关键词,查找历代古籍,按照年代梳理如下。

薏苡仁始载于《神农本草经》,列为上品,但未论及炮制方法。《肘后备急方》出现"捣为散",南北朝刘宋时期《雷公炮炙论》始提糯米同熬、盐汤煮,为薏苡仁加工炮制的最早文献记载。宋代《太平圣惠方》中首次出现炒制,之后明清时期发展出盐炒、姜炙、壁土炒等方法,炒法为应用最广,沿用最久的薏苡仁炮制方法。

有关薏苡仁炮制的古代文献记载比较简单,以炒制为主,使用的辅料包括盐、糯米、壁土、酒及姜汁等,现试从辅料添加的角度予以分类概括。

1. **不加辅料炮制** 不添加辅料炮制方法主要为捣散、水煮和清炒,捣散和水煮是薏苡仁最早的制备方法,为便于制剂服用所设。清炒薏苡仁最早出现于宋《太平圣惠方》"微炒",《圣济总录》中亦提及"炒""炒熟"等,此后清炒法于明清两代一直沿用,明代《赤水玄珠》《本草汇言》、清代《本草备要》《本草纲目拾遗》等书均提到炒法。薏苡仁的炒制标准,清代《本草述钩元》认为要"微炒黄色",《本草正义》则谓"甘淡微凉,炒干"。

2．添加辅料炮制

（1）以糯米为辅料：刘宋《雷公炮炙论》载"糯米二两同熬，令糯米熟，去糯取使"，首次提出以糯米为辅料炮制薏苡仁，这也是最早添加辅料炮制的文献记载。宋《太平惠民和剂局方》载"每一两以糯米一两同炒熟"，首提糯米同炒，此后明清《本草纲目》《炮制大法》《本草求真》《本草害利》中均有相同记载。

（2）以盐为辅料：盐可用于薏苡仁水煮和炒制两种炮制方法。《雷公炮炙论》首载以盐为辅料炮制薏苡仁"若更以盐汤煮过，别是一般修制"，之后明代《本草纲目》《炮制大法》、清代《本草害利》等书中都有"盐汤煮"的记载；《证治准绳》首见"盐炒"记载。

（3）以壁土为辅料：壁土为古代药物炒制常用辅料，但用于加工薏苡仁至清代方有记载，《得配本草》始载"壁土炒"，《奇效简便良方》提出"加东方壁土，炒黄色"。

（4）其他辅料：古代文献中还可见酒、蜜、姜汁等辅料用于薏苡仁炮制，《本草图经》提出"淳苦酒煮令浓"，《蒙竹堂集验方》提出"蜜炒"，《本经逢原》提出"姜汁拌炒"。

综观薏苡仁历代炮制文献，清炒、盐煮、糯米炒等方法在出现之后，不同时期多部医书中均可见相同文字记载，呈现应用范围广，沿用时间长的发展趋势，可历代医家对于薏苡仁炮制方法及工艺标准的认识相当统一。

（二）炮制理论

薏苡仁炮制药性理论的记载始见于晋唐而多见于清代，其间宋元明时期均未见相关炮制药性理论文献。历代薏苡仁的炮制药性理论文献记载较少，基本围绕炒制和蒸煮方法论述，在辅料的运用上也比较简单。

薏苡仁炒制为最常用的炮制方法，可去其微寒之性，至今仍普遍使用，历代炒法有添加辅料与不添加辅料之分。清炒薏苡仁的记载始于宋代，但炮制理论文献均见于清代，《本草备要》认为薏苡仁炒熟可"杀蛔堕胎"，《药性切用》认为炒松可"健脾清肺，渗湿舒筋，止渴退肿"，《得配本草》认为薏苡仁微炒可治疝气，《医家四要》则提出可"理脾"。添加辅料的炒制方法中，最常见的是土炒和糯米炒，这两种方法提出时间早，沿用历史长，《得配本草》认为壁土炒可"引药下行"，糯米拌炒可"治泻痢"；《本草求真》则认为糯米拌炒可"杀蛔"。此外，《本经逢原》中还有姜汁拌炒可"入理脾肺药"的记载。

薏苡仁煮制法始于晋唐时期，《本草经集注》中已有"取根煮汁糜食之甚香，而去蛔虫大效"的论述，此为薏苡仁炮制理论的最早文献记载。煮法包括水煮及盐水煮，均沿用甚久，对功效的认识也十分统一，认为薏苡仁经煮过可"去蛔虫"。《得配本草》提出盐水煮可"引药下行"。

综观历代薏苡仁炮制药效理论的文献记载，可见其基本围绕炒制和煮制两法展开论述，炮制目的以缓和药性和提高疗效为主，对辅料功效的认识也比较统一，均是按照药性理论使用，用于增强药效或引药至病所。

覆盆子

覆盆子为蔷薇科植物华东覆盆子 *Rubus chingii* Hu 的干燥果实。夏初果实由绿变绿黄时采收，除去梗、叶，置沸水中略烫或略蒸，取出，干燥。

一、概述

覆盆子是常用中药，甘酸，平，入肝、肾二经。补肝肾，缩小便，助阳，固精，明目。治阳痿，遗精，溲溺，虚劳，目暗。主产浙江、福建、湖北等地。

二、炮制研究

雷公炮炙论

【原文摘录】 覆盆子　雷公云：凡使，用东流水淘去黄叶并皮、蒂，尽了，用酒蒸一宿，以东流水淘两遍，又晒干方用为妙也。

本草衍义

【原文摘录】 覆盆子　长条，四、五月红熟。秦州甚多，永兴、华州亦有。及时，山中人采来卖。其味酸甘，外如荔枝，樱桃许大，软红可爱。失采则就枝生蛆。益肾脏，缩小便，服之当覆其溺器，如此取名。食之多热。收时，五六分熟便可采。烈日曝，仍须薄绵蒙之。今人取汁作煎为果，仍少加蜜，或熬为稀汤，点服，治肺虚寒。采时着水则不堪煎。

证类本草

【原文摘录】 覆盆子　味甘，平，无毒。主益气轻身，令发不白。五月采。陶隐居云：蓬蘽是根名，方家不用，乃昌容所服以易颜者也。覆盆是实名，李云是莓子，乃似覆盆之形。而以津汁为味，其核微细。药中用覆盆子小异。此未详孰是？唐本注云：覆盆，蓬蘽，一物异名，本谓实，非根也。李云莓子，近之矣。其根不入药用。然生处不同，沃地则子大而甘，瘠地则子细而酸。此乃子有甘、酸，根无酸味。陶景以根酸、子甘，将根入果，重出子条，殊为孟浪。今注蓬蘽，乃覆盆之苗也，覆盆，乃蓬蘽之子也。陶注、唐注皆非。今覆盆子补虚续绝，强阴健阳，悦泽肌肤，安和脏腑，温中益力，疗劳损风虚，补肝明目。臣禹锡等谨按蜀本注：李云是蓬蘽子也。陶云蓬蘽子津味，与覆盆子小异，而云未审，乃慎之至也。苏云覆盆、蓬蘽一物也，而云剩出此条者，亦非也。今据蓬蘽即莓也。按《切韵》莓，音茂，其子覆盆也。又按，蘽者，藤也。今此云覆盆子，则不言其蔓藤也，前云蓬蘽，则不言其子实也。犹如芎䓖与蘼芜异条，附子与乌头殊用。《药性论》云：覆盆子，臣，微热，味甘、辛。能主男子肾精虚竭，女子食之有子。主阴痿，能令坚长。孟诜云：覆盆子，味酸，五月于麦田中得之良。

采得及烈日晒干，免烂不堪。江东亦有，名悬钩子。大小形异，气味、功力同。北土即无悬钩，南地无覆盆，是土地有前后生，非两种物耳。陈藏器云：榨取汁，合成膏，涂发不白。食其子，令人好颜色。叶挪绞取汁，滴目中，去肤赤，有虫出如丝线。陈士良云：蓬蘽似蚕莓大，覆盆小，其苗更别。《日华子》云：莓子，安五脏，益颜色，养精气，长发，强志，疗中风身热及惊。又有树莓，即是覆盆子。《图经》：文具蓬蘽条下。雷公云：凡使，用东流水淘去黄叶并皮、蒂尽了，用酒蒸一宿，以东流水淘两遍，又晒干方用，为妙也。《衍义》曰：覆盆子，长条，四、五月红熟，秦州甚多，永兴华州亦有。及时，山中人采来卖。其味酸甘，外如荔枝。樱桃许大，软红可爱，失采则就枝生蛆。益肾脏，缩小便，服之，当覆其溺器，如此取名。食之多热，收时五六分热便可采。烈日曝，仍须薄绵蒙之。今人取汁作煎为果，仍少加蜜，或熬为稀汤，点服，治肺虚寒。采时着水则不堪煎。

圣济总录

【原文摘录】 论曰肾脏虚损，阳气痿弱者。由嗜欲不节，劳伤肾气，精血耗竭，腑脏虚损，血气不能充养故也。治肾脏虚损，阳气痿弱，少腹拘急，四肢酸疼，面色黧黑，唇口干燥，目暗耳鸣，气短力乏，精神倦怠，小便滑数，菟丝子丸方。

菟丝子酒浸透，别捣　桂去粗皮　鹿茸去毛，酥炙　附子炮裂，去皮脐　泽泻　石龙芮去土。以上各一两　肉苁蓉酒浸，切，焙　杜仲去粗皮，锉，炒　白茯苓去皮　熟干地黄　巴戟去心　荜澄茄　沉香锉　藿香炒　石斛去苗　牛膝酒浸一宿　续断各三分　桑螵蛸酒浸，炒　芎䓖　覆盆子去枝叶并萼　五味子各半两

上二十一味，捣为细末，以酒煮糊为丸，如梧桐子大。每服二十丸，温酒或盐汤下，空心服。如脚膝无力，木瓜汤下，晚食前再服。

【原文摘录】 治肾气虚损羸瘦，饮食不为肌肤，骨痿无力，腰脚酸痛，肉苁蓉丸方。

肉苁蓉酒浸一宿切焙　石斛去根　磁石火煅醋淬二七遍　鹿茸酥炙　桂去粗皮　巴戟天去心　杜仲锉炒尽丝　木香　覆盆子去茎。各一两

上九味，捣罗为末，炼蜜为丸，梧桐子大。每服二十丸至三十丸，温酒上，盐汤亦得，空心日午临卧各一。

【原文摘录】 治三焦咳，腹满不欲食，顺气五味子丸方。

五味子炒　覆盆子去蒂　仙灵脾各一两

上三味，捣罗为末，炼蜜丸如梧桐子大。每服二十丸，生姜腊茶下，加至三十丸，空心食前服。

【原文摘录】 治虚劳腰痛，不能运动，及男子五劳七伤，下元虚损，令人肥健，覆盆子丸方。

覆盆子去萼　巴戟天去心　山芋　泽泻　附子炮裂，去皮脐。各一两半　白术炒　桂去粗皮　菟丝子酒浸，别捣　牛膝酒浸，切，焙　人参　白茯苓去黑皮　厚朴去粗皮，生姜汁炙　干姜炮裂　山茱萸　细辛去苗叶　远志去心　甘草炙，锉　五味子　陈橘皮去白，炒　龙骨　石斛去根　青木香　槟榔锉　芎䓖　熟干地黄焙　赤石脂　陈曲炒　柏子仁　地骨皮　蛇床子各一两　肉苁蓉去皱皮，酒浸，切，焙　黄芪锉。各二两

上三十二味，捣罗为末，炼蜜和丸，如梧桐子大。每服空心食前，温酒下四十丸。

【原文摘录】 治脚腰，通九窍，利三焦，及治五劳七伤，诸风冷气，安和五脏，益血补虚，灵宿丹方。

菟丝子酒浸一宿，别捣末，五两　覆盆子三两，酒浸，焙　槟榔煨　牛膝去苗，酒浸，切，焙　肉苁蓉去皱皮，酒浸，切，焙　天麻酒浸，锉，焙　熟干地黄酒浸三日，焙干。各二两　鹿茸一对，涂酥炙　桂去粗皮　巴戟天紫者去心　附子炮裂，去皮脐　石斛去根　青橘皮去白，焙　楮实炒　藿香子微炒　白龙骨碎，研　杜仲去粗皮，切，炒　补骨脂微炒　葫芦巴　石苇去毛　枸杞子　远志去心　五味子炒　沉香锉　蛇床子炒　山茱

萸　草薢　山芋捣末。各一两

上二十八味,捣罗为末,用浸药酒调山芋末煮糊,更入酥蜜各一两,和药三五百杵,丸如梧桐子大。空心温酒或盐汤下二十丸至三十丸。

太平惠民和剂局方

【原文摘录】 小白薇丸　治妇人冲任虚损,子脏受寒,久无子息,及断续不产,此因上热下冷,百病滋生;或月水崩下,带漏五色,腰腹疼重,面黄肌瘦,或因产乳不能将护,登厕太早;或久坐湿地,并冷风从下入,血脏既虚,风邪内乘;或月水当行,失于调摄,伤动胞络,阴阳不和,上焦虚阳壅燥,下脏邪冷结伏。致使胎孕不成,冷极伤败,月水不匀,饮食减少,夜多盗汗,面生䵟黯,齿摇发落,脚膝疼重,举动少力,并宜服之。

覆盆子去梗　菖蒲微炒。各三分　白龙骨　熟干地黄　川椒去目及闭口者,微炒出汗　白薇去苗。各一两　蛇床子炒　干姜炮　细辛去苗　当归去芦,微炒　车前子　芎䓖各半两　远志去心　桃仁去皮尖,麸炒黄　白茯苓去皮　藁本去苗　人参　卷柏去根　白芷　肉桂去粗皮。各三两　麦门冬去心,焙,一两半

上为细末,炼蜜和丸,如梧桐子大。每服三十丸,温酒或米饮下,空心,食前。常服壮筋骨,益血气,暖下脏,除风冷,令人有子。

御药院方

【原文摘录】 覆盆子丸　壮筋骨,益子精,明目,黑髭发。

覆盆子去蒂,一两　远志去心,一两　杜仲去皮,炒为丝,一两　柏子仁炒香,另捣之　枸杞子焙干,秤,二两　地肤子微焙香,一两　破故纸盐焙,二两　山茱萸取肉,二两　山药另取末,二两　胡桃仁去皮,秤二两,另研

上件一十味为细末,将山药末同白面、酒调为糊,丸如梧桐子大。每服四五十丸,空心温酒下。

本草品汇精要

【原文摘录】 果之草:覆盆子无毒 丛生。

覆盆子主益气,轻身,令发不白《名医》所录。名悬钩子。苗《衍义》曰:覆盆子,四、五月红熟,山中人采来卖者,其味酸甘,外如荔枝,樱桃许大,红软可爱,失采则枝上就生蛆。益肾脏,缩小便,服之当覆其溺器,如此取名。食之多热,收时须乘五六分熟便可采,于烈日中暴,仍须薄绵蒙裹,着水则不堪用也。地《图经》曰:生荆山平泽及冤句,今处处有之,秦、吴地尤多。时生:三月生苗。采:五月取实。收暴干。用实,于麦田中得者良。色红。味甘。性平,缓。气气厚于味,阳中之阴。臭朽。主补肝明目,滋阴驻颜。制雷公云:凡使,用东流水,淘去黄叶并皮、蒂尽了,用酒蒸一宿,以东流水淘两遍,晒干用。治疗:《日华子》云:主中风身热及惊。《别录》云:熬汤服,平肺虚寒。补:唐本注云:补虚续绝,强阴健阳,悦泽肌肤,安和脏腑,和中益力,疗劳损风虚,补肝明目。《药性论》云:疗男子肾精虚竭,女人食之有子。《日华子》云:益颜色,养精气,长发,强志。陈藏器云:令人好颜色。合治子捣绵裹合人乳浸,点目中,治眼暗不见物,冷泪浸淫,青盲,天行目暗等疾。赝茅莓为伪。

医学正传

【原文摘录】 延寿丹《千金》 治诸虚百损,怯弱欲成痨瘵,及大病后虚损不复。凡人于中年后常服,可以却疾延年。

五味子　菟丝子煮烂,另研　川牛膝　杜仲姜汁拌炒丝断　川归酒浸　山药　天门冬　麦门冬去心

生地黄　熟地黄各一两　肉苁蓉二两　人参　白茯苓　大茴香　泽泻　地骨皮　鹿茸　菖蒲九节者　花椒　巴戟去心　远志去心　覆盆子炒去汁　枸杞子　柏子仁各五钱

上共磨为细末，勿犯铁器蒸捣，炼蜜为丸，如梧桐子大。每服一百丸，空心温酒或姜盐汤下。如大便溏、小便不利，加车前子二两。如精滑或梦遗，加赤石脂、山茱萸肉各五钱。忌萝卜菜。

妇人大全良方

【原文摘录】　妇人臂痛方论第七。

柏子仁丸王氏《指迷方》

柏子仁　干地黄各二两　茯苓　枳实去穰，麸炒　覆盆子炒　北五味　附子炮　石斛去根、切，酒蒸、炒　鹿茸酥炙　酸枣仁炒　桂心　沉香　黄芪各一两。蜜水炙。一方等分

上为细末，炼蜜为丸如梧桐子大。空心酒下三十丸。

本草纲目

【原文摘录】　《别录》上品[校正]自果部移入此。[释名]茥《尔雅》，音奎、蒛葐《尔雅》、西国草《图经》、毕楞伽《图经》、大麦莓音母、插田藨音苞、乌藨子《纲目》。当之曰：子似覆盆之形，故名之。宗奭曰：益肾脏，缩小便，服之当覆其溺器，如此取名也。时珍曰：五月子熟，其色乌赤，故俗名乌藨、大麦莓、插田藨，亦曰栽秧藨。甄权《本草》一名马瘘，一名陆荆，殊无义意。[集解]《别录》曰：五月采。藏器曰：佛说苏密那花点灯，正言此花也。其类有三种，以四月熟，状如覆盆子，味甘美者为是，余不堪入药。今人取茅莓当覆盆，误矣。宗奭曰：处处有之，秦州、永兴、华州尤多。长条，四、五月红熟，山中人及时采来卖。其味酸甘，外如荔枝，大如樱桃，软红可爱。失时则就枝生蛆，食之多热。收时五六分熟便可采，烈日曝干。今人取汁作煎为果。采时着水，则不堪煎。时珍曰：蓬蘽子以八、九月熟，故谓之割田藨。覆盆以四、五月熟，故谓之插田藨，正与《别录》五月采相合。二藨熟时色皆乌赤，故能补肾。其四、五月熟而色红者，乃櫑田藨也，不入药用。陈氏所谓以茅莓当覆盆者，盖指此也。[正误]诜曰：覆盆江东名悬钩子，大小形状气味功力同。北土无悬钩，南地无覆盆，是土地有前后生，非两种物也。时珍曰：南土覆盆极多。悬钩是树生，覆盆是藤生，子状虽同，而覆盆色乌赤，悬钩色红赤，功亦不同，今正之。[修治]诜曰：覆盆子五月采之，烈日曝干。不尔易烂。雷曰：凡使，用东流水淘去黄叶并皮蒂，取子以酒拌蒸一宿，以东流水淘两遍，又晒干方用。时珍曰：采得捣作薄饼，晒干密贮，临时以酒拌蒸尤妙。[气味]甘，平，无毒权曰：甘、辛，微热。[主治]益气轻身，令发不白《别录》。补虚续绝，强阴健阳，悦泽肌肤，安和五脏，温中益力，疗痨损风虚，补肝明目。并宜捣筛，每旦水服三钱马志。男子肾精虚竭，阴痿能令坚长。女子食之有子权。食之令人好颜色。榨汁涂发不白藏器。益肾脏，缩小便。取汁同少蜜煎为稀膏，点服，治肺气虚寒宗奭。[发明]时珍曰：覆盆、蓬蘽，功用大抵相近，虽是二物，其实一类而二种也。一早熟，一晚熟，兼用无妨，其补益与桑椹同功。若树莓则不可混采者也。

[附方]新一。阳事不起：覆盆子，酒浸焙研为末。每旦酒服三钱。（《集简方》）

仁术便览[91]

【原文摘录】　加味草金丹　治诸虚百损，大有补益，不可俱述，甚效。

天门冬酒浸，去心，二两　巴戟去心，二两　远志甘草水煮，去心，二两　当归酒浸　白茯苓去皮，水澄去浮，晒　泽泻去毛　生地黄沉水者，酒浸　熟地肥者，酒浸，姜制　人参去芦　车前子炒　覆盆子去核，酒浸，晒　牛膝去苗，酒浸　山药肥大，焙　赤石脂火煅　肉苁蓉酒浸，去甲　真川椒去目，炒　甘州枸杞子　柏子仁焙　白术去梗，炒　石菖蒲去毛　地骨皮去心　五味子去梗　菟丝子酒煮　杜仲姜炒。各一两

上为极细末，炼蜜丸梧子大。淡盐汤送下三四十丸。忌三白、烧酒。

本草汇言

【原文摘录】 味甘、辛,气微热,无毒,入肝、肾二经。李氏曰:子似覆盆之形,故名。寇氏曰:覆盆子处处有之,秦州、永兴、华州尤多。四、五月红熟,山中人及时采,其味酸甘,外皮如荔枝,大如樱桃,软红可爱,过时则就枝生蛆,食之多热。李氏曰:按蓬蘽子,以八、九月熟,故谓之割田蘽。覆盆子以四、五月熟,故谓之插田蘽。正与《别录》五月采相合。二蘽熟时,色皆赤乌,故能补肾。其四、五月熟而色红者,乃耨田蘽也,不入药用。陈氏所谓以茅莓当覆盆者,盖指此也。五月采,烈日曝干,不尔易烂。雷氏曰:凡使,用净水淘去黄叶并皮蒂,取子,用好酒拌蒸半日,再用净水淘洗一次,晒干用。

【原文摘录】 集方。

《集简方》治男子肾精虚竭,阳衰阴痿。用覆盆子四两,枸杞子、菟丝子、怀熟地各三两,俱酒浸炒,大附子六钱童便煮,肉桂一两,甘草九钱,鹿角胶二两酒溶化,为丸弹子大。每早服三钱,干嚼化,白汤过下。

寇氏《本草》治女人胞寒,白带血冷,不受孕。用覆盆子三两,枸杞子、菟丝子、怀熟地各二两,俱酒浸炒,香附子八两醋炒,细辛、木香各八钱,龟胶二两切碎,干面拌炒成珠,白术、白薇、牡丹皮各三两,炼蜜丸梧子大。每早服三钱,白汤下。

同前治膀胱虚冷,小便频数不禁。用覆盆子四两,酒浸炒,木通一两二钱,甘草五钱,共为末。每早服三钱,白汤调送。

同前治血虚生风,肝肾俱虚,目昏不明。用覆盆子三两,酒洗,炒,桑椹子、枸杞子俱晒干,炒,当归、白芍药、葳蕤、牡丹皮、怀生地、川芎各二两,俱酒洗,炒,共为末。每早、晚各食后服三钱,白汤调送。

《夷坚志》治烂弦疳眼。一二十年不愈者。用覆盆叶新鲜者捣汁,用净软旧绢蘸汁涂下弦,即时有虫数十粒,从弦下出,数日干。复如法涂上弦,又得虫数十而愈,后以此法治人,多验。盖治眼妙品也。

延龄固本丹治五劳七伤,诸虚百损,颜色衰朽,形体羸瘦,中年阳事不举,精神短少,未至五旬,须发先白,并左瘫右痪,步履艰辛,脚膝疼痛,小肠疝气,妇人久无子息,下元虚冷。用覆盆子、车前子、当归、地骨皮,俱用醋炒,各二两,麦门冬酒煮,怀熟地酒煮,山药、牛膝、杜仲、巴戟、山茱萸肉、枸杞子、白茯苓、北五味子、人参,俱用盐水炒;柏子仁研去油,木香焙各二两,川椒、石菖蒲、枣仁、远志,俱用拌炒,各一两五钱;肉苁蓉、菟丝子、赤石脂煅各三两。先将麦门冬、怀熟地捣膏,和入柏子仁内,余药俱依方制炒,共为末,和入炼蜜为丸,梧桐子大。每早、晚各食前服三钱,酒送下。

雷公炮制药性解

【原文摘录】 覆盆子　味甘、酸,性温,无毒,入肝、肾二经。主肾伤精滑,阴痿不起,小便频数,补虚续绝,益气温中,安和五脏,补肝明目,黑发润肌。亦疗中风发热成惊,女子食之多孕,久服延年。去黄叶及蒂,水淘净,酒蒸曝干用。

按:覆盆之酸,宜归肝部,而肾则其母也。且温补之性,适与相宜,故咸入之。《衍义》云:小便多者服之,当覆其溺器,故名。

雷公云:凡使用东流水淘净,子叶并皮蒂尽了,用酒蒸一宿,以东流水淘两遍,又晒干方用。

炮炙大法

【原文摘录】 覆盆子　凡使用东流水,淘去黄叶,并皮蒂尽了,用酒拌,蒸一宿,以东流水淘两遍,晒干方用,为妙也。

本草备要

【原文摘录】 覆盆子 批平,补肝肾甘、酸,微温。益肾脏而固精,补肝虚而明目,起阳痿,缩小便寇氏曰:服之当覆其溺器,故名,泽肌肤,乌髭发榨汁涂发不白,女子多孕。同蜜为膏,治肺气虚寒。李士材曰:强肾无燥热之偏,固精无凝涩之害,金玉之品也。状如覆盆,故名。去蒂,淘净捣饼,用时酒拌蒸。叶绞汁,滴目中,出目弦虫,除肤赤,收湿止泪。

本经逢原

【原文摘录】 覆盆子《本经》名蓬藟 甘,平,微温,无毒。酒浸一宿炒用。《本经》安五藏益精气长阴,令人坚强志,倍力有子,久服轻身不老。[发明]覆盆子乃蓬藟之实。《本经》言:蓬藟者,藟即实也。或云蓬藟是覆盆苗分之为二,殊为未当。宗奭云:覆盆子益肾脏缩小便,服之当覆其溺器,故名。《本经》专于暖子脏,服之令人多子。《别录》言:益气轻身,令发不白,甘温补血与桑椹同功。惟秦地山中有之,近世真者绝罕。药肆每以树莓代充,欲验真伪以酒浸之,色红者是真,否即是假。

张氏医通

【原文摘录】 经进萃仙丸 康熙癸酉,太常伯王人雀进。

沙苑蒺藜八两,淘净,隔纸微焙。取细末四两入药,留粗末四两同金樱子熬膏 山茱萸酒蒸去核,取净,四两 芡实四两,同枸杞捣 白莲蕊四两,酒洗爆干,如无,莲须代之 枸杞子四两 菟丝子酒浸,蒸烂,捣,焙,二两 川续断去芦,酒净,二两 覆盆子去蒂,酒浸,九蒸九晒,取净,二两 金樱子去净毛子,二两

上八味,共为细末,以所留蒺藜粗末同金樱子熬膏,入前细末拌匀,再加炼白蜜为丸,如梧子大。每服八十丸,渐加至百丸,空腹淡盐汤送下。

惠直堂经验方[92]

【原文摘录】 延寿获嗣酒 此青城霍氏家传。能补真阴,或素性弱不耐风寒劳役;或思虑太过,致耗气血;或半身不遂,手足痿痹;或精元虚冷,久而不孕,及孕而多女;或频堕胎俱宜。服之能添精益髓,乌须明目,聪耳延年。男女俱可服。

生地十二两,酒浸一宿,切片,用益智仁二两,同蒸一炷香,去益智仁 覆盆子酒浸一宿,炒 山药炒 芡实炒 茯神去木 柏子仁去油 沙苑酒浸 萸肉酒浸 肉苁蓉去甲 麦冬去心 牛膝各四两 鹿茸一对,酥炙

上药用烧酒五十斤,无灰酒二十斤,白酒十斤,圆眼肉半斤,核桃肉半斤,同入缸内,重汤煮七炷香,埋土七日取起。勿令泄气,每晚男女,各饮四五杯。勿令醉至百日后,健旺无比。忌房事月余,入室即成男胎。有力者,加人参四两更妙。

得配本草

【原文摘录】 覆盆子 甘、酸,温,入足少阴、厥阴经。止肾脏之虚泄,疗肺气之虚寒。补肝脏,明耳目,壮阳治痿。得益智仁,治小便频数。佐破故纸,治阳事不起。去皮蒂,酒煮用。戒酒、面、油腻。叶研细末,绵裹,浸人乳,点青盲目暗,能使视物如常。

本草求真

【原文摘录】 覆盆子蔓草[批]温肾,涩精,固脱 覆盆子专入肾甘、酸,微温,性禀中和,功能温肾而

不燥,固精而不凝李士材曰:强肾无燥热之偏,固精无凝涩之害,金玉之品也。故服阴痿能强,肌肤能泽,脏腑能和,须发不白,女子服之多孕。既有补益之功,复多收敛之义,名为覆盆子者,服之能使溺盆皆覆也。但真者甚少,药肆多以树莓代充,酒浸色红者是真,否即属假。去蒂淘净捣饼,用时酒拌蒸。同车前、五味、菟丝、蒺藜子一原方系枸杞子,为五子衍宗丸,治男子精气亏乏中年无子,加入巴戟天、腽肭脐、补骨脂、鹿茸、白胶、山茱萸、肉苁蓉,治阳虚阴痿,临房不举,精寒精薄。宜去蒂,酒煮用。

回生集[93]

【原文摘录】 种子奇方 凡梦遗滑泻、真精亏损者,服之神验。有火者相宜。

沙苑蒺藜八两微焙,四两为末入药,四两为膏入蜜 川续断酒蒸二两 菟丝子三两,酒煮见丝 山茱萸肉生用 芡实粉生用 莲须生用。各四两 覆盆子生用 甘枸杞子各二两

前末以蒺藜膏,同炼蜜和丸,如梧桐子大。每服四五钱,空腹淡盐汤下。

本草述钩元

【原文摘录】 覆盆子 辨治:上圆平底似覆盆样,去皮及心,用细子乌赤色味甘者,水洗,晒干后,酒拌,蒸一炷香,研末入丸。

经验良方全集

【原文摘录】 萃仙丸 此药专能固精止遗,填补精力,健脾进食。

白蒺藜八两,四两为末,入药四两,蒸膏听用 莲须四两 芡实肉四两 山萸肉酒蒸,四两 枸杞子酒蒸,四两 菟丝子酒煮,四两 覆盆子酒蒸,二两 金樱子四两,去毛子

共为末,将所剩白蒺藜四两,用水八碗,煎至四碗,绞汁再熬,再绞汁,熬成膏子,和在众药一处,杵千余下,又加炼蜜丸桐子大。每服二三钱,空心下。

三、小结

不同炮制方法

1. **净制** 《雷公炮炙论》《证类本草》载"覆盆子,凡使用东流水淘去黄叶并皮、蒂,尽了",《圣济总录》载"去枝、叶并萼""去茎""去蒂""去萼"(《御药院方》亦收录),《太平惠民和剂局方》载"去梗",《回生集》"生用"。

2. **火制** 《医学正传》载"炒去汁"。

3. **不同辅料** 酒。《雷公炮炙论》《证类本草》《本草品汇精要》《本草汇言》《雷公炮制药性解》《炮炙大法》《本草纲目》均载"覆盆子,雷公云:凡使,用东流水淘去黄叶并皮、蒂,尽了,用酒蒸一宿,以东流水淘两遍,又晒干方用为妙也",《圣济总录》"酒浸,焙",《本草纲目》载"时珍曰:采得捣作薄饼,晒干密贮,临时以酒拌蒸尤妙""酒浸,焙,研为末",《仁术便览》"去核,酒浸,晒",《本草汇言》"酒浸炒""酒洗炒",《本草备要》"去蒂,淘净捣饼,用时酒拌蒸",《本经逢原》"酒浸一宿,炒用",《张氏医通》"去蒂,酒浸,九蒸九晒,取净",《惠直堂经验方》"酒浸一宿,炒",《得配本草》《本草求真》"去皮蒂,酒煮用",《本草述钩元》"上圆平底似覆盆样,去皮及心,用细子乌赤色,味甘者,水洗,晒干后,酒拌,蒸一炷香,研末入丸"。

灵 芝

灵芝为多孔菌科真菌灵芝 *Ganoderma Lucidum*（leyss. ex Fr.）Karst.或紫芝 *Ganoderma sinense* Zhao, Xu et Zhang 的干燥子实体。全年采收,除去杂质,剪除附有朽木、泥沙或培养基质的下端菌柄,阴干或在 40～50℃烘干。

一、概述

《神农本草经》对灵芝的药性、主治和功用的阐述,在其后的 2 000 年中发展变化不大。一些学者通过对六芝进行分析,并将其与概念上的"灵芝"进行比较,认为六芝从本质上来说,其实只有赤芝和紫芝,即所指的黄、白、青、黑四芝也是指赤芝及紫芝。其中,赵继鼎认为灵芝的主要特征是菌盖肾形、半圆形或近圆形、表面褐黄色或红梅色,有似漆样光泽,有菌柄。菌肉上层色淡,下层色深,与多数文献所载赤芝(丹芝)相类似,因而赤芝这一类真菌以灵芝为代表种是没有问题的,从非严格地角度来说,灵芝就是古籍中所记载的赤芝。

二、炮制研究

太平圣惠方

【原文摘录】 神仙服灵芝,轻身飞行法。

上取石上灵芝,一寸八寸八九节者,十斤曝干,捣末蒸一复时,又曝令干,更捣万杵,炼蜜和丸,如梧桐子大。每旦及晚,以酒下二十丸。十日身轻,二十日一切病止,三十日身如白玉,升度山林,日行千里之外。神秘勿示凡鄙。

本草品汇精要

【原文摘录】 无毒,寄生。

名木芝。地《图经》曰:生高夏山谷。时生:无时。采:六月、八月取。收阴干。用鲜明润泽者为佳。质类木檽。色紫。味甘。性温。气气味俱厚阳也。臭朽。主疗痔疾。助山药为之使。反畏发扁青、茵陈蒿。制水洗,锉碎,或为末。治补:《药性论》云:保神益寿。合治合麻子仁、白瓜子、牡桂,共益人。

寿世编

【原文摘录】 危急十四方。

当归　加皮各五钱　细辛六钱　乳香　没药各一两　灵芝醋炒　蜗牛　麝香各一钱　土鳖二十四个　自然铜　骨碎补　秦艽各四钱　南木香　桂枝各三钱　香附二钱　硫黄八钱　藕节十五个

共研细末，上酒泡，每服三钱。

三、小结

《太平圣惠方》"曝干，捣末，蒸一复时，又曝令干，更捣万杵，炼蜜和丸"，《本草品汇精要》"水洗，锉碎或为末"，《寿世编》"醋炒"。

佛　手

佛手为芸香科植物佛手 *Citrus medica* L. var. *sarcodactylis* Swingle 的干燥果实。秋季果实尚未变黄或变黄时采收,纵切成薄片,晒干或低温干燥。

一、概述

《药典》载佛手味辛、苦、酸,温,归肝、脾、胃、肺经。具有疏肝理气,和胃止痛,燥湿化痰的功效。主要用于肝胃气滞,胸胁胀痛,胃脘痞满,食少呕吐,咳嗽痰多等症。

由于橘、柑、橙、柚等芸香科植物的果实形状相似,性味相近,多数古籍将其一类混称为枸橘(类),《本草纲目》将其列于果部第三十卷枸橼名下,释名为"香橼""佛手柑",并对其植物形态进行描述:"产于闽广间,木似朱栾而叶尖长,枝间有刺。植之近水乃生。其实状如人手,有指,俗呼为佛手柑。有长一尺四五寸者。皮如橙柚而浓,皱而光泽。其色如瓜,生绿熟黄。其核细。"直到《本经逢原》认为"柑橼乃佛手、香橼两种:盖柑者,佛手也,专破滞气,橼者,香橼也,兼破痰水",并分析《本草纲目》中两者混论的原因是"柑"和"橼"两种性味相类。《滇南本草》以香橼叶、香橼为名列条,将香橼作具体的描述,即香橼"实如橘柚而大,至滇中则形锐益大,有尺许长者,主治较佛手柑稍逊"。通过描述和对比,可以看出《滇南本草》已将香橼与佛手柑区别。《本草便读》将香圆、佛手分列,并作描述。明清时期柑橘种植的品种比唐宋时期更加的繁多。

二、炮制研究

滇南本草[94]

【原文摘录】　佛手柑　味甘、微辛,性温,入肝、胃二经。补肝暖胃,止呕吐,消胃家寒痰,治胃气疼,止面寒痛,和中,行气。

单方:治面寒疼,胃气疼。佛手柑,新瓦焙为末,黄色,烧酒送下,每服三钱。

本草纲目

【原文摘录】　香橼俗作圆、佛手柑。时珍曰:义未详。佛手,取象也。[集解]藏器曰:枸橼生岭南,柑、橘之属也。其叶大,其实大如盏,味辛草酸。颂曰:今闽广、江南皆有之,彼人呼为香橼子。形长如小瓜状,其皮若橙而光泽可爱,肉甚厚,白如萝卜而松虚。虽味短而香芬大胜,置衣笥中,则数日香不歇。寄至北方,人甚贵重。古作五和糁用之。时珍曰:枸橼产闽广间。木似朱栾而叶尖长,枝间有刺。植之近水乃生。其实状如人手,有指,俗呼为佛手柑。有长一尺四五寸者。

皮如橙柚而厚,皱而光泽。其色如瓜,生绿熟黄。其核细。其味不甚佳而清香袭人。南人雕镂花鸟,作蜜煎果食。置之几案,可供玩赏。若安芋片于蒂而以湿纸围护,经久不瘪。或捣蒜罨其蒂上,则香更充溢。《异物志》云:浸汁浣葛纻,胜似酸浆也!

调疾饮食辩[95]

【原文摘录】 佛手柑 《图经》曰枸橼,一名香橼今俗误以橙为香橼。闽、广、江南皆有之性最畏寒,惟闽、广及虔、吉、宁、赣诸州可种,他处仅盆植,冬月移置暖室,亦不能耐久。叶如橙,结实皮肉相连,味短而香芬绝胜。《纲目》曰:其树必近水乃生,实如人手有指,故名佛手亦有仅分数棱,无指如人手之握者,俗呼佛拳。置之几案,清香袭人。若以蒂插芋上,可经久不瘪。捣蒜罨其蒂,则香更充溢。切作薄片,或雕镂花鸟,糖蜜藏之,香味颇胜。其性行气和中快膈,与橙、橘无异耳。

随息居饮食谱[96]

【原文摘录】 佛手柑《图经》名枸橼,亦名香橼,今人误以柚之小者为香橼,盖失考也 辛温下气,醒胃豁痰,辟恶解酲,消食止痛。多食耗气,虚人忌之。金华产者胜,味不可口,而清香袭人。置之案头,可供玩赏。置芋片于蒂,而以湿纸围护,经久不瘪。捣蒜罨其蒂,则香更充溢,浸汁浣葛纻最妙。亦可蜜渍收藏。入药以陈久者良,蒸露尤妙。其花功用略同。

本草害利

【原文摘录】 佛手柑 修治,去白或炒,鲜者尤佳。产闽广,古方枸橼,或蒸露用。

三、小结

佛手的炮制方法有净制、水制、火制、辅料制的不同。净制有切片,《调疾饮食辩》"切作薄片",《本草纲目》"或捣蒜罨其蒂上",《本草害利》"去白""鲜者尤佳"。水制有"蒸",如《随息居饮食谱》"入药以陈久者良,蒸露尤妙"。火制有"焙""炒"等,如《滇南本草》"新瓦焙为末,至黄色",《本草害利》有"炒"。辅料有《随息居饮食谱》"亦可蜜渍",《本草纲目》"煮酒"等。

参考文献

[1] (魏) 吴普述.神农本草经[M].南宁：广西科学技术出版社,2016.

[2] 国家药典委员会编.中华人民共和国药典：2015 年版(二部)[M].北京：中国医药科技出版社,2015.

[3] (宋) 寇宗奭.本草衍义[M].上海：商务印书馆,1937.

[4] (明) 李时珍.本草纲目[M].武汉：崇文书局,2015.

[5] (梁) 陶弘景集,尚志钧辑校.名医别录[M].北京：人民卫生出版社,1986.

[6] (南朝) 陶弘景集,尚志钧辑校.本草经集注[M].芜湖：皖南医学院科研科,1985.

[7] (唐) 孙思邈.备急千金要方[M].太原：山西科学技术出版社,2010.

[8] (唐) 孙思邈.千金翼方[M].太原：山西科学技术出版社,2010.

[9] (唐) 王焘.外台秘要[M].北京：人民卫生出版社,1955.

[10] (宋) 王怀隐.太平圣惠方[M].北京：人民卫生出版社,1958.

[11] (宋) 王衮编撰,王振国,宋咏梅点校.博济方[M].上海：上海科学技术出版社,2003.

[12] (宋) 赵佶敕.圣济总录[M].北京：人民卫生出版社,1962.

[13] (宋) 窦材辑,柴可群整理.扁鹊心书[M].北京：中国中医药出版社,2016.

[14] (宋) 太平惠民和剂局编,刘景源点校.太平惠民和剂局方[M].北京：人民卫生出版社,1985.

[15] (宋) 陈无择.三因极一病证方论[M].北京：中国中医药出版社,2007.

[16] (宋) 唐慎微撰,尚志钧校点.证类本草：重修政和经史证类备急本草[M].北京：华夏出版社,1993.

[17] (元) 罗天益.卫生宝鉴[M].北京：人民卫生出版社,1963.

[18] (元) 朱震亨著,(明) 程充校补,王英校注.丹溪心法[M].北京：人民卫生出版社,2017.

[19] (明) 刘文泰.本草品汇精要[M].北京：人民卫生出版社,1982.

[20] (明) 汪机.外科理例[M].北京：商务印书馆,1957.

[21] (明) 陈嘉谟.本草蒙筌[M].北京：中医古籍出版社,2009.

[22] (明) 王肯堂著,吴唯校注.证治准绳[M].北京：中国中医药出版社,1997.

[23] (明) 龚廷贤著,孙玉信,朱平生主编.寿世保元[M].上海：第二军医大学出版社,2004.

[24] (明) 李中梓.雷公炮制药性解[M].北京：人民军医出版社,2013.

[25] (明) 缪希雍撰述,(明) 庄继光录校,胡晓峰校注.炮炙大法[M].北京：中国书店,2001.

[26] (明) 倪朱谟编著,戴慎,陈仁寿,虞舜点校.本草汇言[M].上海：上海科学技术出版社,2005.

[27] (明) 卢之颐.本草乘雅半偈[M].北京：中国中医药出版社,2016.

[28] (明) 李中梓.本草征要[M].天津：天津科学技术出版社,1996.

[29] (清) 刘若金著,郑怀林校注.本草述校注[M].北京：中医古籍出版社,2005.

[30] 蒋介繁.珍本医书集成 2 本草类：本草择要纲目[M].上海：上海科学技术出版社,1985.

[31] (清) 汪昂.本草备要[M].北京：人民军医出版社,2007.

[32] (清) 汪讱庵.本草易读[M].北京：人民卫生出版社,1987.

[33] (清) 张璐.本经逢原[M].北京：中国中医药出版社,2007.

[34] (清) 张睿.修事指南[M].海口：海南出版社,2000.

[35] (清) 吴仪洛.本草从新[M].太原：山西科学技术出版社,2015.

[36] (清) 严西亭,施澹宁,洪缉菴.得配本草[M].北京：人民卫生出版社,1958.

[37] (清) 赵学敏.本草纲目拾遗[M].北京：中国中医药出版社,2007.

[38] (清) 黄宫绣.本草求真[M].太原：山西科学技术出版社,2012.

[39] (清) 陈念祖.神农本草经读[M].北京：中国医药科技出版社,2011.

[40] (清) 杨时泰著,黄雄,崔晓艳释.《本草述钩元》释义[M].太原：山西科学技术出版社,2009.

[41] (清) 凌奂.本草害利[M].北京：中医古籍出版社,1982.

[42] (清) 张秉成.本草便读[M].上海：上海科学技术出版社,1957.

[43] 陈蕙亭.珍本医书集成2本草类：本草撮要[M].上海：上海科学技术出版社,1985.

[44] (南朝宋) 雷敩.雷公炮炙论[M].芜湖：皖南医学院科研科,1983.

[45] (唐) 昝殷.经效产宝[M].北京：人民卫生出版社,1955.

[46] (宋) 苏颂编撰,尚志钧辑校.本草图经[M].合肥：安徽科学技术出版社,1994.

[47] (汉) 张仲景著,(晋) 王叔和撰次,(宋) 林亿校正,(清) 何义门鉴定,李顺保校注.金匮玉函经[M].北京：学苑出版社,2005.

[48] (宋) 朱肱著,唐迎雪点校.类证活人书[M].天津：天津科学技术出版社,2003.

[49] (宋) 许叔微.普济本事方[M].北京：中国中医药出版社,2007.

[50] (汉) 张仲景著,(宋) 成无己注.注解伤寒论[M].北京：商务印书馆,1955.

[51] (宋) 不著撰者,吴康健点校.小儿卫生总微论方[M].北京：人民卫生出版社,1990.

[52] (元) 王好古著,盛增秀主编.王好古医学全书[M].北京：中国中医药出版社,2015.

[53] 浙江省中医药研究院.丹溪医集[M].北京：人民卫生出版社,1993.

[54] (明) 楼英.医学纲目[M].北京：中国医药科技出版社,2011.

[55] (元) 朱震亨著,王英校注.丹溪心法[M].北京：人民卫生出版社,1959.

[56] (明) 朱橚.普济方[M].北京：人民卫生出版社,1959.

[57] (明) 陈自明编著,(明) 薛立斋注.校注妇人良方[M].北京：人民卫生出版社,1958.

[58] (明) 罗周彦.医宗粹言[M].北京：人民卫生出版社,1995.

[59] (明) 宋林皋著,王英校注.中国古医籍整理丛书：宋氏女科撮要[M].北京：中国中医药出版社,2015.

[60] (明) 武之望著,肖诗鹰,吴萍点校.济阴纲目[M].沈阳：辽宁科学技术出版社,1997.

[61] (明) 李中梓著,王卫点校.医宗必读[M].天津：天津科学技术出版社,1999.

[62] (明) 傅仁宇著,图娅点校.审视瑶函[M].沈阳：辽宁科学技术出版社,1997.

[63] (清) 叶天士.本草经解[M].上海：上海科学技术出版社,1963.

[64] (清) 吴谦著,石学文点校.医宗金鉴[M].沈阳：辽宁科学技术出版社,1997.

[65] (清) 雷丰.时病论[M].北京：人民卫生出版社,2007.

[66] (宋) 洪遵著,宋咏梅,张云杰点校.洪氏集验方[M].上海：上海科学技术出版社,2003.

[67] (宋) 陈自明.妇人大全良方[M].太原：山西科学技术出版社,2006.

[68] (宋) 杨士瀛.新校注杨仁斋医书：仁斋直指方论[M].福州：福建科学技术出版社,1989.

[69] (宋) 严用和著,浙江省中医研究所文献组,湖州中医院整理.重订严氏济生方[M].北京：人民卫生出版社,1980.

[70] (元) 危亦林撰,王育学点校.世医得效方[M].北京：人民卫生出版社,1990.

[71] 国家药典委员会.中华人民共和国药典:2010 年版(一部)[M].北京:中国医药科技出版社,2010.

[72] (唐) 苏敬.新修本草[M].上海:上海科学技术出版社,1957.

[73] (元) 齐德之编著,徐福松校注.外科精义[M].南京:江苏科学技术出版社,1985.

[74] (明) 李梴著,金嫣莉校注.医学入门[M].北京:中国中医药出版社,1995.

[75] (清) 郑元良撰,何清湖点校.郑氏家传女科万金方[M].北京:中医古籍出版社,1998.

[76] (清) 张乃修著.张聿青医案[M].北京:中国医药科技出版社,2014.

[77] (清) 通意子撰,邓嘉成点校.贯唯集[M].上海:上海科学技术出版社,2004.

[78] (明) 张志聪著,刘小平点校.本草崇原[M].北京:中国中医药出版社,1992.

[79] (宋) 吴彦夔撰,臧守虎校注.传信适用方[M].上海:上海科学技术出版社,2003.

[80] (清) 太医院编,伊广谦,张慧芳点校.太医院秘藏膏丹丸散方剂[M].北京:中国中医药出版社,2005.

[81] (清) 王翃.握灵本草[M].北京:中国中医药出版社,2012.

[82] (清) 年希尧辑,沈洪瑞,刘志华校订.集验良方[M].太原:山西科学技术出版社,1993.

[83] (宋) 朱佐编撰,郭瑞华点校.类编朱氏集验医方[M].上海:上海科学技术出版社,2003.

[84] 张玉萍,邱若虹.中医古籍珍本集成·外伤科卷·疮疡经验全书(上)[M].长沙:湖南科学技术出版社,2014.

[85] (明) 龚廷贤著,田代华点校.鲁府禁方[M].天津:天津科学技术出版社,1999.

[86] (元) 许国祯.御药院方[M].北京:中医古籍出版社,1983.

[87] 郑金生.补遗雷公炮制便览[M].上海:上海辞书出版社,2012.

[88] (宋) 杨倓.杨氏家藏方[M].上海:上海科学技术出版社,2014.

[89] (元) 萨谦斋撰,浙江省中医研究所文献组,湖州中医院重订.瑞竹堂经验方[M].北京:人民卫生出版社,1982.

[90] (日) 池田瑞仙.痘科辨要:10 卷[M].北京:人民卫生出版社,1957.

[91] (明) 张洁撰,郭瑞华,王全利,史雪校注.仁术便览[M].北京:中国中医药出版社,2015.

[92] (清) 陶承熹辑,伊广谦,张慧芳点校.惠直堂经验方[M].北京:中医古籍出版社,1994.

[93] (清) 陈杰辑,陈振南,杨杰英点校.回生集[M].北京:中医古籍出版社,1999.

[94] 兰茂著,于乃义,于兰馥整理.滇南本草[M].昆明:云南科技出版社,2004.

[95] (清) 章穆.调疾饮食辩[M].北京:中医古籍出版社,1987.

[96] (清) 王士雄著,宋咏梅,张传友点校.随息居饮食谱[M].天津:天津科学技术出版社,2003.